イタリア人の僕が日本で精神科医になったわけ

パントー・フランチェスコ［原作］
野宮レナ［漫画］

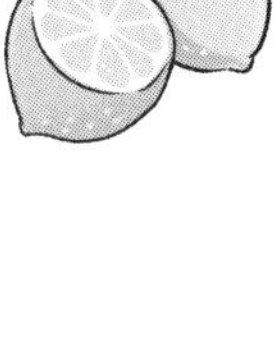

イースト・プレス

プロローグ

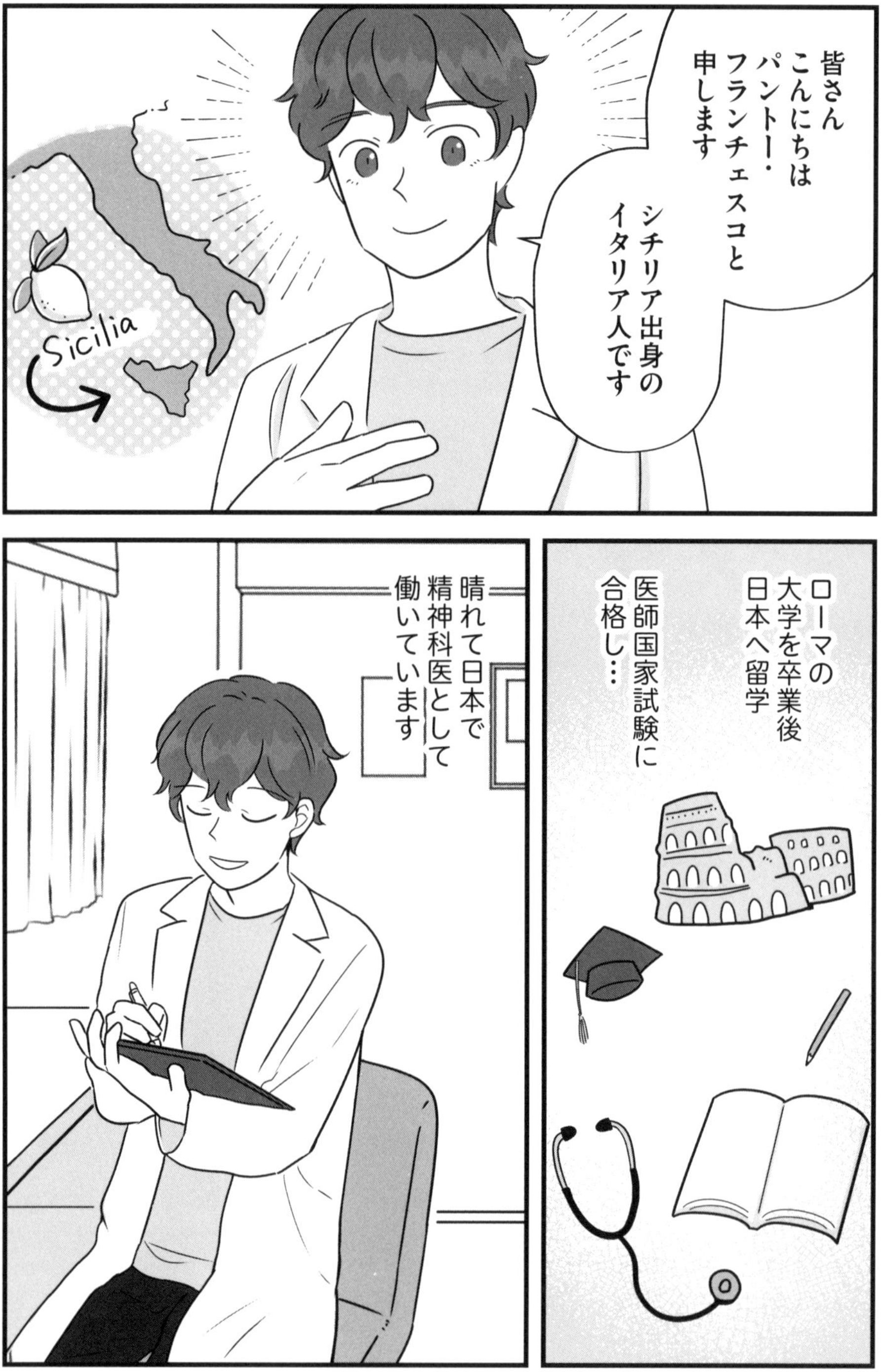
皆さん
こんにちは
パントー・
フランチェスコと
申します
シチリア出身の
イタリア人です
Sicilia
ローマの
大学を卒業後
日本へ留学
医師国家試験に
合格し…
晴れて日本で
精神科医として
働いています

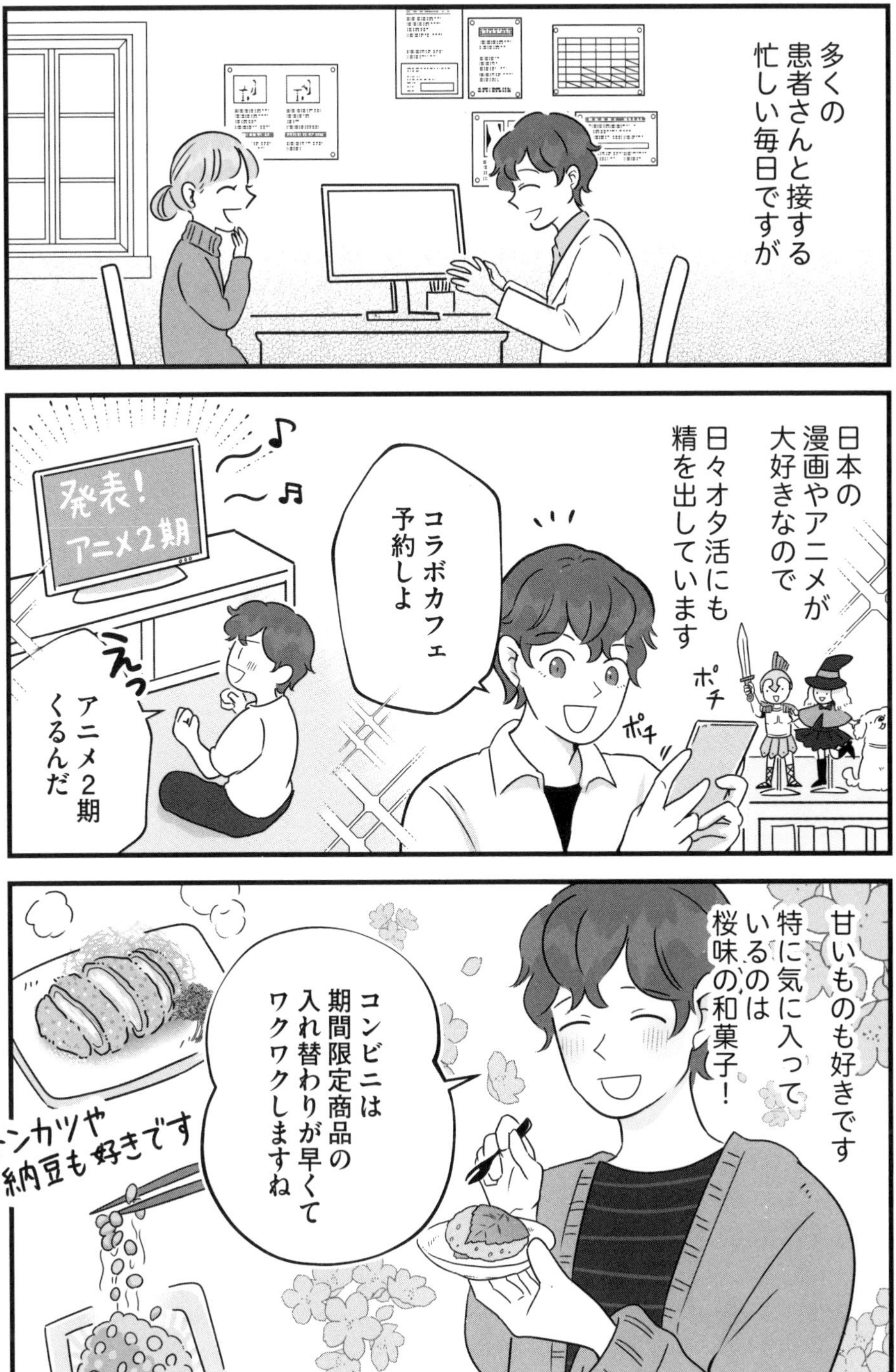
多くの患者さんと接する忙しい毎日ですが
日本の漫画やアニメが大好きなので
日々オタ活にも精を出しています
ポチ
ポチ
コラボカフェ予約しよ
発表! アニメ2期
えっ
アニメ2期くるんだ
甘いものも好きです
特に気に入っているのは桜味の和菓子!
コンビニは期間限定商品の入れ替わりが早くてワクワクしますね
トンカツや納豆も好きです

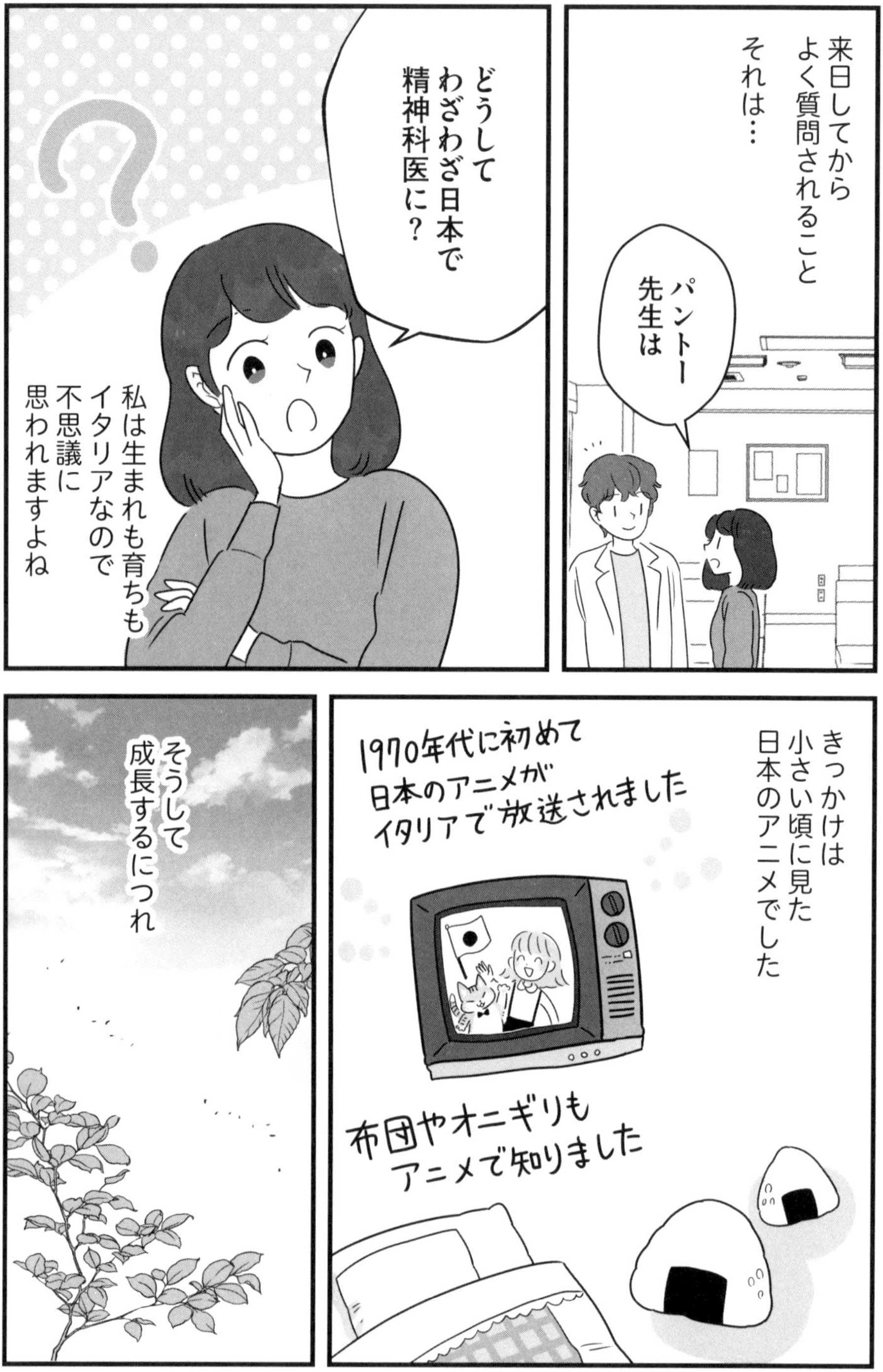
来日してから
よく質問されること
それは…
パントー先生は
どうして
わざわざ日本で
精神科医に？
私は生まれも育ちも
イタリアなので
不思議に
思われますよね
きっかけは
小さい頃に見た
日本のアニメでした
1970年代に初めて
日本のアニメが
イタリアで放送されました
布団やオニギリも
アニメで知りました
そうして
成長するにつれ

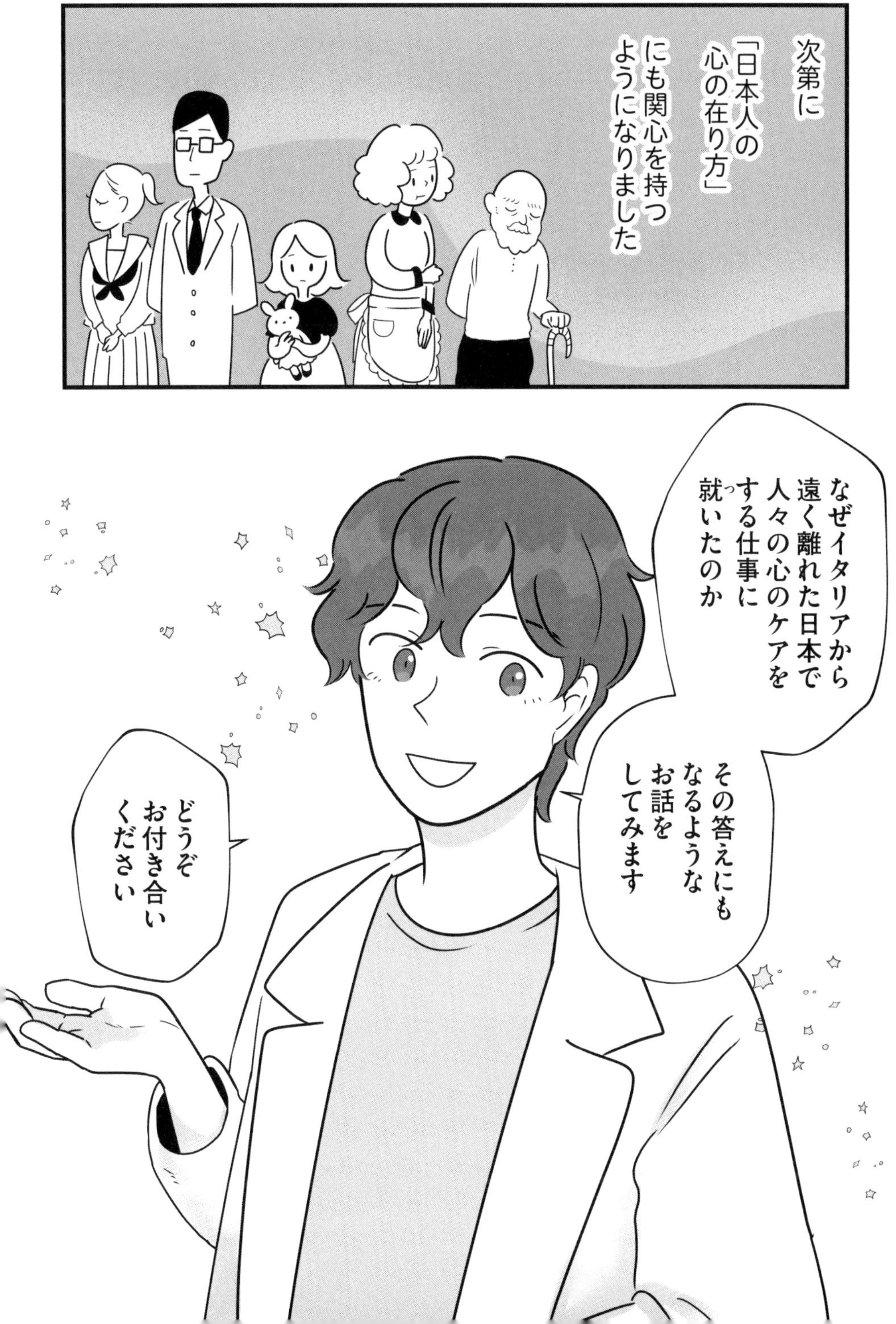
次第に「日本人の心の在り方」にも関心を持つようになりました
なぜイタリアから遠く離れた日本で人々の心のケアをする仕事に就《つ》いたのか
その答えにもなるようなお話をしてみます
どうぞお付き合いください

もくじ

sommario

Come io, italiano, sono diventato psichiatra in Giappone

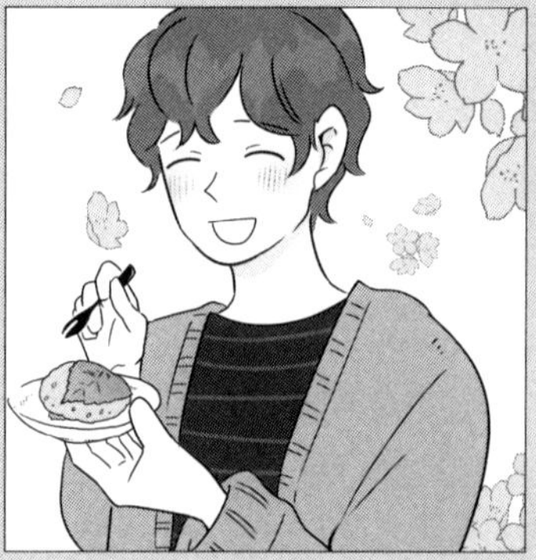

1章

シチリアの少年時代

La fanciullezza in Sicilia

周囲になじめない幼少期

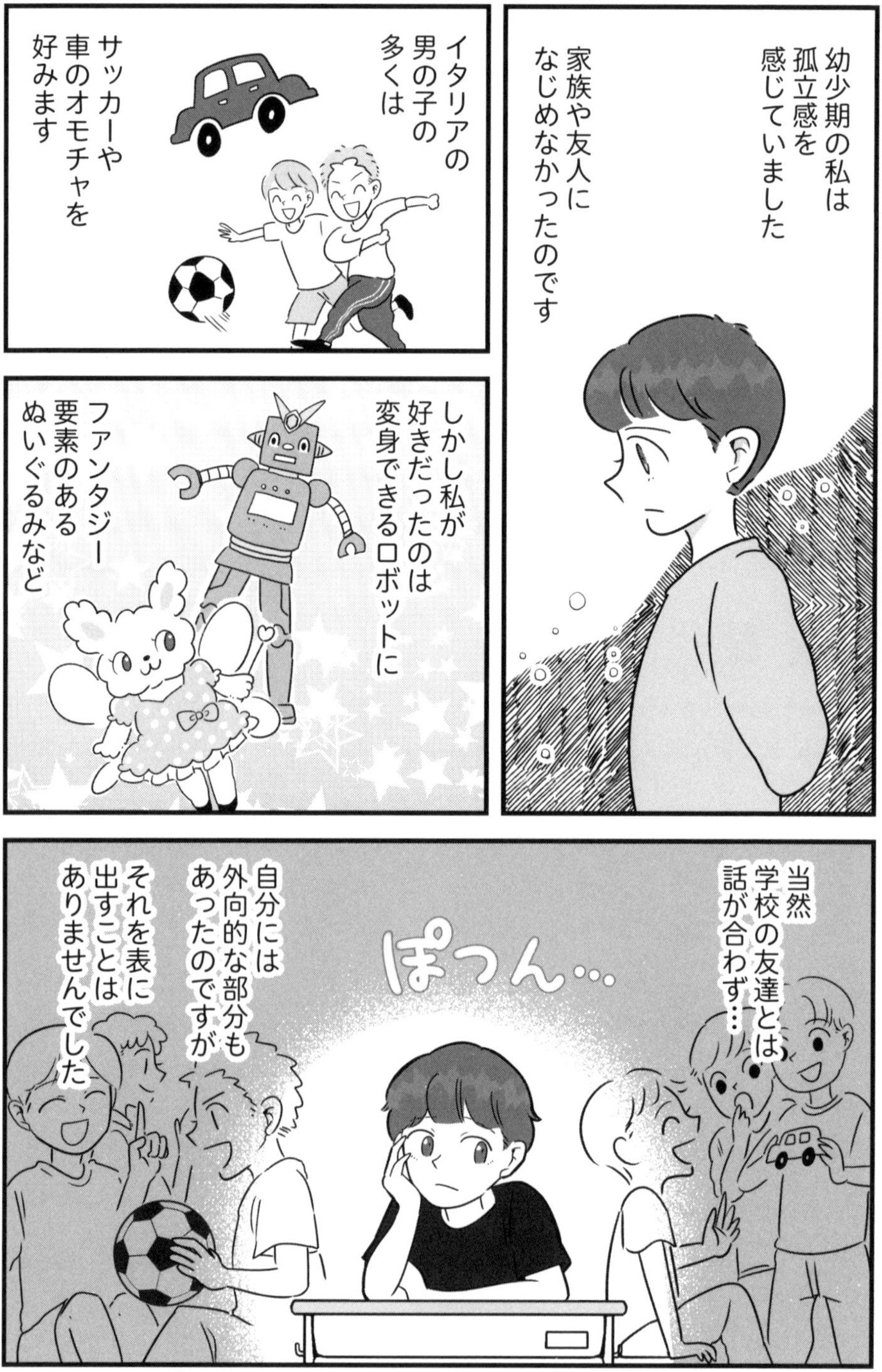
幼少期の私は孤立感を感じていました
家族や友人になじめなかったのです
イタリアの男の子の多くは
サッカーや車のオモチャを好みます
しかし私が好きだったのは変身できるロボットに
ファンタジー要素のあるぬいぐるみなど
当然学校の友達とは話が合わず…
ぽつん…
自分には外向的な部分もあったのですが
それを表に出すことはありませんでした

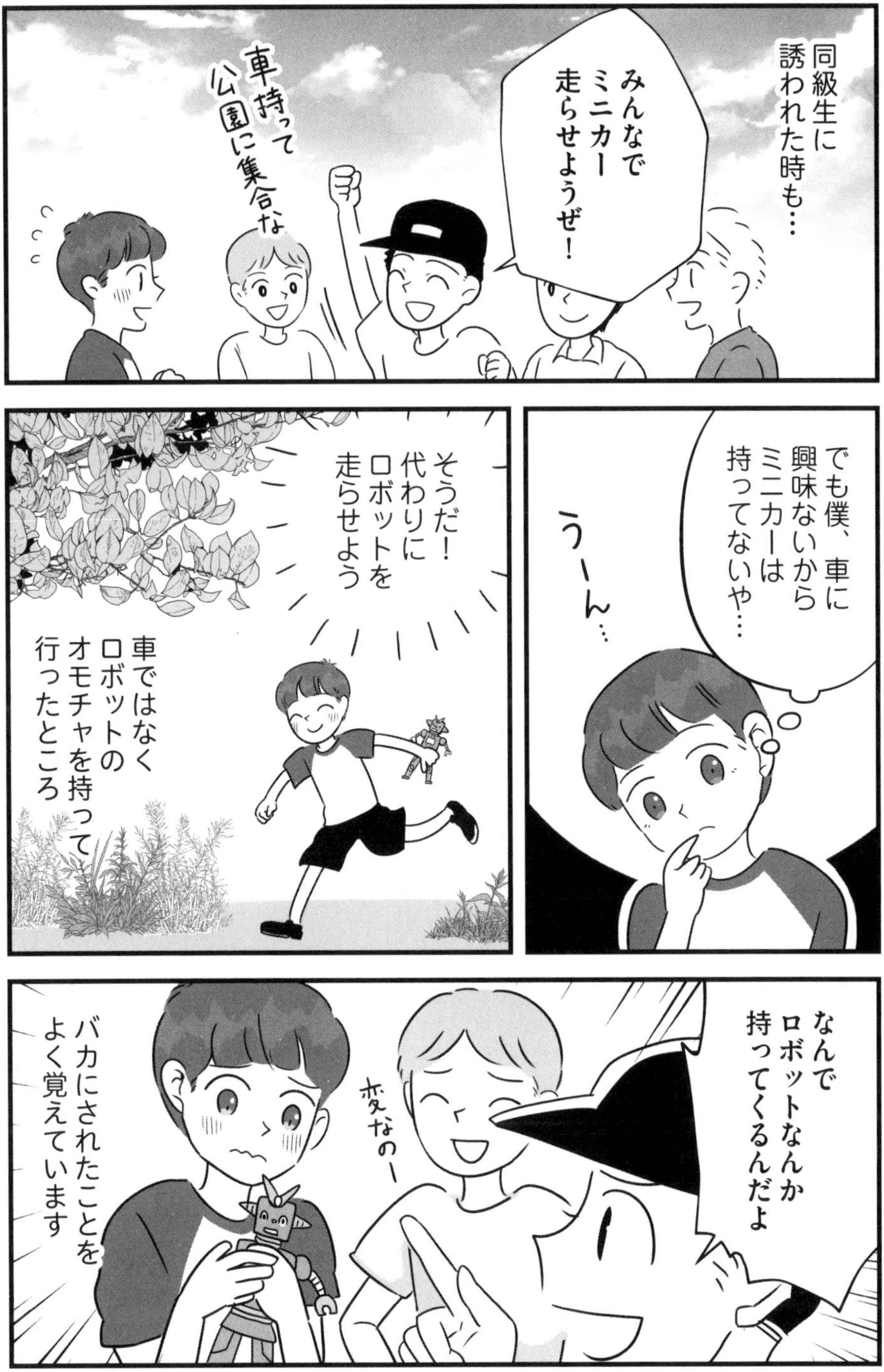
同級生に誘われた時も…
みんなでミニカー走らせようぜ！
車持って公園に集合な
でも僕、車に興味ないからミニカーは持ってないや…
うーん…
そうだ！代わりにロボットを走らせよう
車ではなくロボットのオモチャを持って行ったところ
なんでロボットなんか持ってくるんだよ
変なのー
バカにされたことをよく覚えています

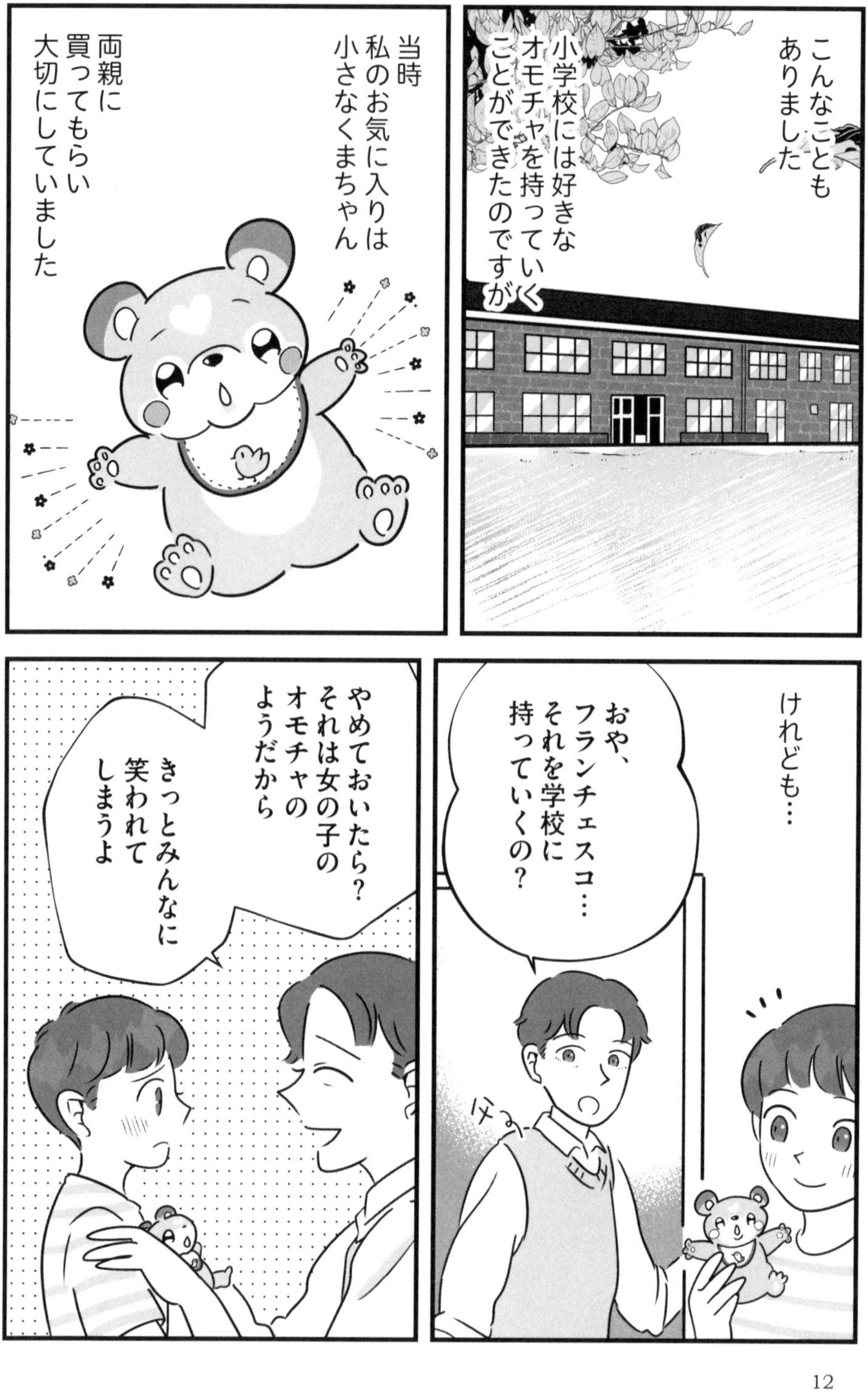
こんなことも
ありました
小学校には好きな
オモチャを持っていく
ことができたのですが
当時
私のお気に入りは
小さなくまちゃん
両親に
買ってもらい
大切にしていました
けれども…
おや、
フランチェスコ…
それを学校に
持っていくの？
やめておいたら？
それは女の子の
オモチャの
ようだから
きっとみんなに
笑われて
しまうよ

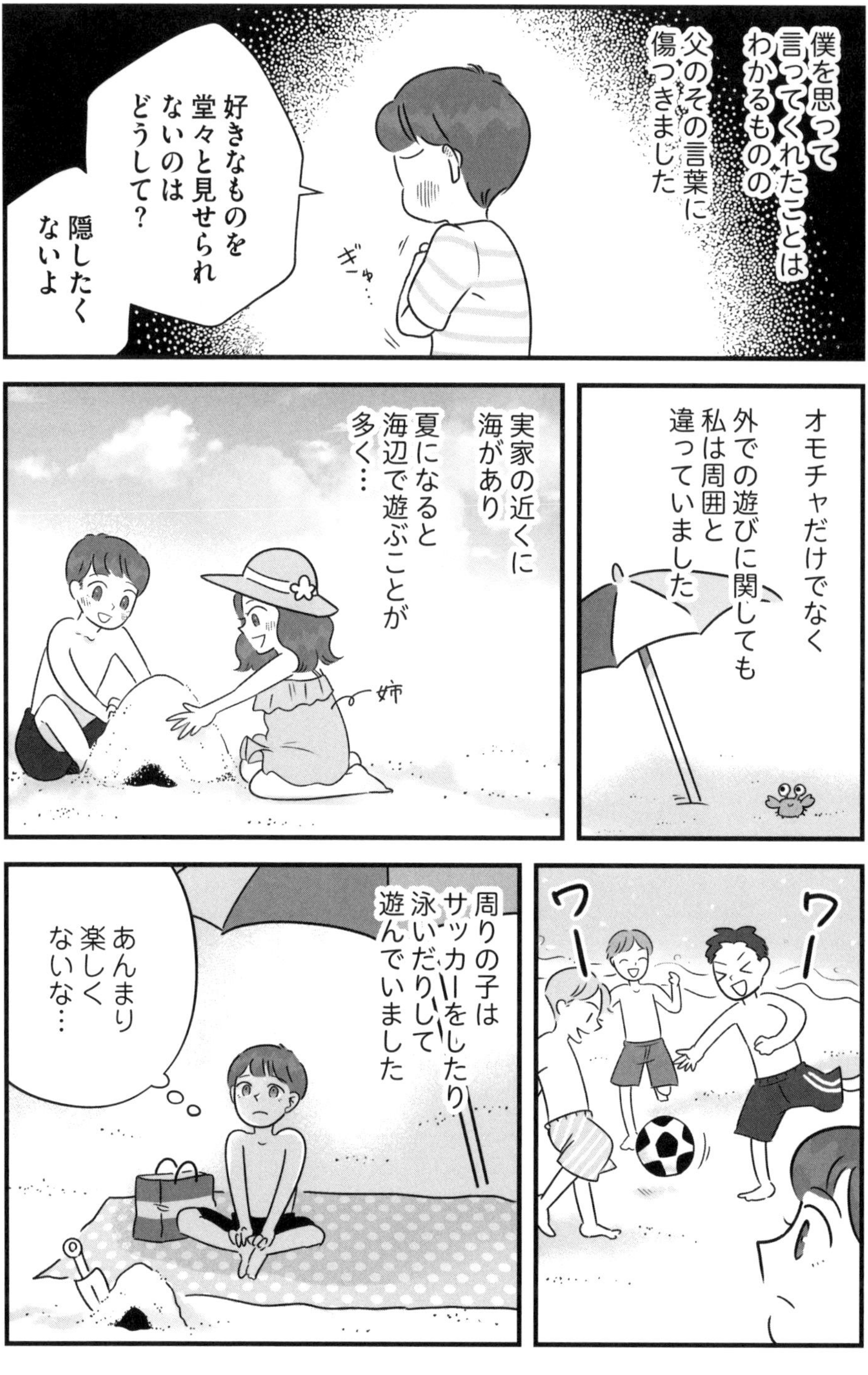
僕を思って
言ってくれたことは
わかるものの
父のその言葉に
傷つきました
好きなものを堂々と見せられないのはどうして？
隠したくないよ
ぎゅ…
オモチャだけでなく
外での遊びに関しても
私は周囲と
違っていました
実家の近くに
海があり
夏になると
海辺で遊ぶことが
多く…
姉
ワー
ワー
周りの子は
サッカーをしたり
泳いだりして
遊んでいました
あんまり
楽しく
ないな…

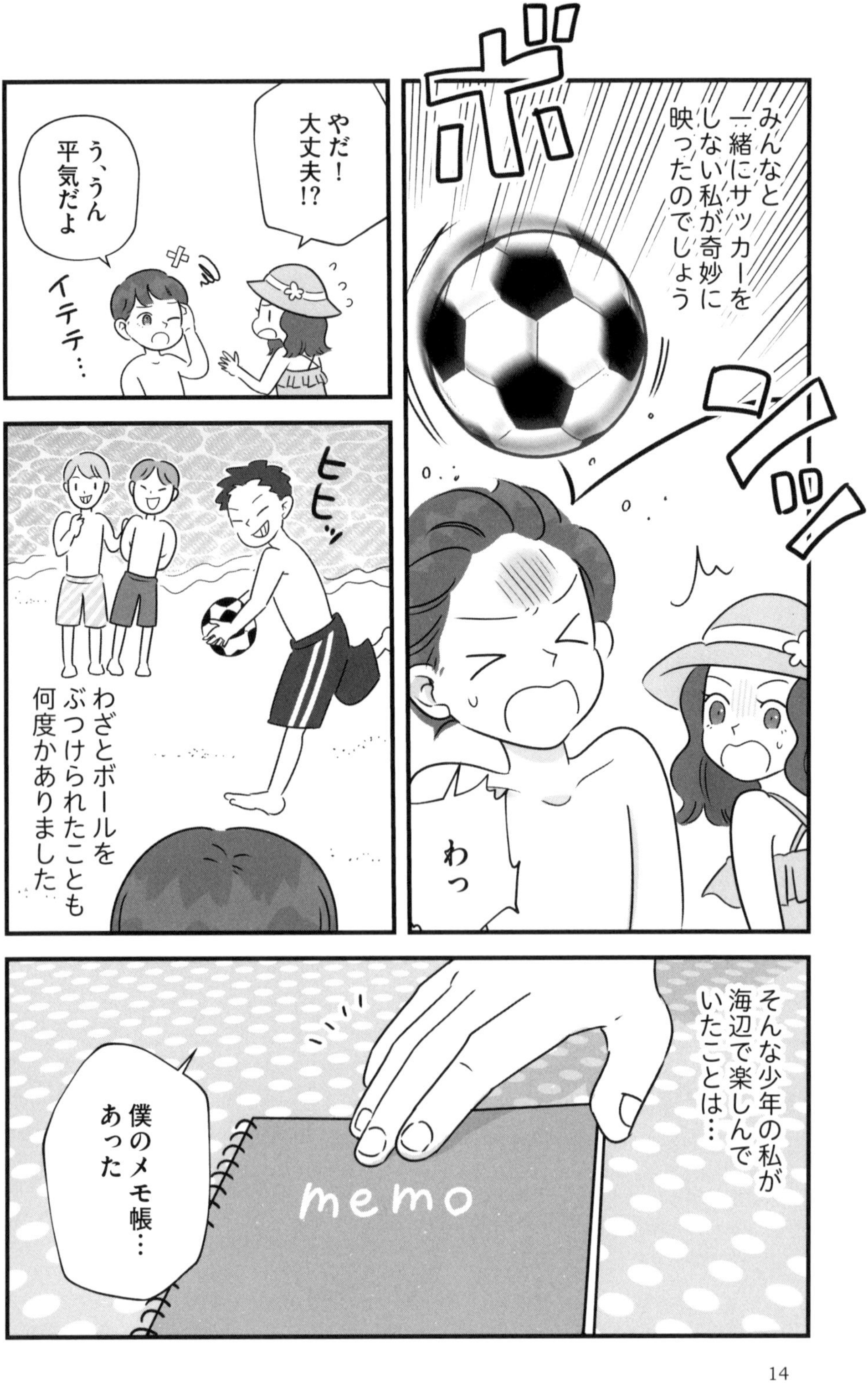
みんなと一緒にサッカーをしない私が奇妙に映ったのでしょう
ボ
わっ
やだ！大丈夫!?
う、うん平気だよ
イテテ…
ヒヒッ
わざとボールをぶつけられたことも何度かありました
そんな少年の私が海辺で楽しんでいたことは…
僕のメモ帳…あった
memo

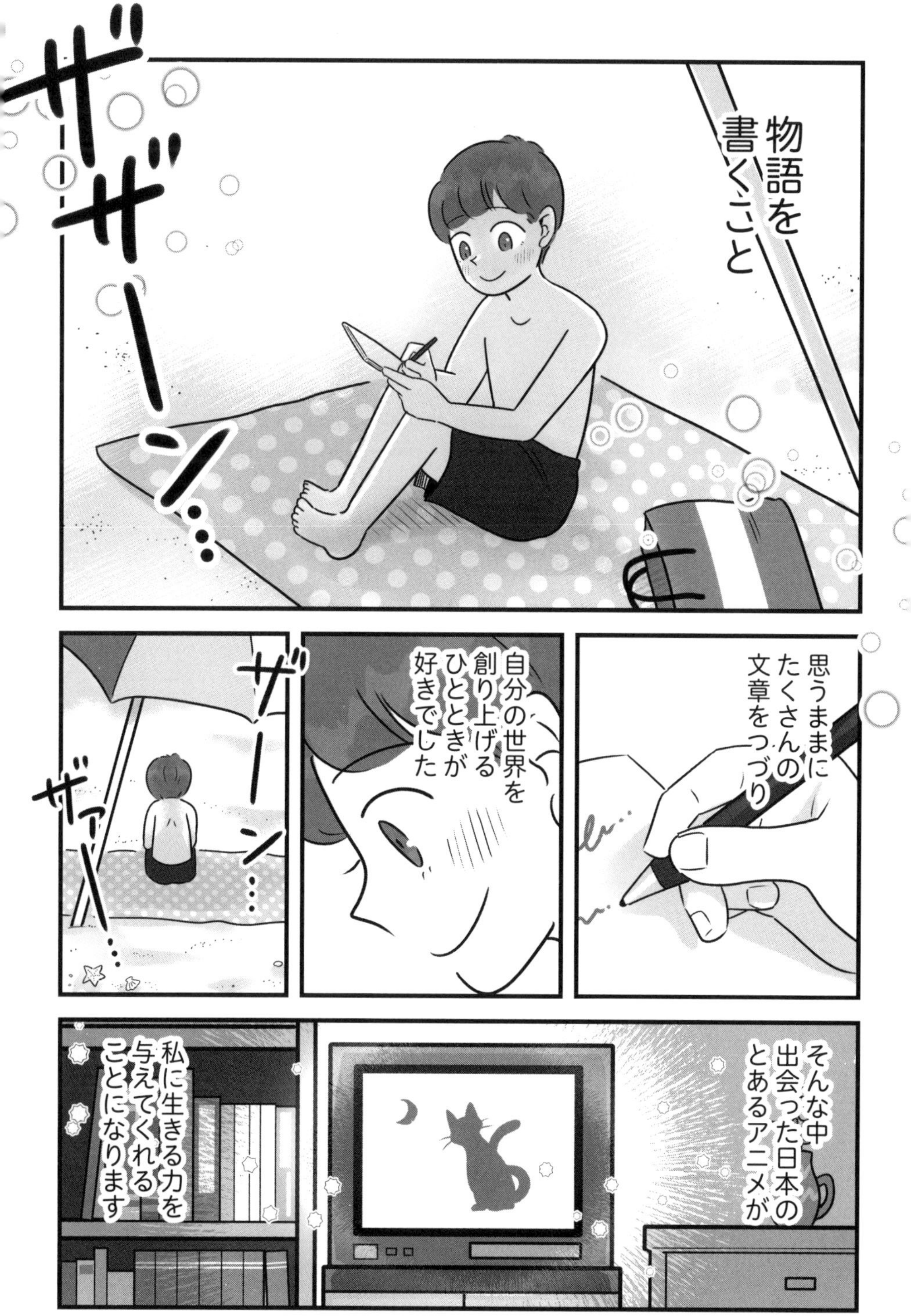
物語を書くこと
ザザーン…
思うままにたくさんの文章をつづり
自分の世界を創り上げるひとときが好きでした
ザーン…
ザアー…
そんな中出会った日本のとあるアニメが
私に生きる力を与えてくれることになります

日本のアニメとの出会い

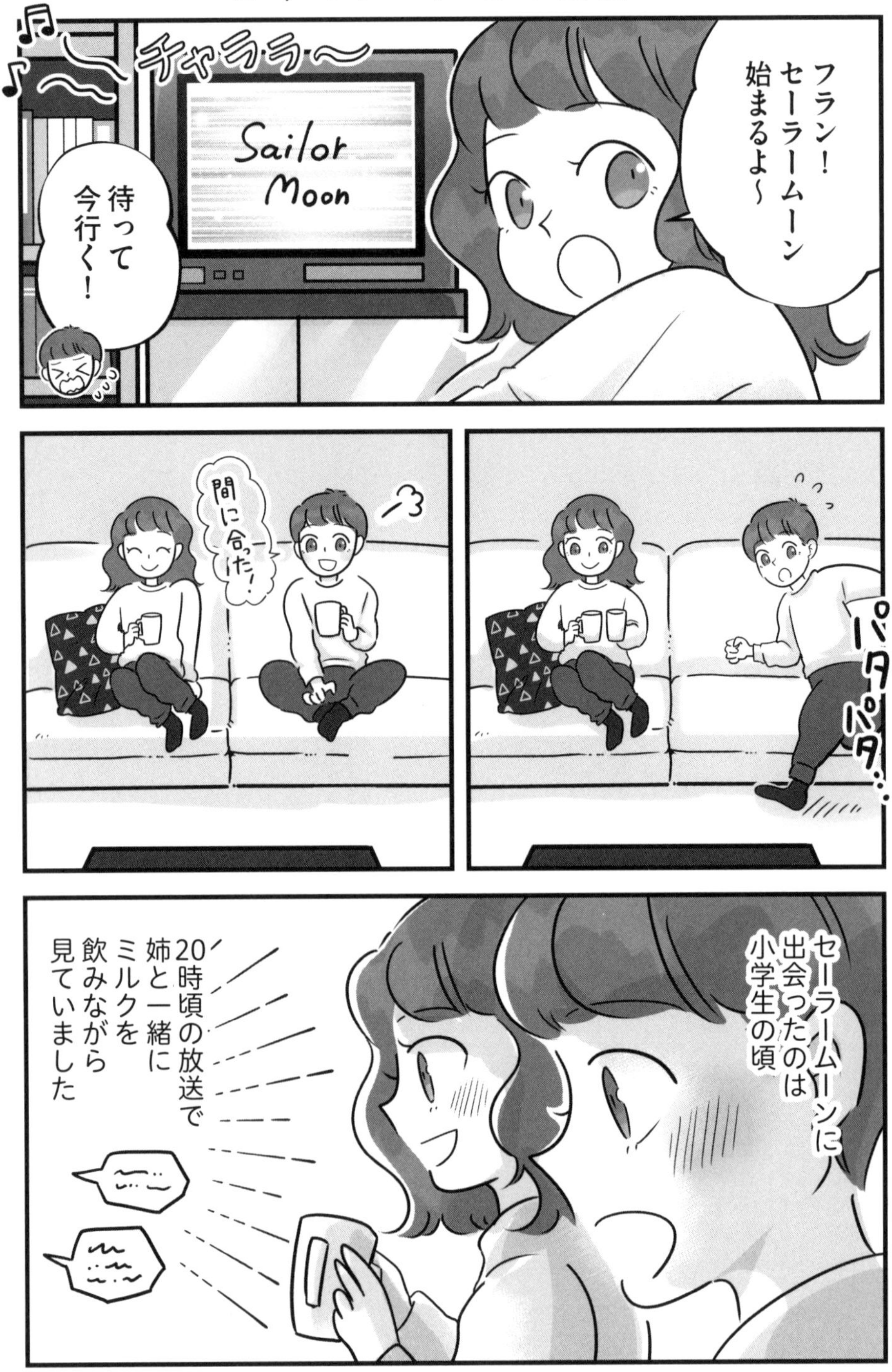

フラン！セーラームーン始まるよ～
Sailor Moon
チャララ～
待って今行く！
パタパタ…
間に合った！
セーラームーンに出会ったのは小学生の頃
20時頃の放送で姉と一緒にミルクを飲みながら見ていました

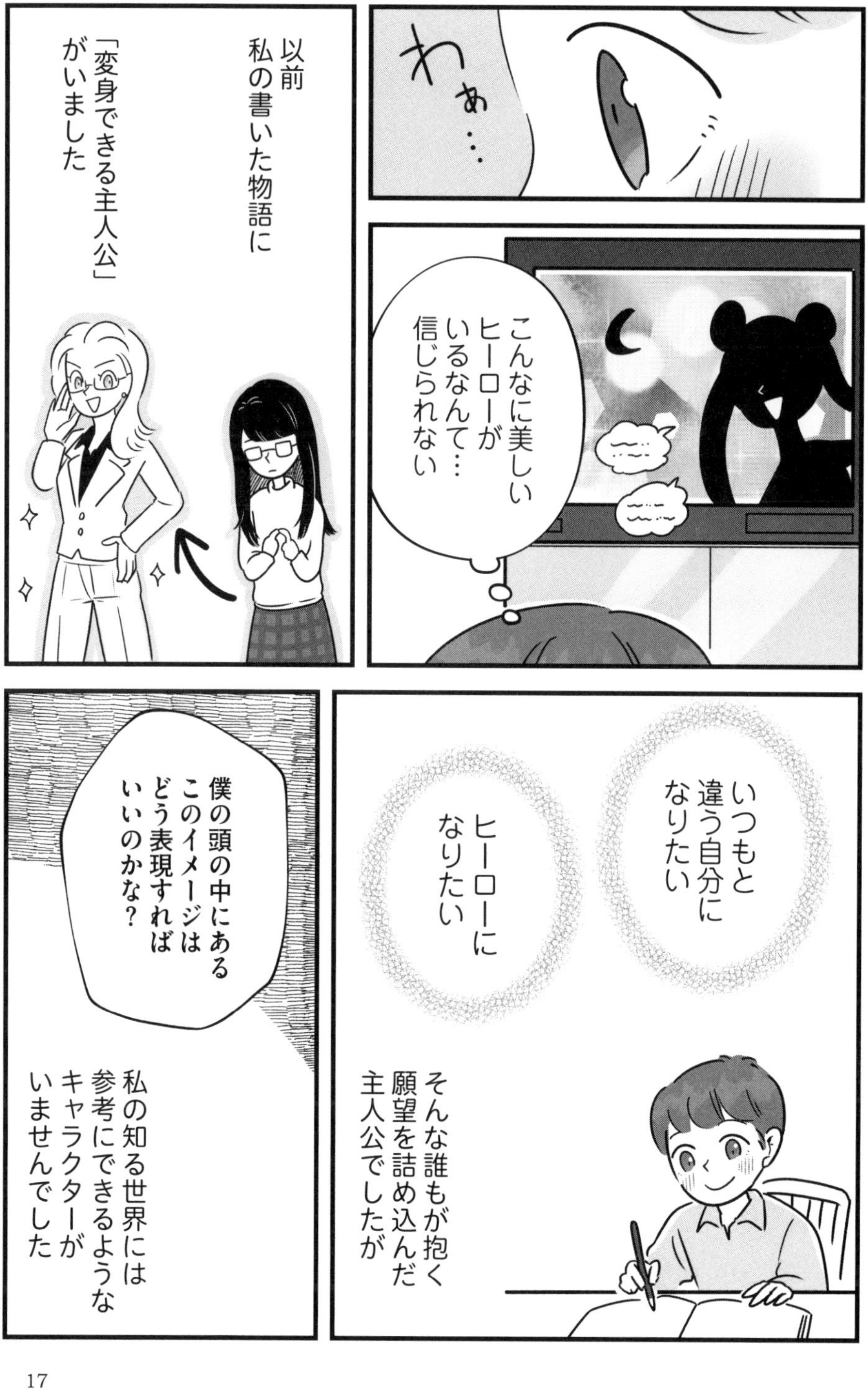
わぁ…
こんなに美しいヒーローがいるなんて…信じられない
以前
私の書いた物語に
「変身できる主人公」
がいました
いつもと違う自分になりたい
ヒーローになりたい
そんな誰もが抱く
願望を詰め込んだ
主人公でしたが
僕の頭の中にあるこのイメージはどう表現すればいいのかな？
私の知る世界には
参考にできるような
キャラクターが
いませんでした

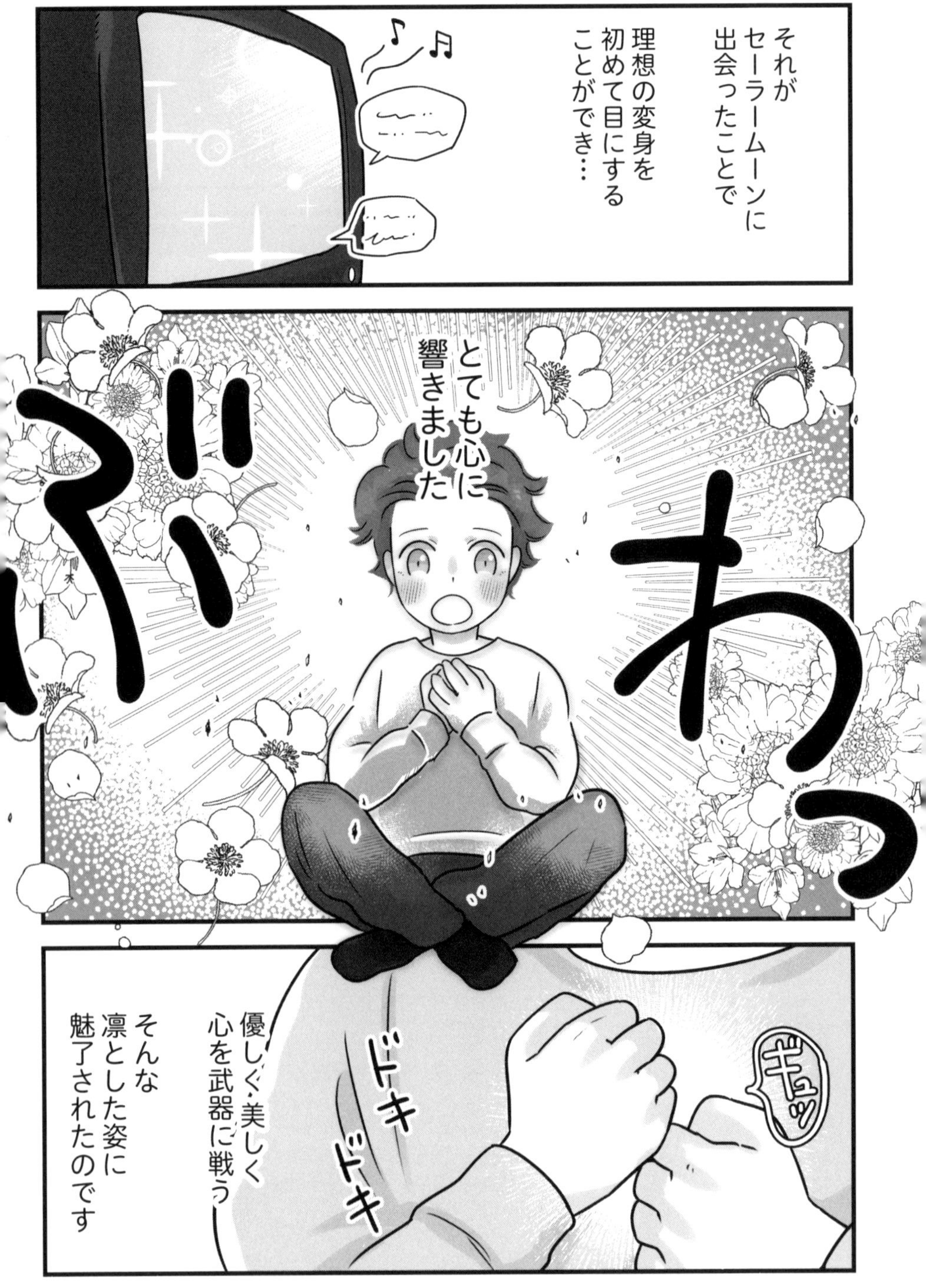
それが
セーラームーンに
出会ったことで
理想の変身を
初めて目にする
ことができ…
ぶわっ
とても心に
響きました
ギュッ
ドキ
ドキ
優しく・美しく
心を武器に戦う
そんな
凛とした姿に
魅了されたのです

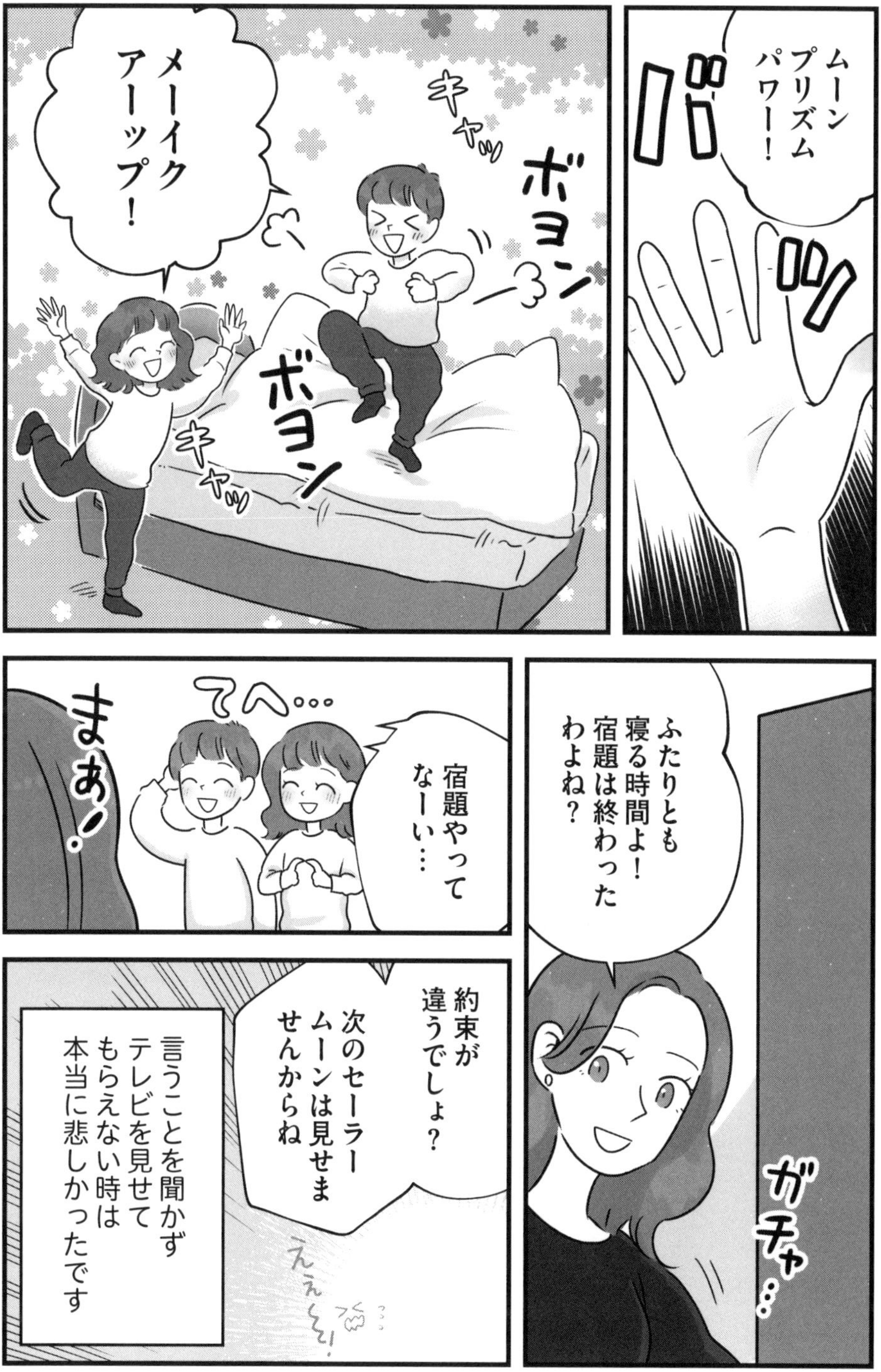
ムーンプリズムパワー！
メーイクアーップ！
キャッ
ボヨン
ボヨン
キャッ
ふたりとも寝る時間よ！宿題は終わったわよね？
ガチャ…
宿題やってなーい…
てへ…
まぁ！
約束が違うでしょ？
次のセーラームーンは見せませんからね
ええ〜〜！
言うことを聞かずテレビを見せてもらえない時は本当に悲しかったです

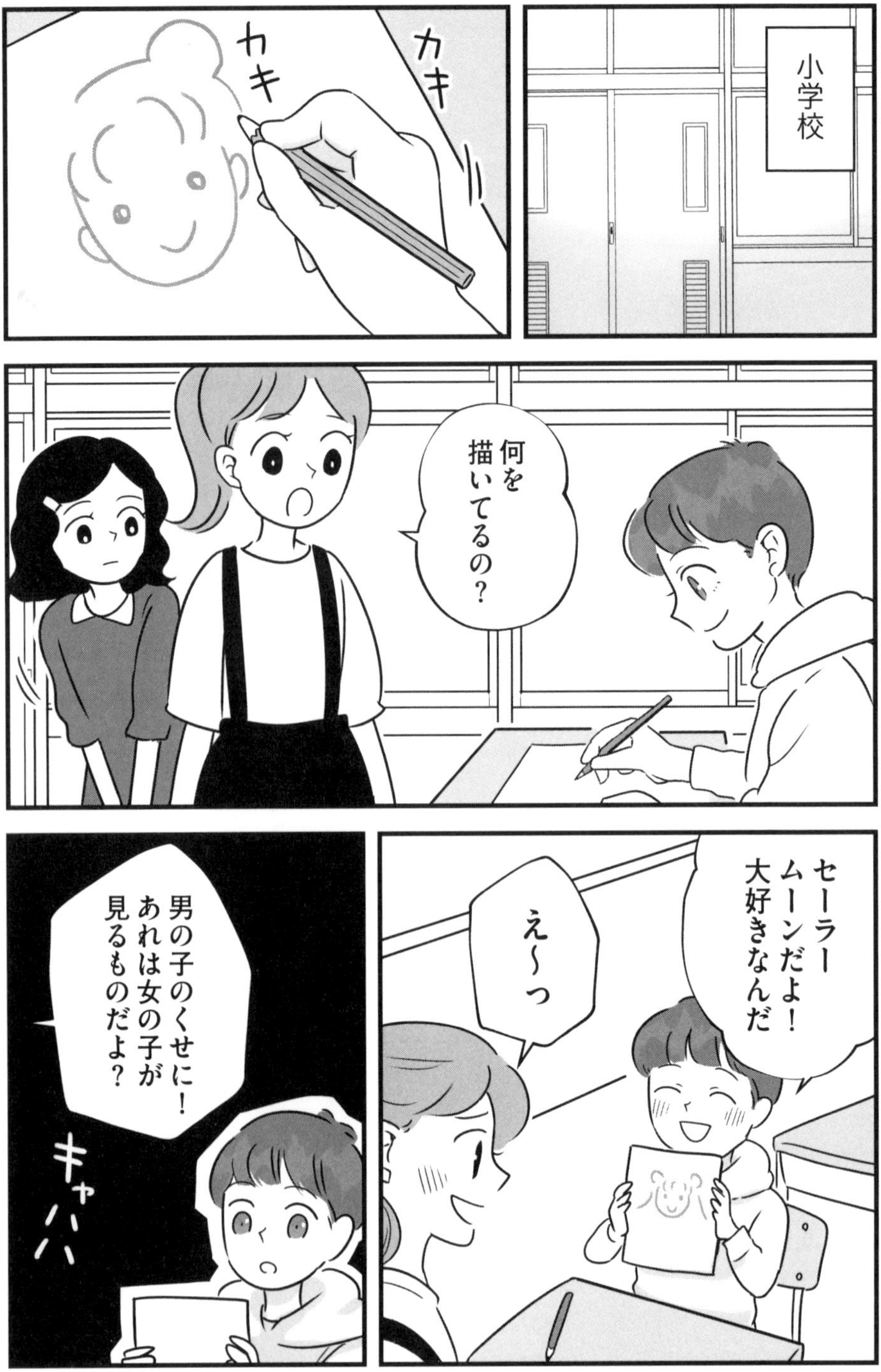
小学校
カキ
カキ
何を描いてるの？
セーラームーンだよ！大好きなんだ
え〜っ
男の子のくせに！あれは女の子が見るものだよ？
キャハハ

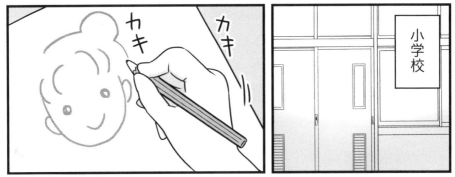

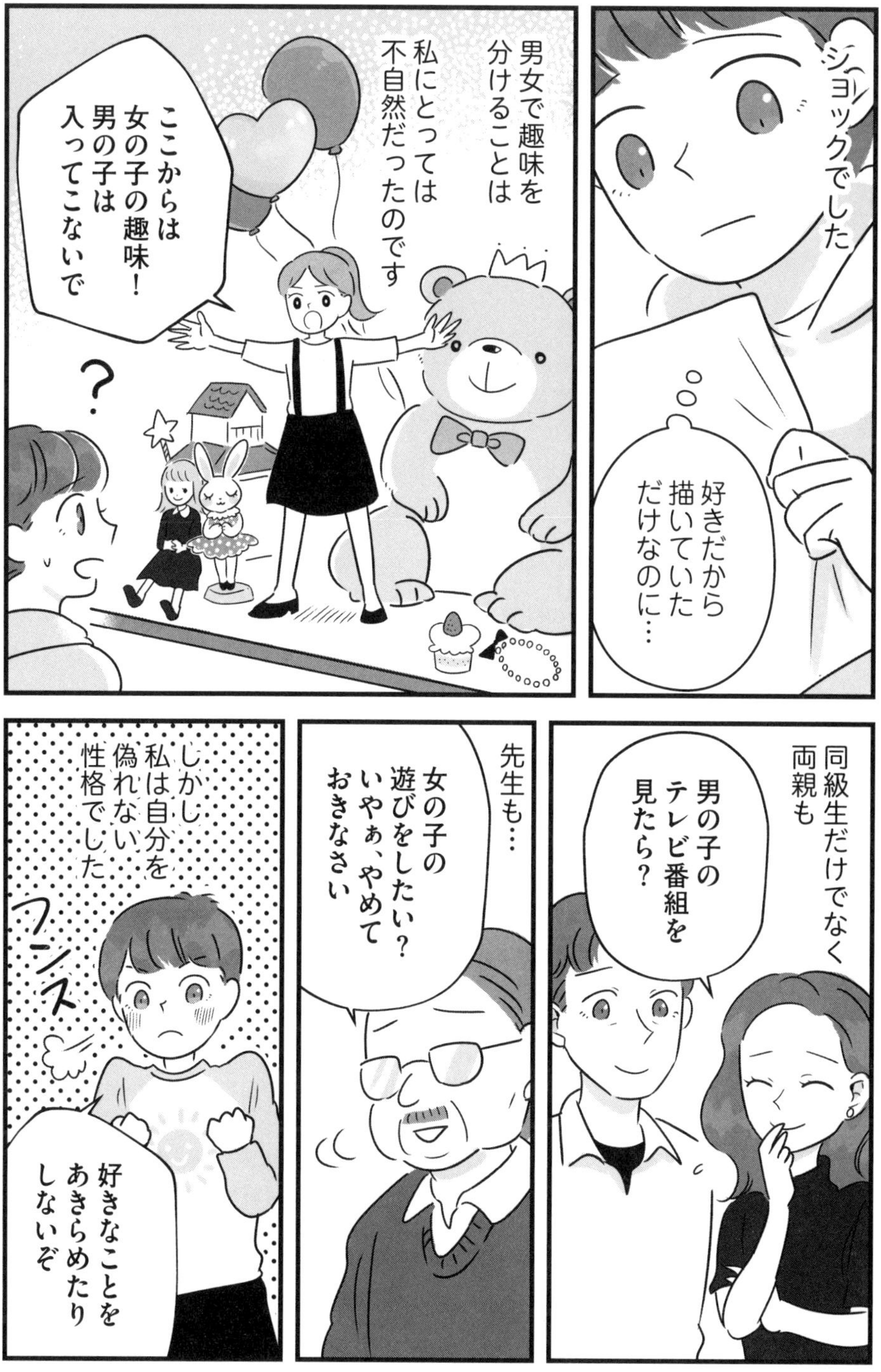
ショックでした
好きだから描いていただけなのに…
男女で趣味を分けることは私にとっては不自然だったのです
ここからは女の子の趣味！男の子は入ってこないで
？
同級生だけでなく両親も
男の子のテレビ番組を見たら？
先生も…
女の子の遊びをしたい？いやぁ、やめておきなさい
しかし私は自分を偽れない性格でした
フンス
好きなことをあきらめたりしないぞ

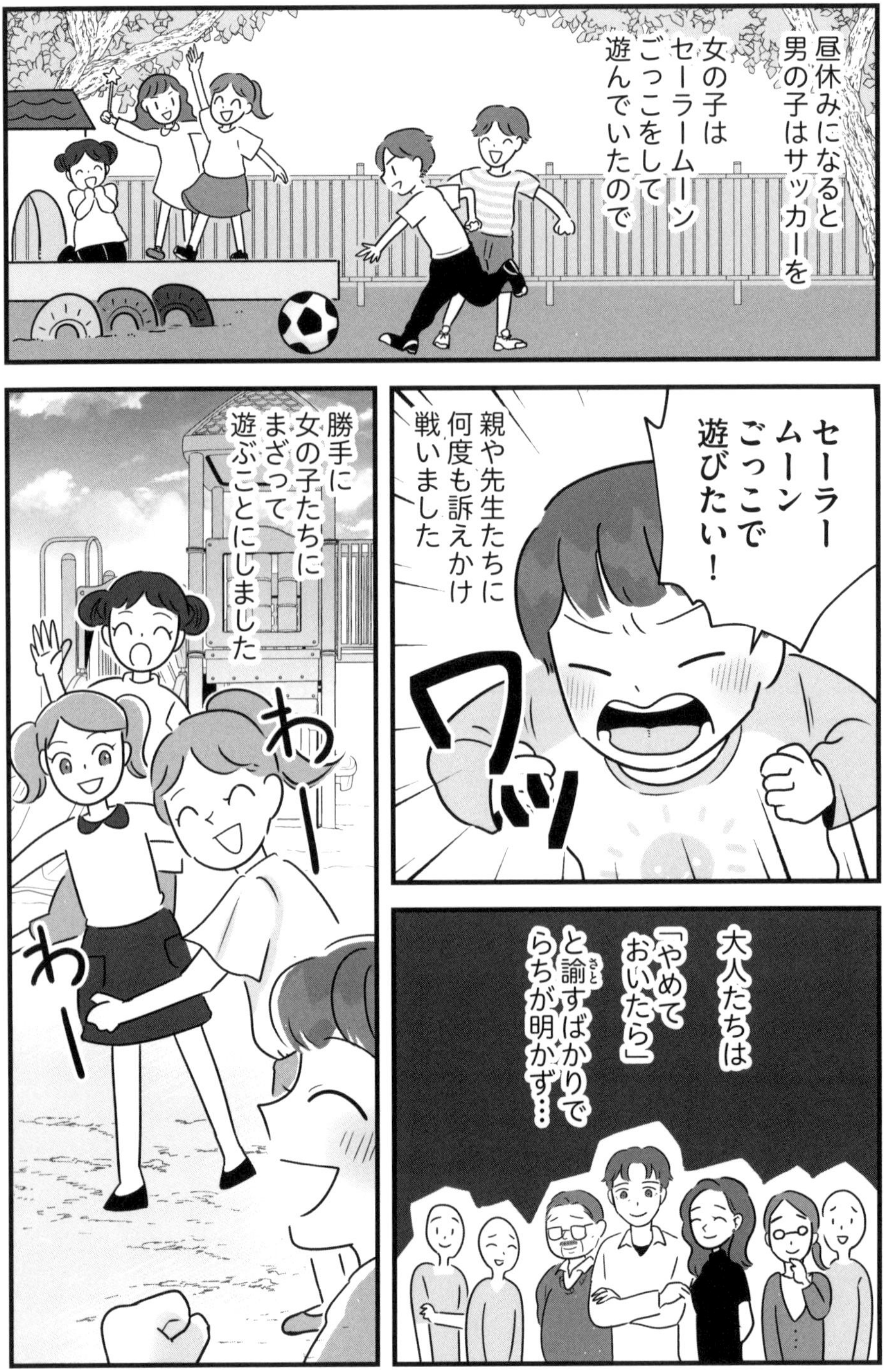
昼休みになると
男の子はサッカーを
女の子は
セーラームーン
ごっこをして
遊んでいたので
セーラー
ムーン
ごっこで
遊びたい！
ワッ
親や先生たちに
何度も訴えかけ
戦いました
勝手に
女の子たちに
まざって
遊ぶことにしました
わー
わー
大人たちは
「やめて
おいたら」
と諭《さと》すばかりで
らちが明かず…

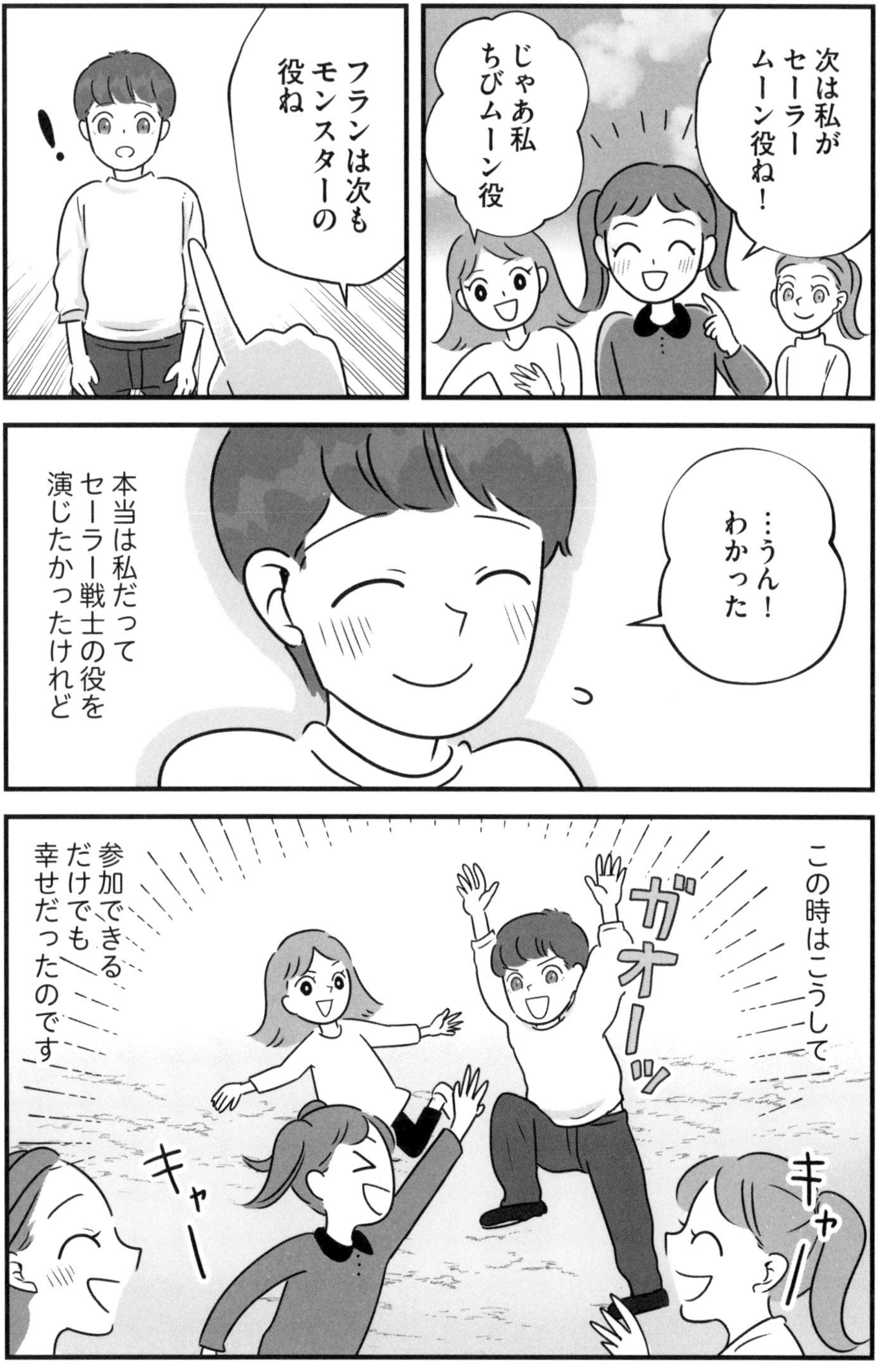
次は私がセーラームーン役ね！
じゃあ私ちびムーン役
フランは次もモンスターの役ね
！
…うん！わかった
本当は私だってセーラー戦士の役を演じたかったけれど
この時はこうして
ガオーッ
参加できるだけでも幸せだったのです
キャー
キャー

大きな夢を描く

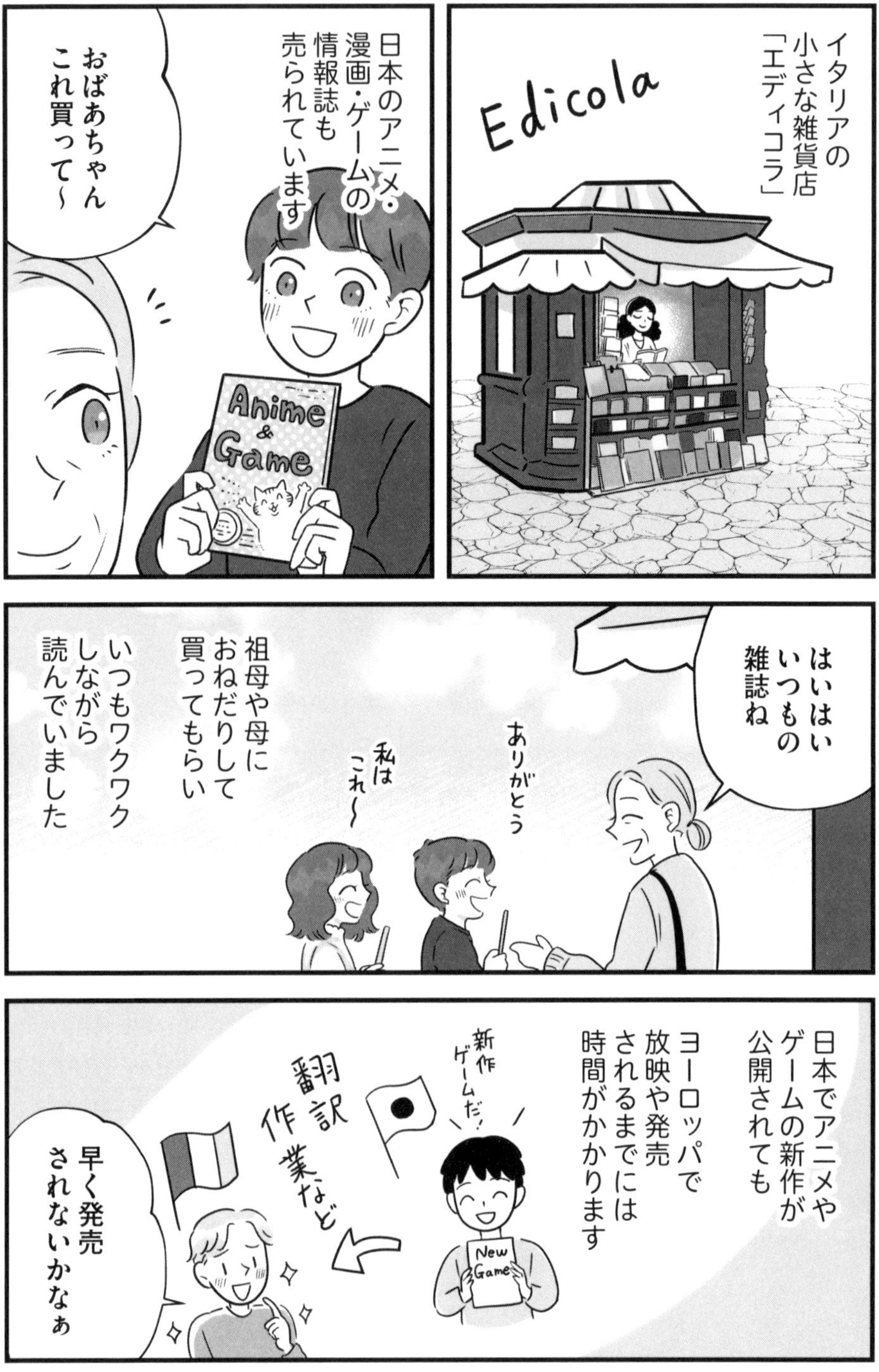
イタリアの小さな雑貨店「エディコラ」
Edicola
日本のアニメ・漫画・ゲームの情報誌も売られています
おばあちゃんこれ買って〜
Anime & Game
はいはいいつもの雑誌ね
ありがとう
私はこれ〜
祖母や母におねだりして買ってもらい
いつもワクワクしながら読んでいました
日本でアニメやゲームの新作が公開されてもヨーロッパで放映や発売されるまでには時間がかかります
新作ゲームだ！
New Game
翻訳作業など
早く発売されないかなぁ

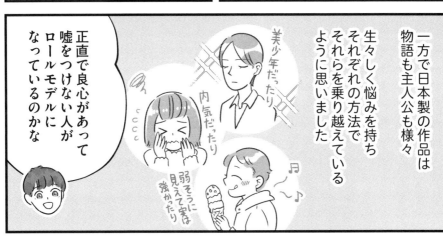

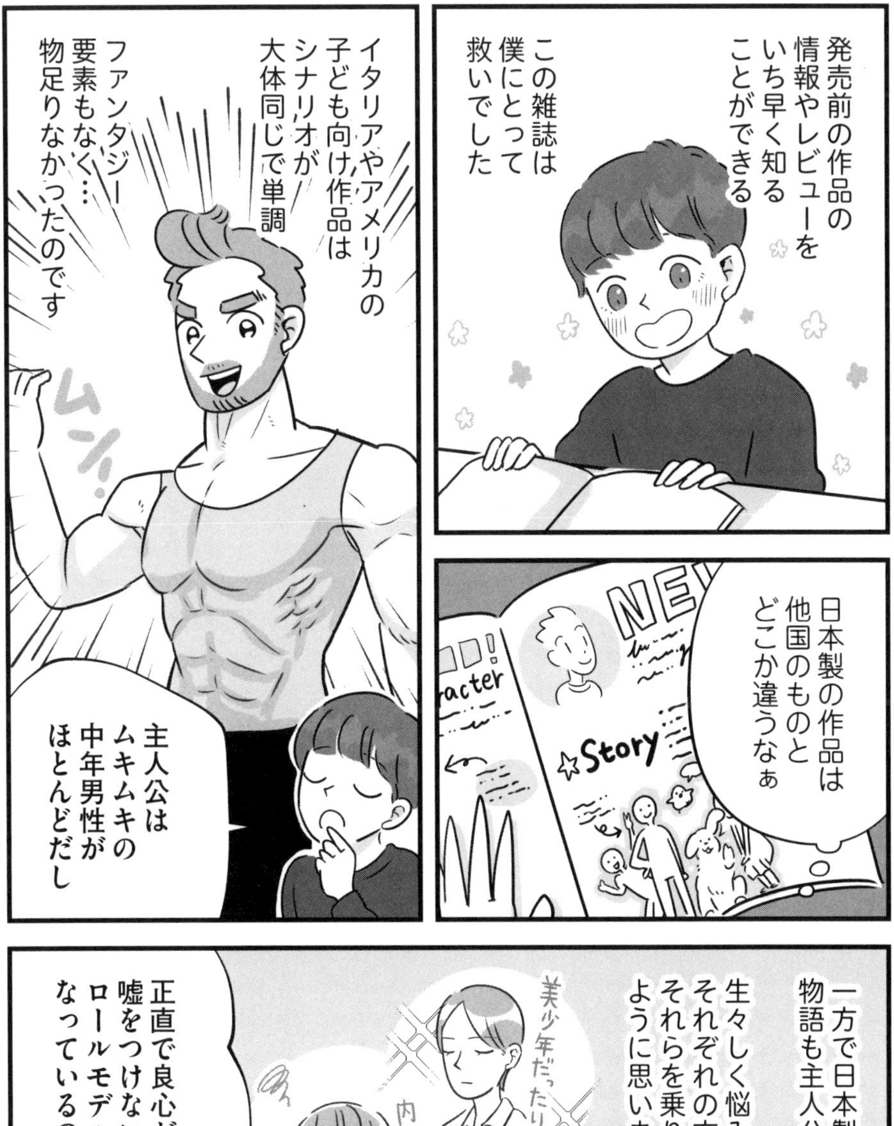
発売前の作品の情報やレビューをいち早く知ることができる
この雑誌は僕にとって救いでした
日本製の作品は他国のものとどこか違うなぁ
Story
イタリアやアメリカの子ども向け作品はシナリオが大体同じで単調
ファンタジー要素もなく…物足りなかったのです
ムン!!
主人公はムキムキの中年男性がほとんどだし
一方で日本製の作品は物語も主人公も様々
生々しく悩みを持ちそれぞれの方法でそれらを乗り越えているように思いました
美少年だったり
内気だったり
弱そうに見えて実は強かったり
正直で良心があって嘘をつけない人がロールモデルになっているのかな

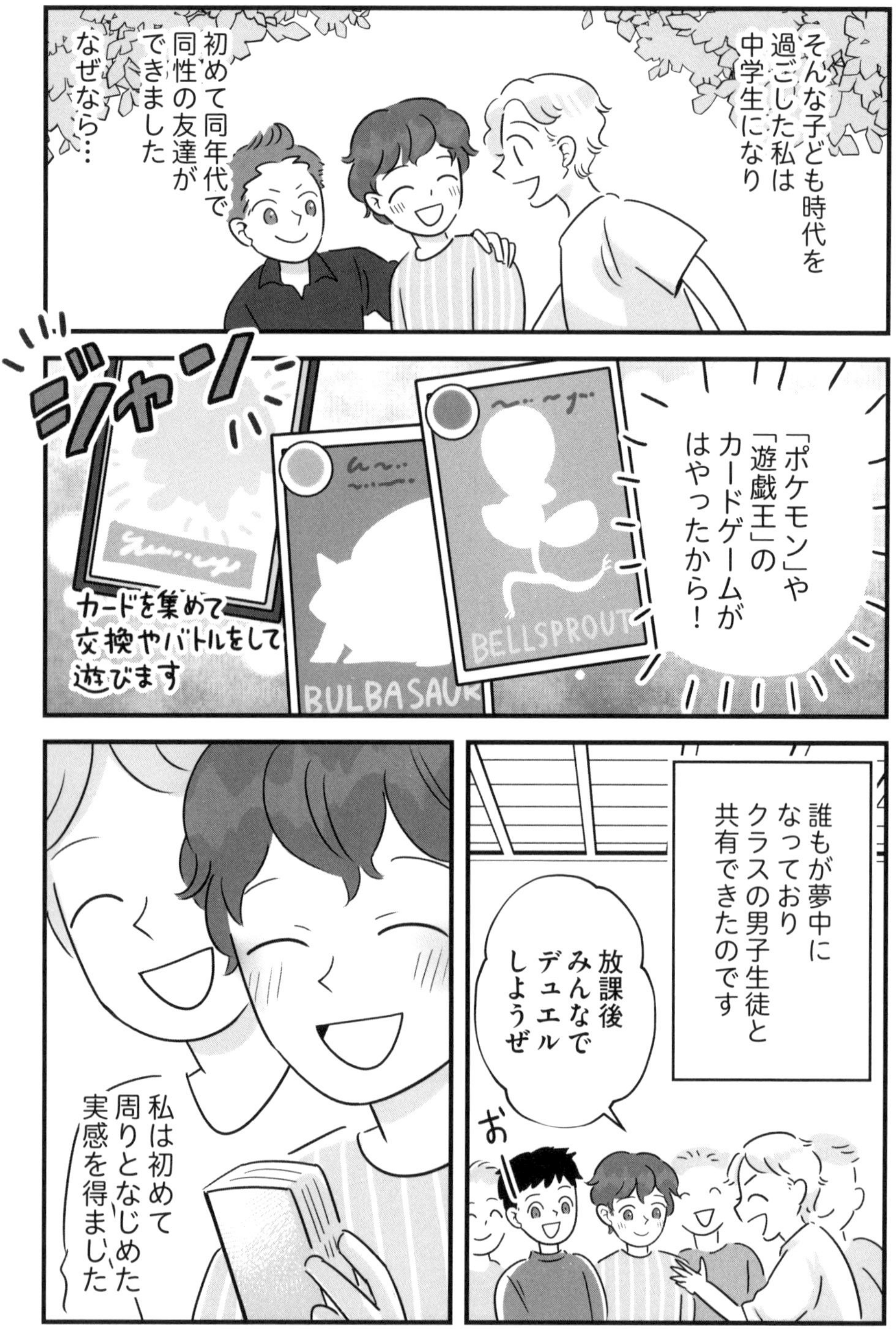
そんな子ども時代を過ごした私は中学生になり
初めて同年代で同性の友達ができました
なぜなら…
ジャーン
「ポケモン」や「遊戯王」のカードゲームがはやったから！
BELLSPROUT
BULBASAU
カードを集めて交換やバトルをして遊びます
誰もが夢中になっておりクラスの男子生徒と共有できたのです
放課後みんなでデュエルしようぜ
お
私は初めて周りとなじめた実感を得ました

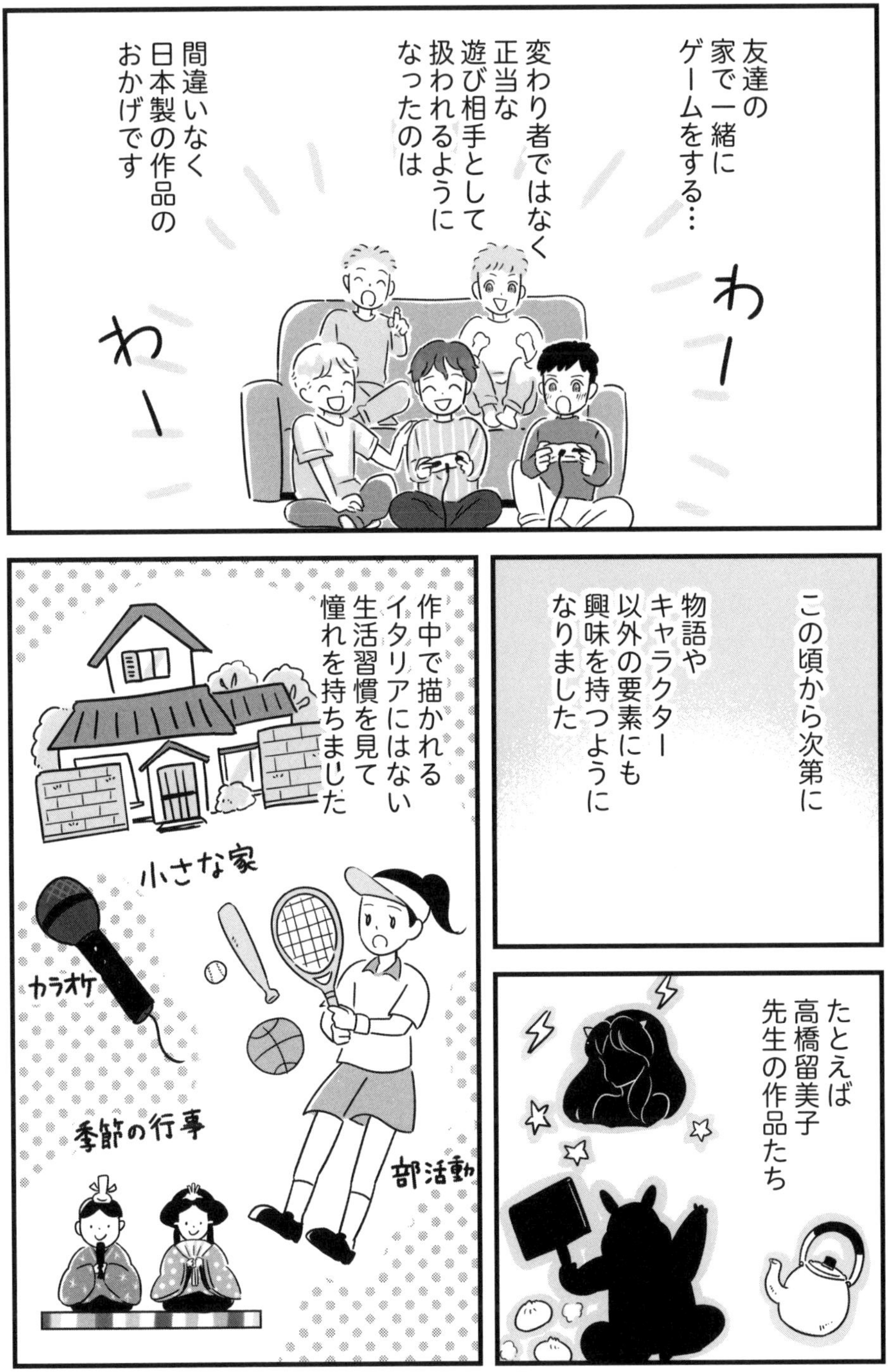
友達の家で一緒にゲームをする…
変わり者ではなく正当な遊び相手として扱われるようになったのは
間違いなく日本製の作品のおかげです
わー
わー
この頃から次第に物語やキャラクター以外の要素にも興味を持つようになりました
たとえば高橋留美子先生の作品たち
作中で描かれるイタリアにはない生活習慣を見て憧れを持ちました
小さな家
カラオケ
部活動
季節の行事

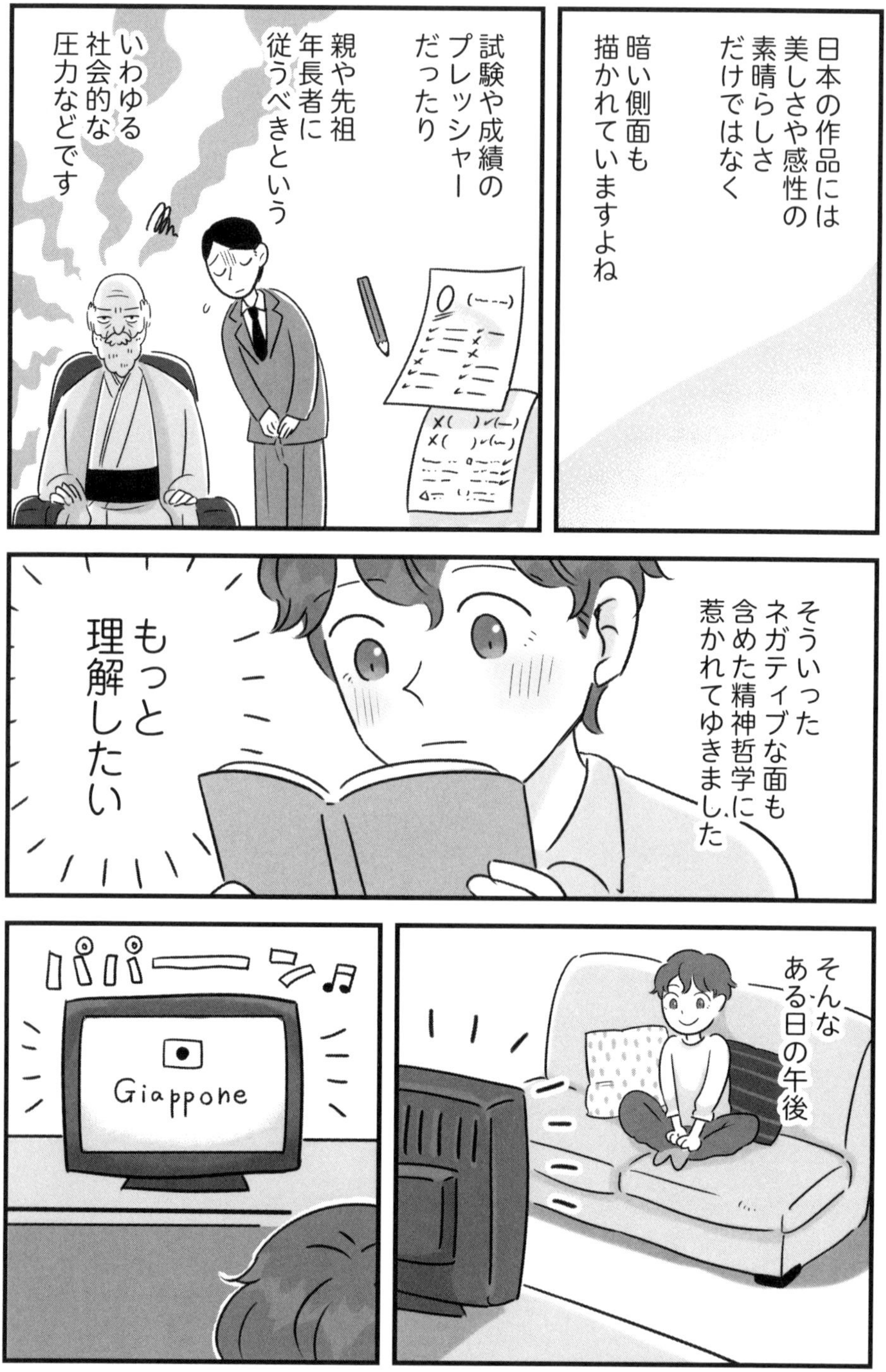
日本の作品には
美しさや感性の
素晴らしさ
だけではなく
暗い側面も
描かれていますよね
試験や成績の
プレッシャー
だったり
親や先祖
年長者に
従うべきという
いわゆる
社会的な
圧力などです
そういった
ネガティブな面も
含めた精神哲学に
惹かれてゆきました
もっと
理解したい
そんな
ある日の午後
パパーーン♪
Giappone

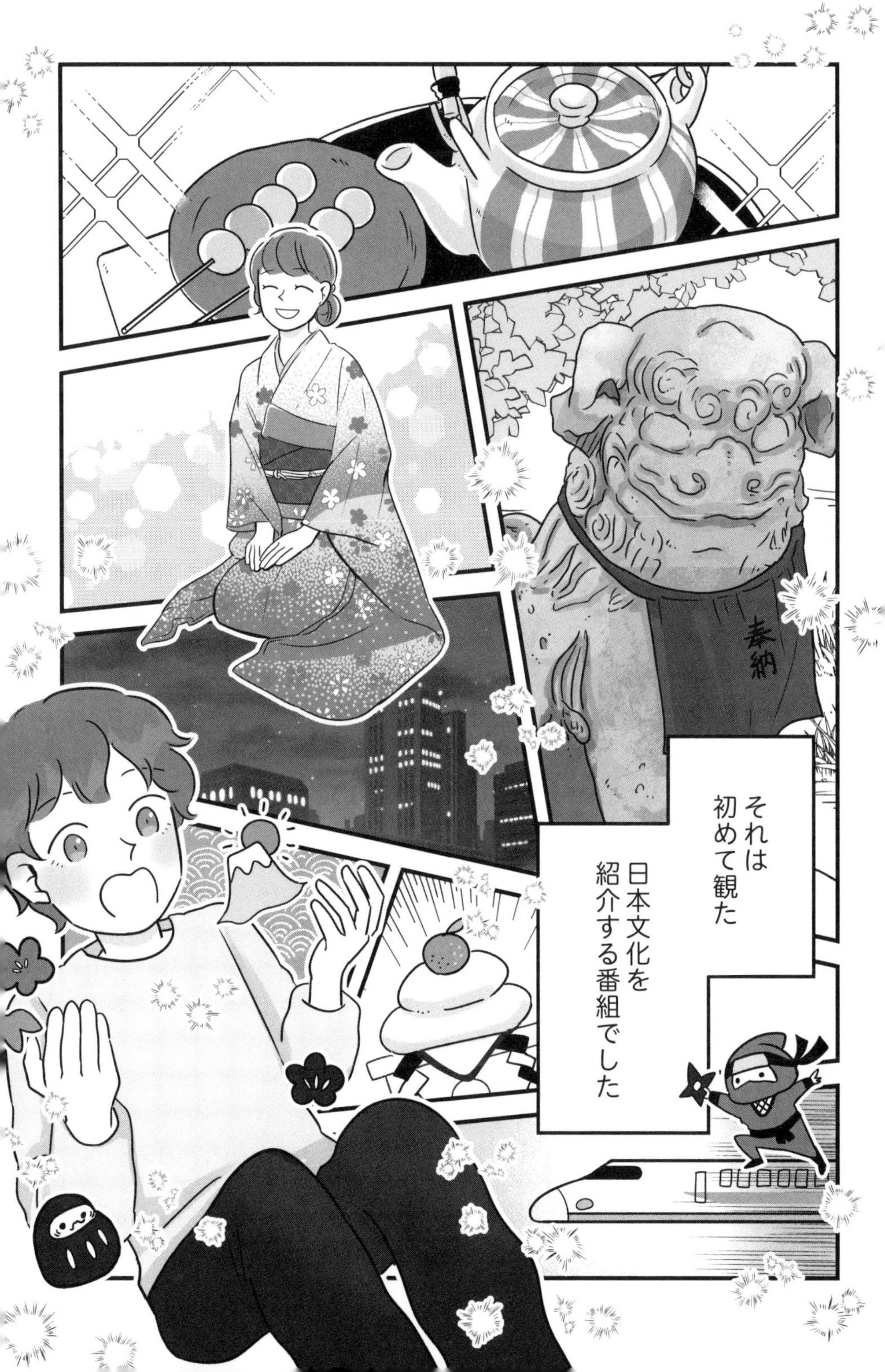
奉納
それは
初めて観た
日本文化を
紹介する番組でした

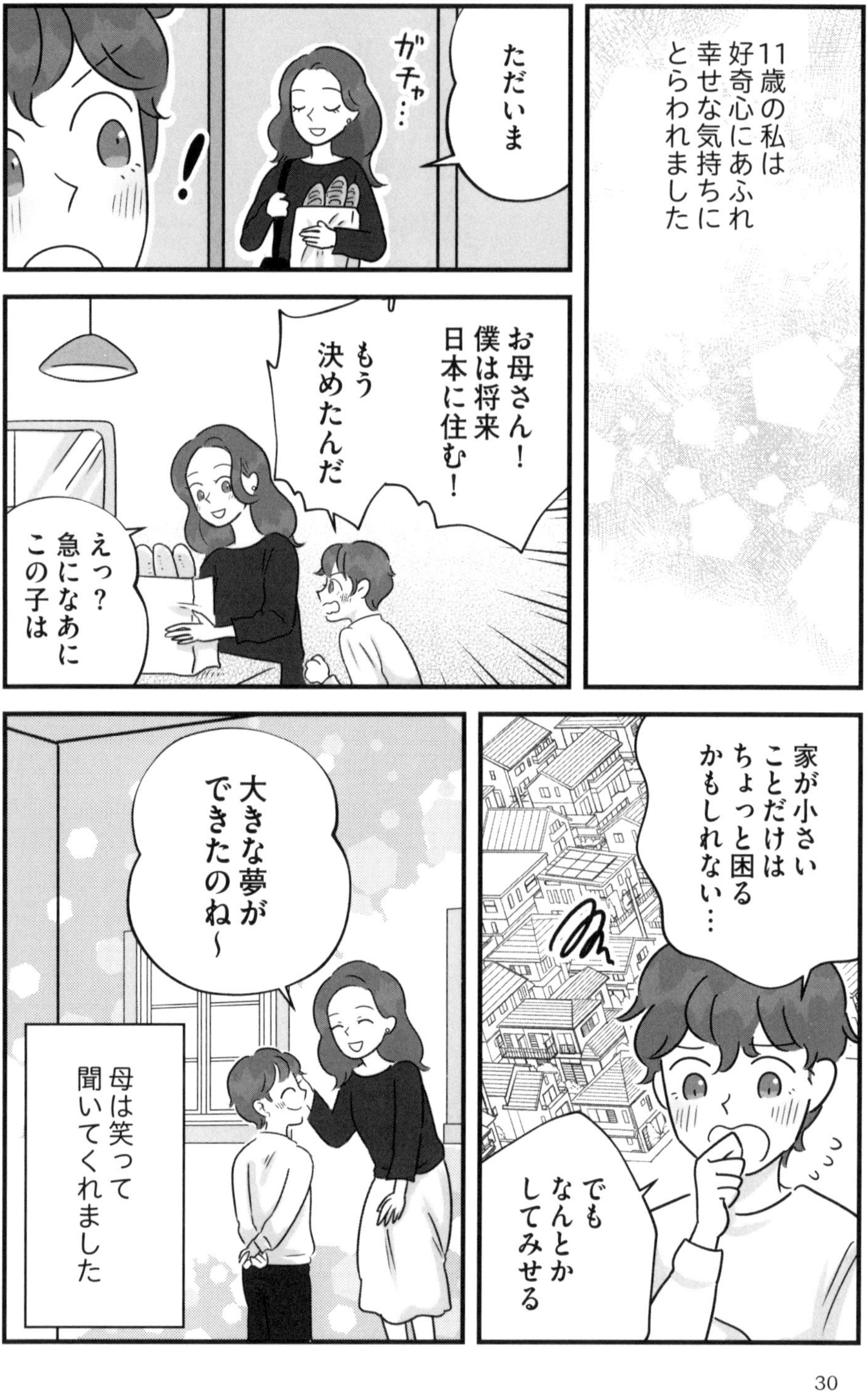
11歳の私は
好奇心にあふれ
幸せな気持ちに
とらわれました
ただいま
ガチャ…
!
お母さん！
僕は将来
日本に住む！
もう
決めたんだ
えっ？
急になあに
この子は
家が小さい
ことだけは
ちょっと困る
かもしれない…
でも
なんとか
してみせる
大きな夢が
できたのね～
母は笑って
聞いてくれました

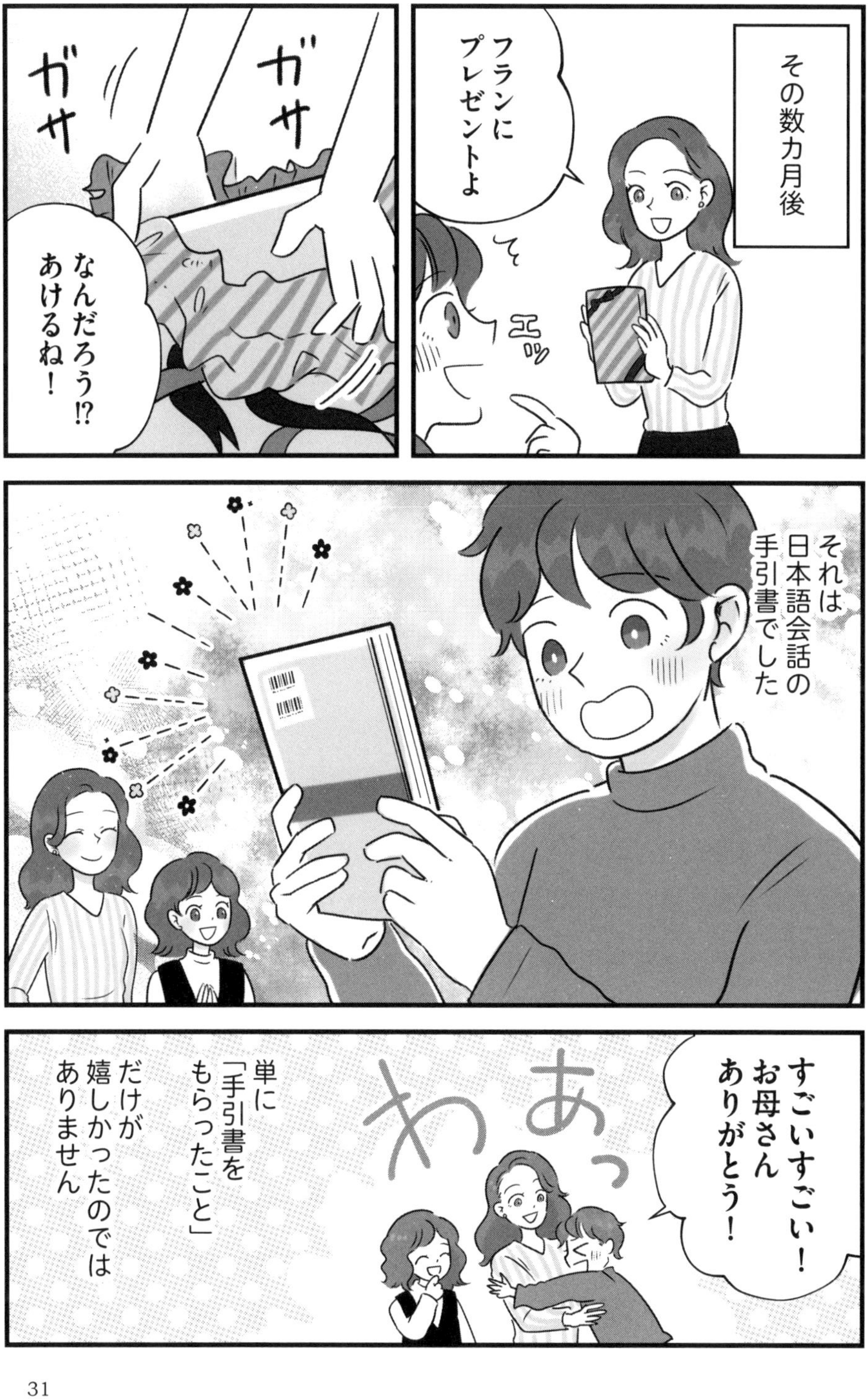
その数カ月後
フランにプレゼントよ
エッ
ガサ
ガサ
なんだろう⁉あけるね！
それは日本語会話の手引書でした
すごいすごい！お母さんありがとう！
わあっ
単に「手引書をもらったこと」だけが嬉しかったのではありません

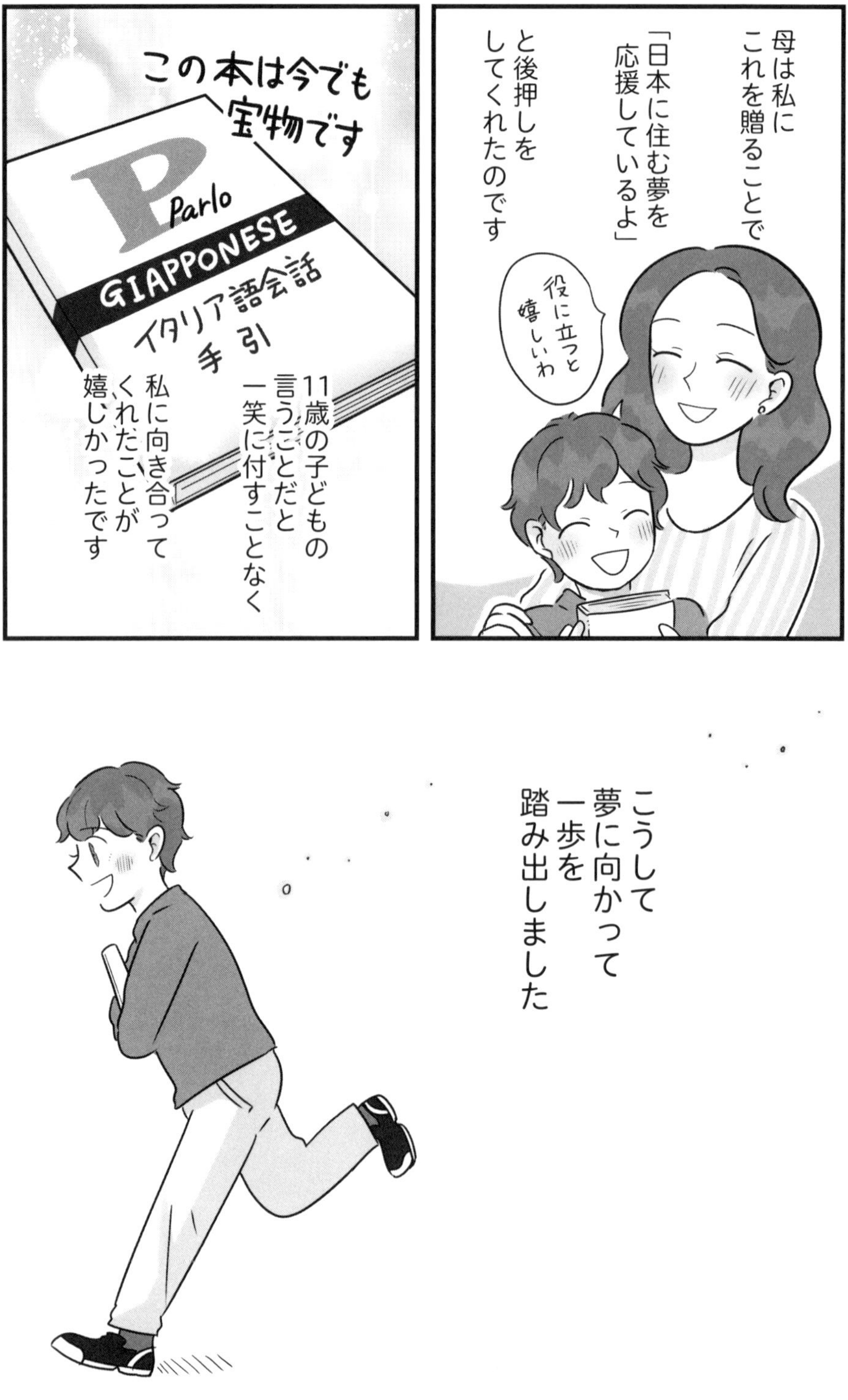
母は私に
これを贈ることで
「日本に住む夢を
応援しているよ」
と後押しを
してくれたのです
役に立つと嬉しいわ
この本は今でも宝物です
Parlo
GIAPPONESE
イタリア語会話
手引
11歳の子どもの
言うことだと
一笑に付すことなく
私に向き合って
くれたことが
嬉しかったです
こうして
夢に向かって
一歩を
踏み出しました

2章

ローマの学生時代

Vita da studente a Roma

日本語勉強づけの日々

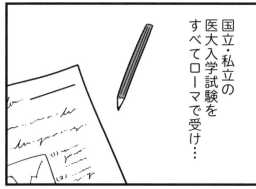

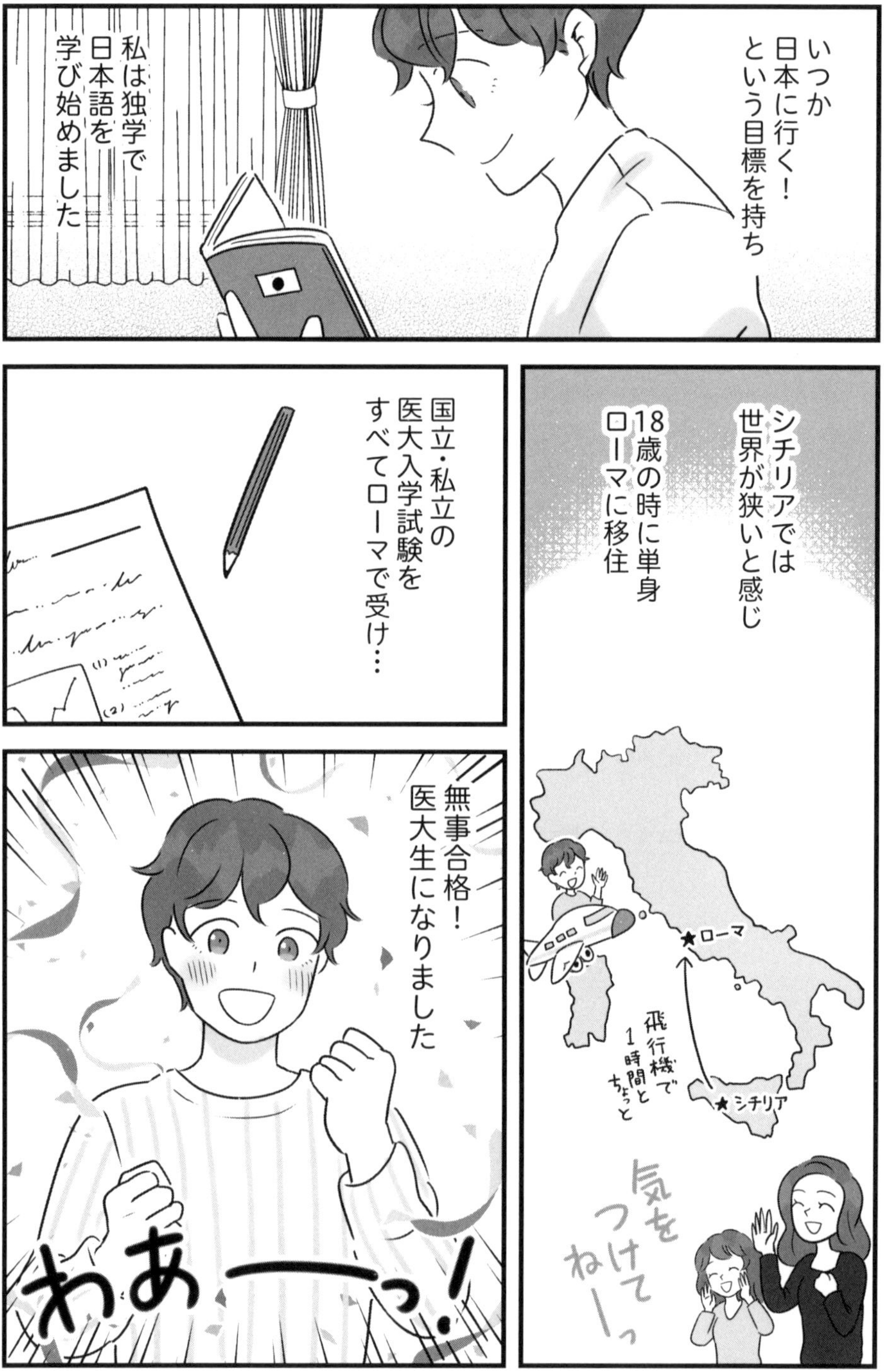
いつか日本に行く！という目標を持ち
私は独学で日本語を学び始めました
シチリアでは世界が狭いと感じ
18歳の時に単身ローマに移住
ローマ
シチリア
飛行機で1時間とちょっと
気をつけてねーっ
国立・私立の医大入学試験をすべてローマで受け…
無事合格！医大生になりました
わあーーっ！

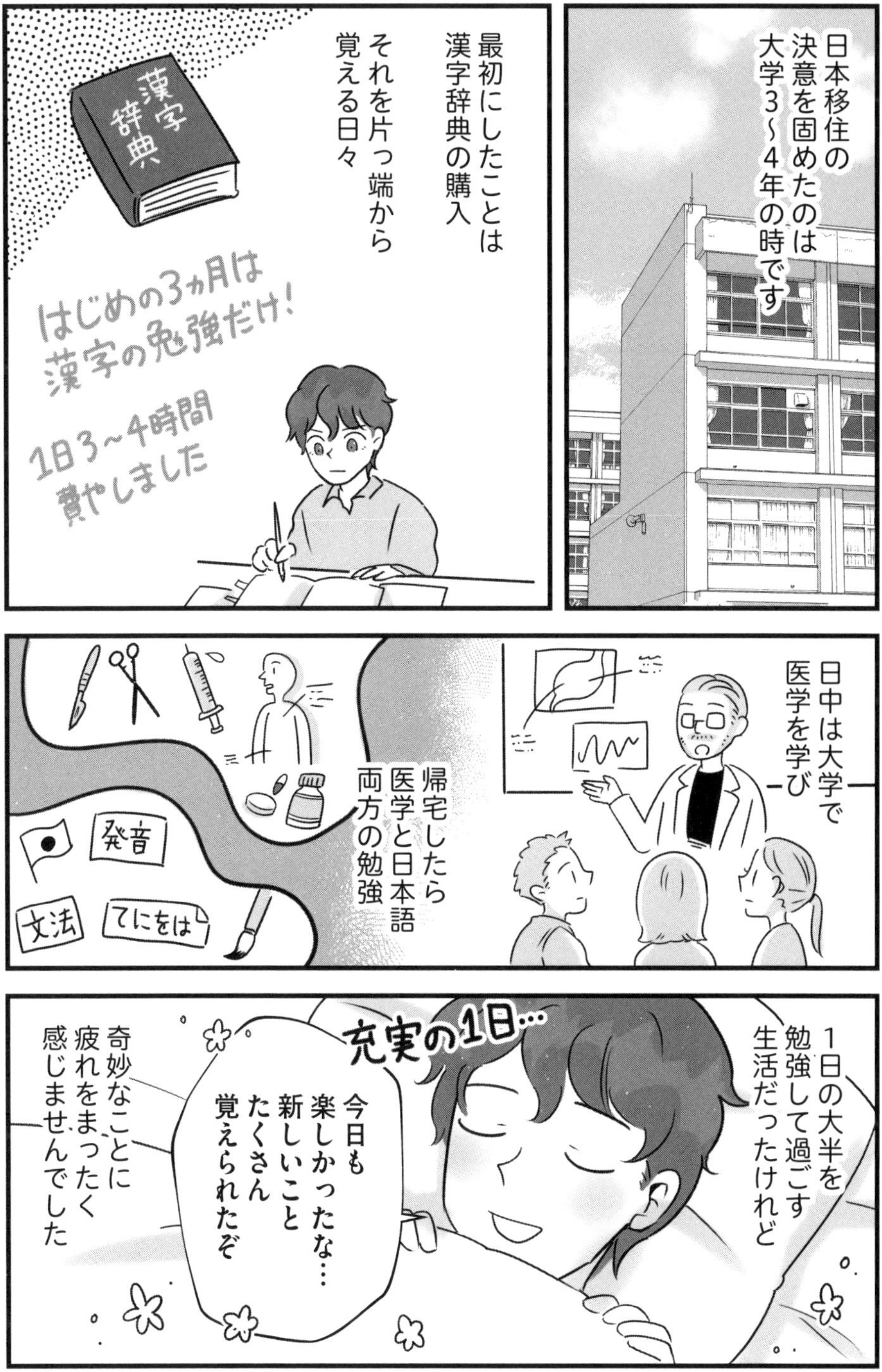
日本移住の決意を固めたのは大学3～4年の時です
最初にしたことは漢字辞典の購入
それを片っ端から覚える日々
漢字辞典
はじめの3ヵ月は漢字の勉強だけ!
1日3～4時間費やしました
日中は大学で医学を学び
帰宅したら医学と日本語両方の勉強
発音
文法
てにをは
1日の大半を勉強して過ごす生活だったけれど
充実の1日…
今日も楽しかったな…新しいことたくさん覚えられたぞ
奇妙なことに疲れをまったく感じませんでした

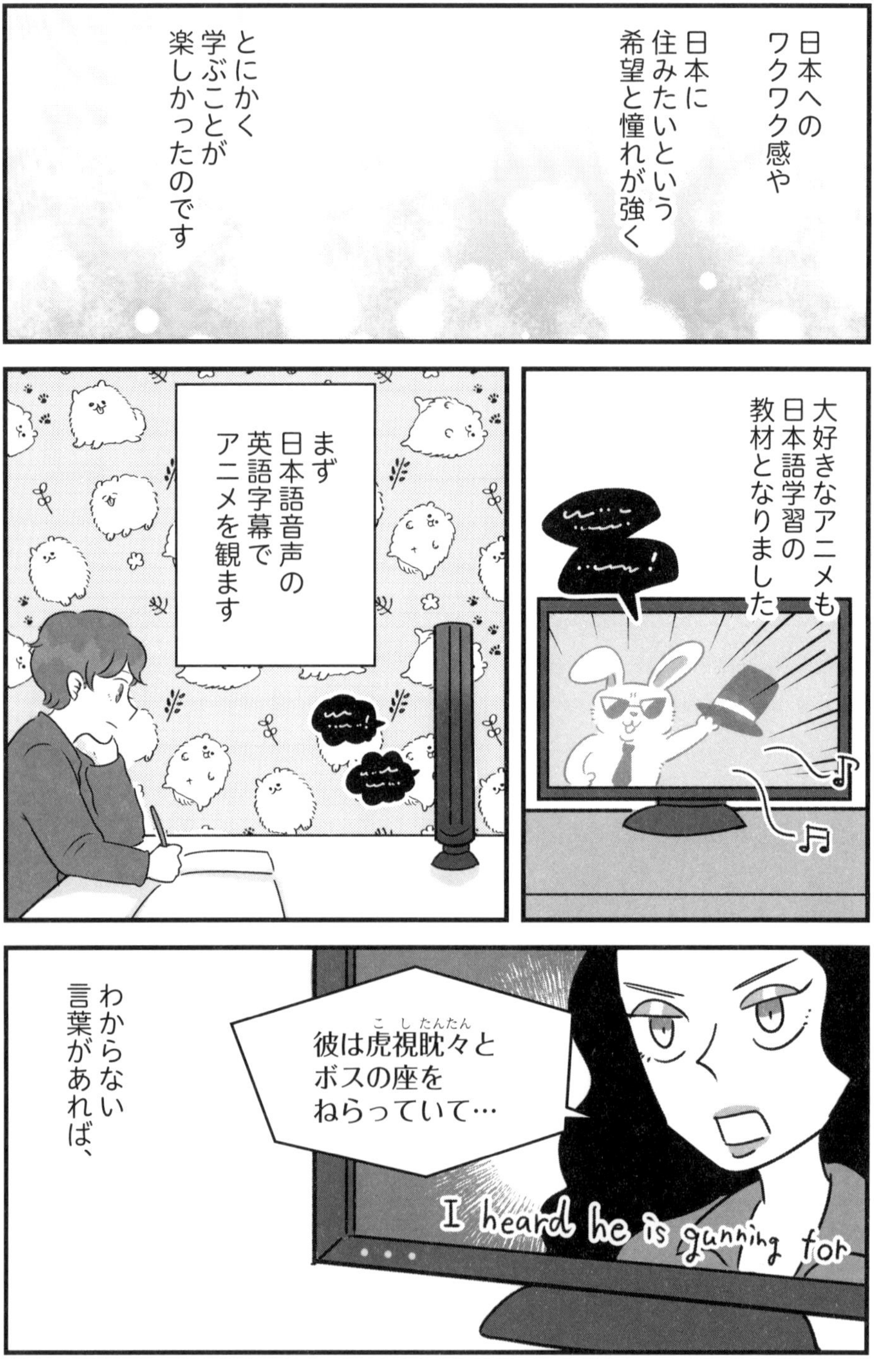
日本への
ワクワク感や
日本に
住みたいという
希望と憧れが強く
とにかく
学ぶことが
楽しかったのです
大好きなアニメも
日本語学習の
教材となりました
まず
日本語音声の
英語字幕で
アニメを観ます
彼は虎視眈々《こしたんたん》とボスの座をねらっていて…
I heard he is gunning for
わからない
言葉があれば、

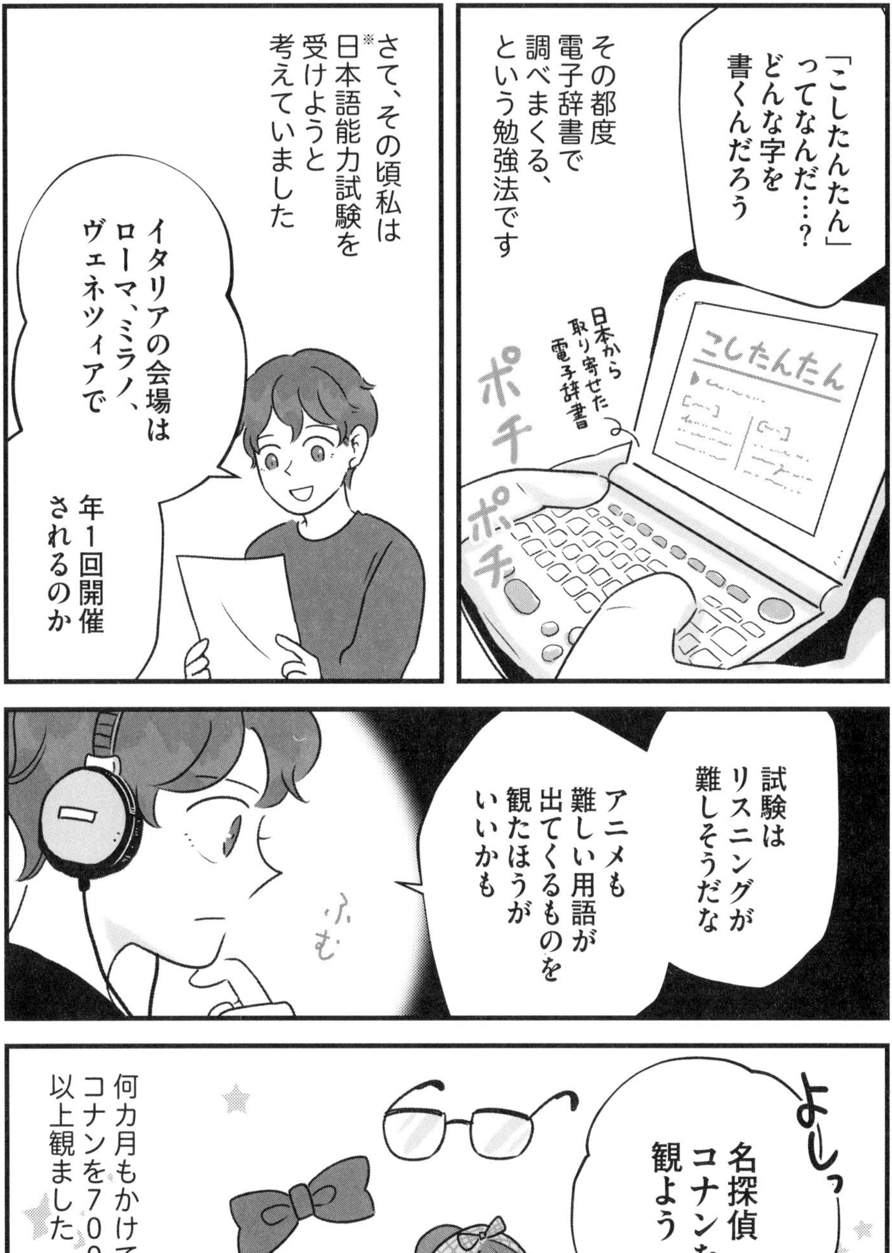
「こしたんたん」ってなんだ…？どんな字を書くんだろう
その都度電子辞書で調べまくる、という勉強法です
こしたんたん
日本から取り寄せた電子辞書
ポチ
ポチ
さて、その頃私は※日本語能力試験を受けようと考えていました
イタリアの会場はローマ、ミラノ、ヴェネツィアで
年1回開催されるのか
試験はリスニングが難しそうだな
アニメも難しい用語が出てくるものを観たほうがいいかも
ふむ
よしっ
名探偵コナンを観よう
何カ月もかけてコナンを700話以上観ました

※日本語能力試験…外国人の日本語レベルを測るための検定試験

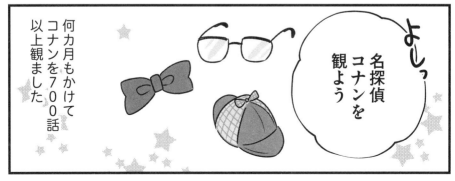

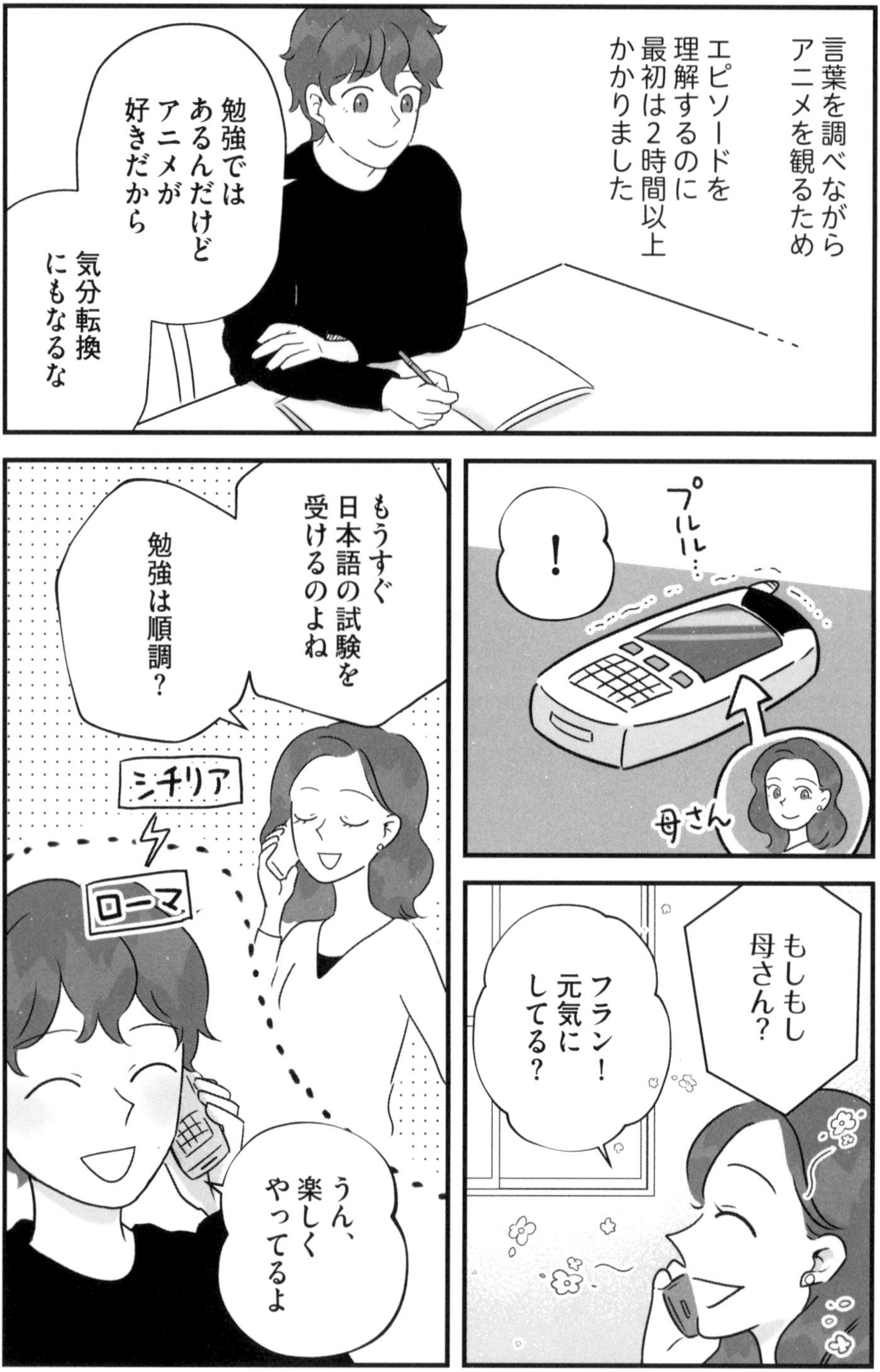
言葉を調べながら
アニメを観るため
エピソードを
理解するのに
最初は2時間以上
かかりました
勉強ではあるんだけど
アニメが
好きだから
気分転換
にもなるな
プルル…
！
母さん
もしもし
母さん？
フラン！
元気に
してる？
もうすぐ
日本語の試験を
受けるのよね
勉強は順調？
シチリア
ローマ
うん、
楽しく
やってるよ

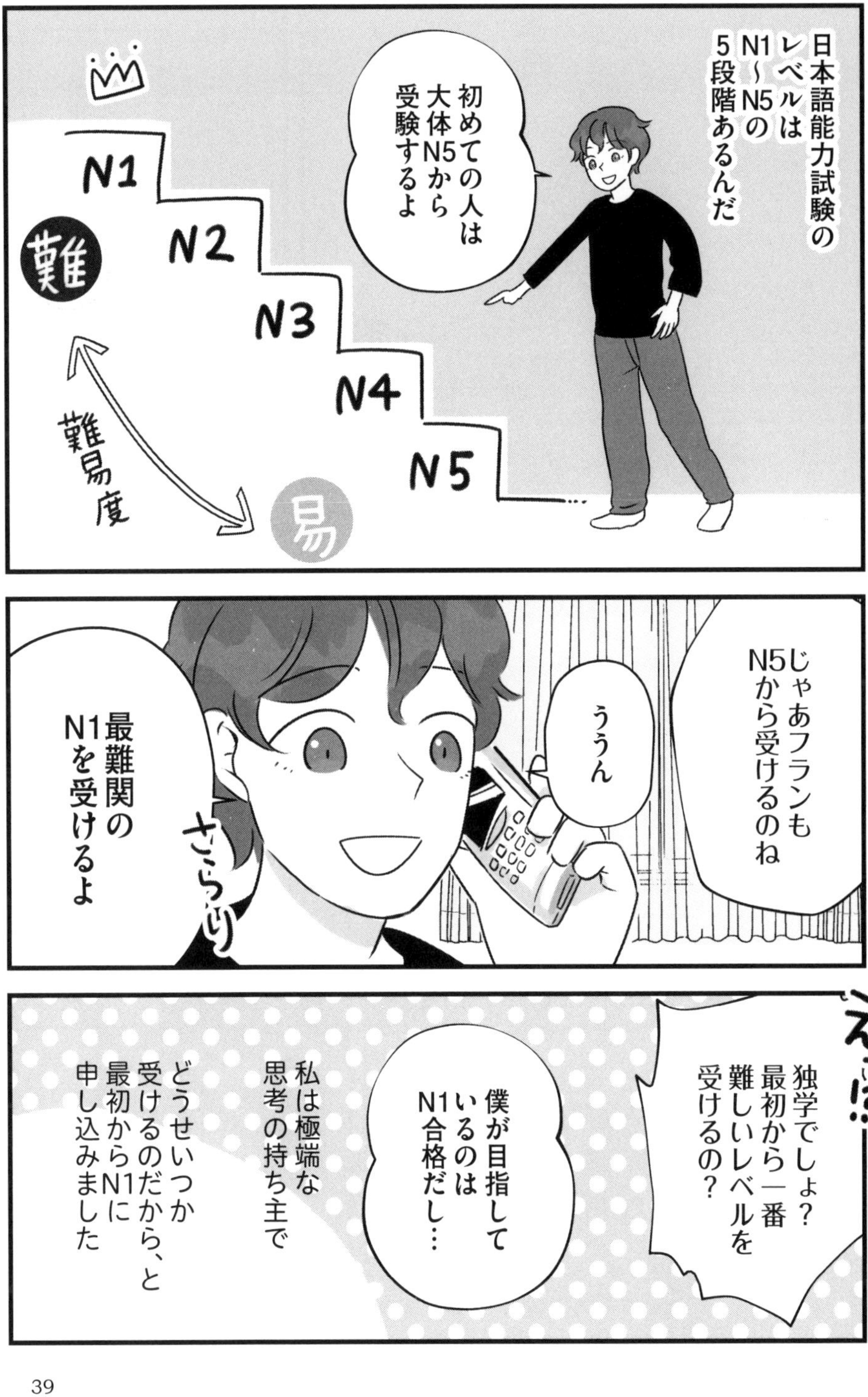
日本語能力試験のレベルはN1～N5の5段階あるんだ
初めての人は大体N5から受験するよ
N1
N2
N3
N4
N5
難
易
難易度
じゃあフランもN5から受けるのね
ううん
さらり
最難関のN1を受けるよ
えっ!?
独学でしょ？最初から一番難しいレベルを受けるの？
僕が目指しているのはN1合格だし…
私は極端な思考の持ち主で
どうせいつか受けるのだから、と最初からN1に申し込みました

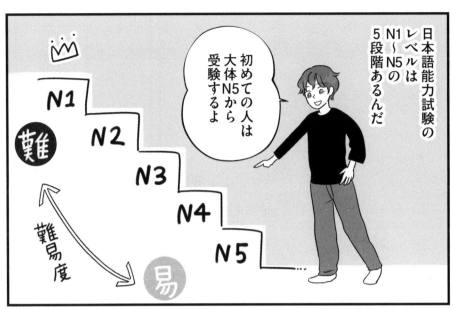

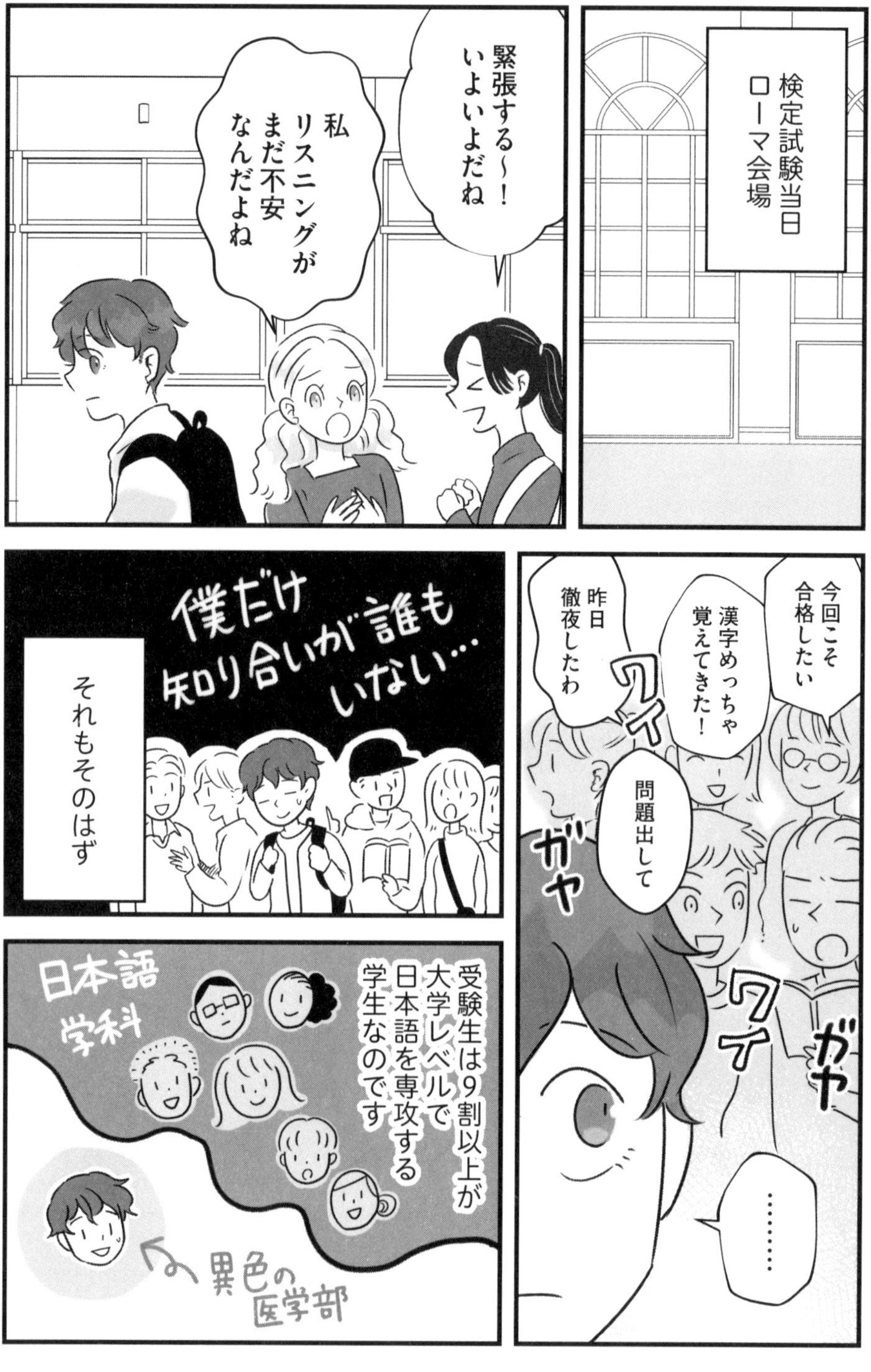
検定試験当日
ローマ会場
緊張する〜！
いよいよだね
私
リスニングが
まだ不安
なんだよね
今回こそ
合格したい
漢字めっちゃ
覚えてきた！
昨日
徹夜したわ
ワイ
問題出して
ガヤ
ワイ
ガヤ
………
僕だけ
知り合いが誰も
いない…
それもそのはず
受験生は9割以上が
大学レベルで
日本語を専攻する
学生なのです
日本語
学科
異色の
医学部

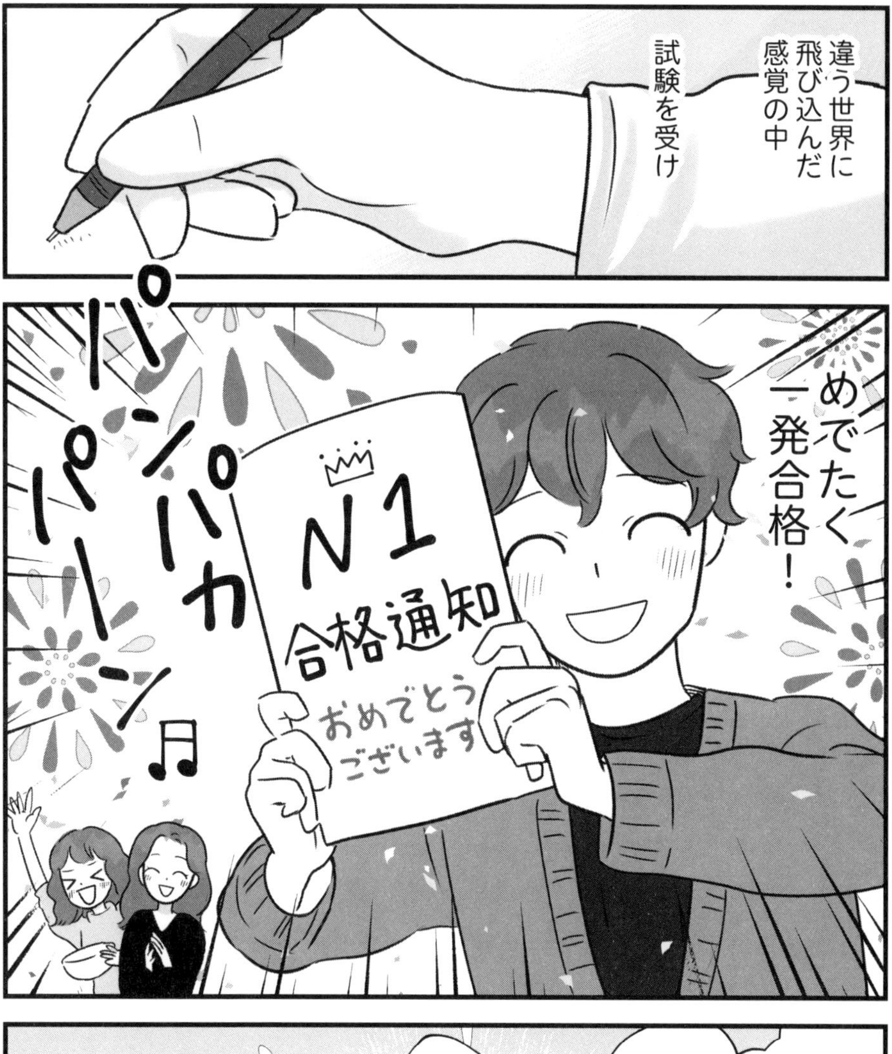
違う世界に飛び込んだ感覚の中
試験を受け
めでたく一発合格！
パンパカパーン♫
N1
合格通知
おめでとうございます
フランマジすげーっ
医学部の勉強しながらどうやって日本語まで勉強したんだよ!?
コナンで…
コナン!?
こうしてまた一歩夢に近づくことができました

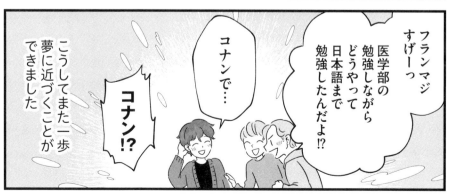

念願の日本へ！

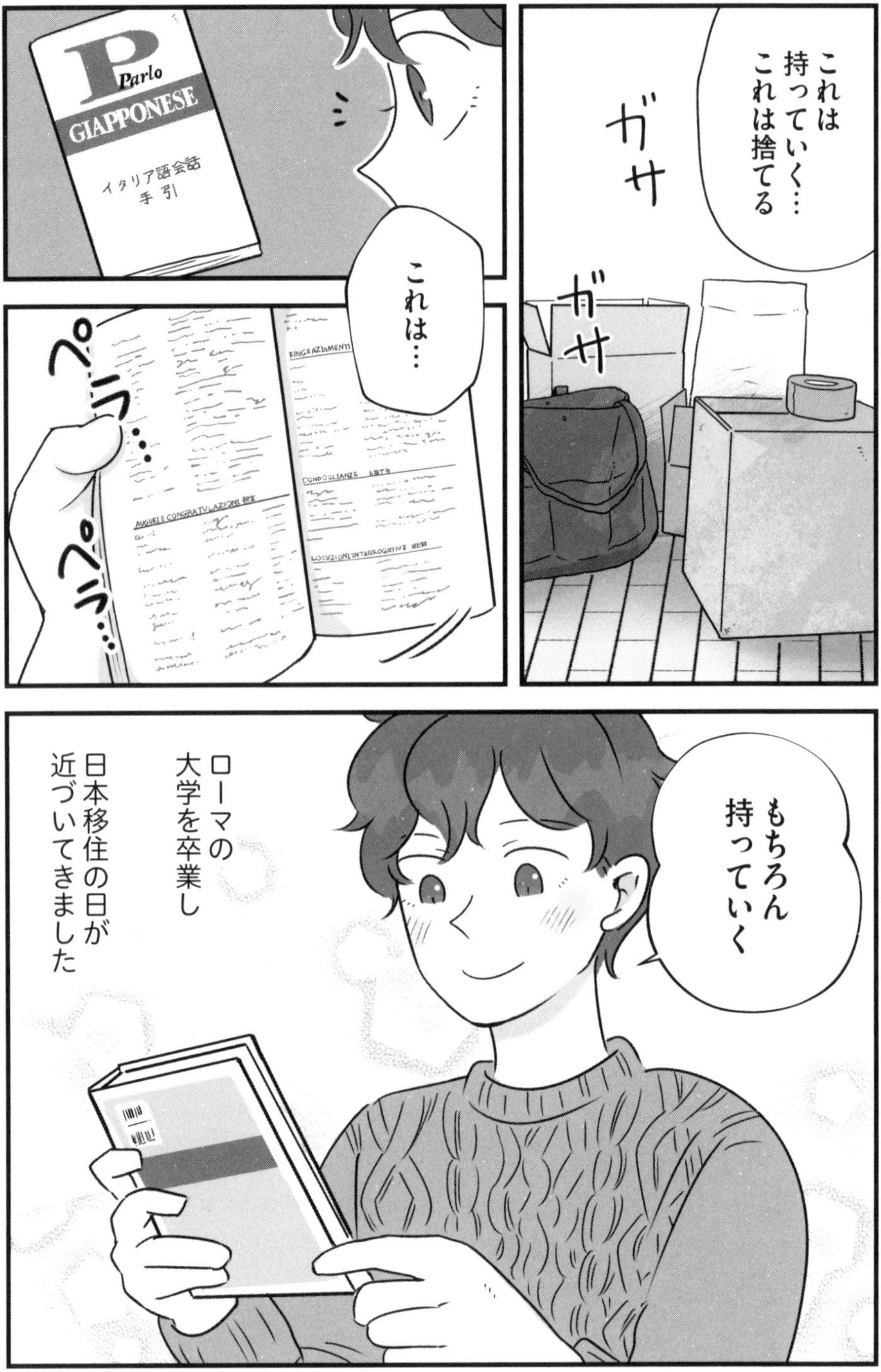

これは
持っていく…
これは捨てる
ガサ
ガサ
P
Parlo
GIAPPONESE
イタリア語会話
手引
これは…
ペラ…
ペラ…
もちろん
持っていく
ローマの
大学を卒業し
日本移住の日が
近づいてきました

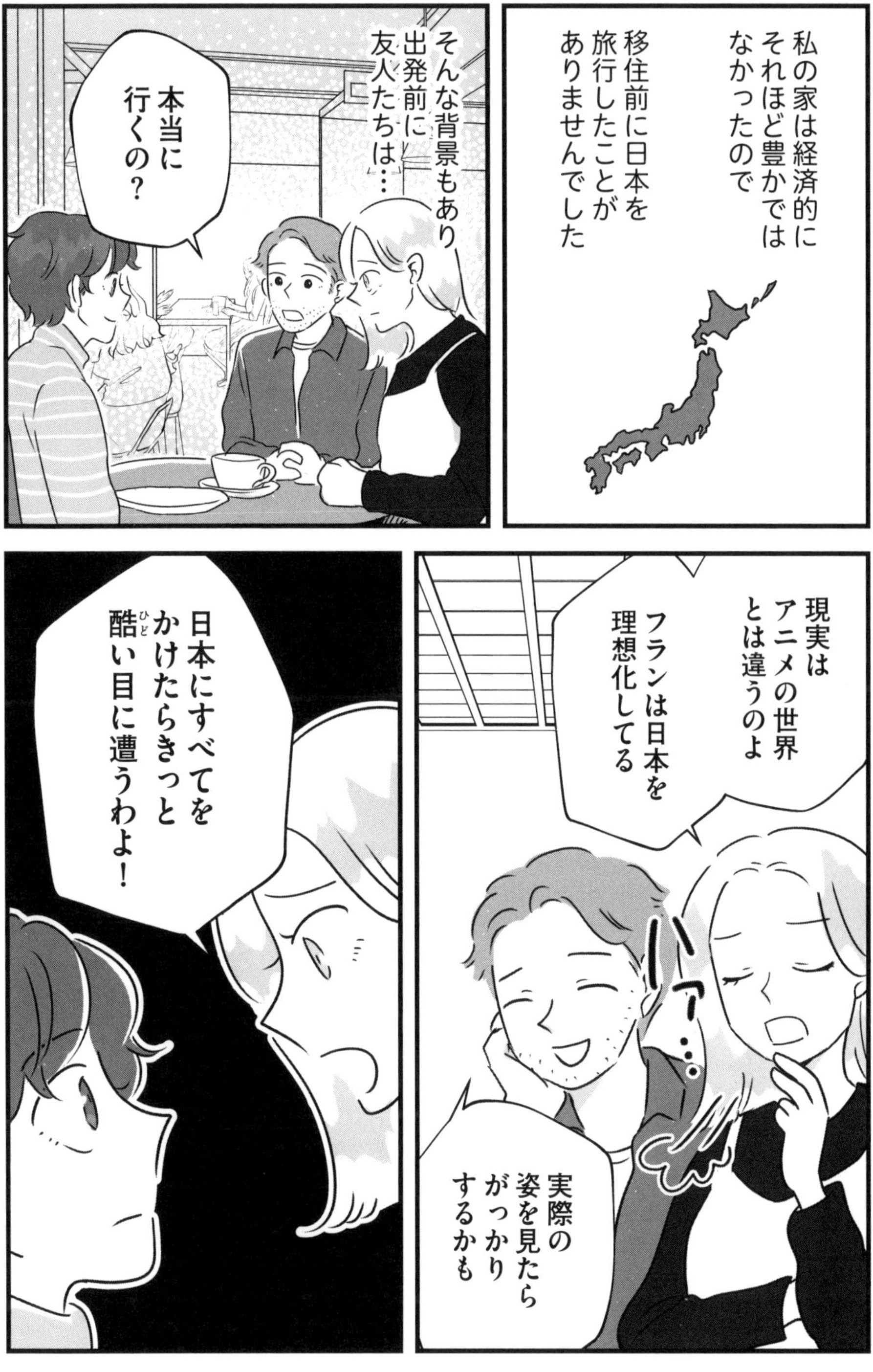
私の家は経済的に
それほど豊かでは
なかったので
移住前に日本を
旅行したことが
ありませんでした
そんな背景もあり
出発前に
友人たちは…
本当に
行くの？
現実は
アニメの世界
とは違うのよ
フランは日本を
理想化してる
ハァー…
実際の
姿を見たら
がっかり
するかも
日本にすべてを
かけたらきっと
酷《ひど》い目に遭うわよ！

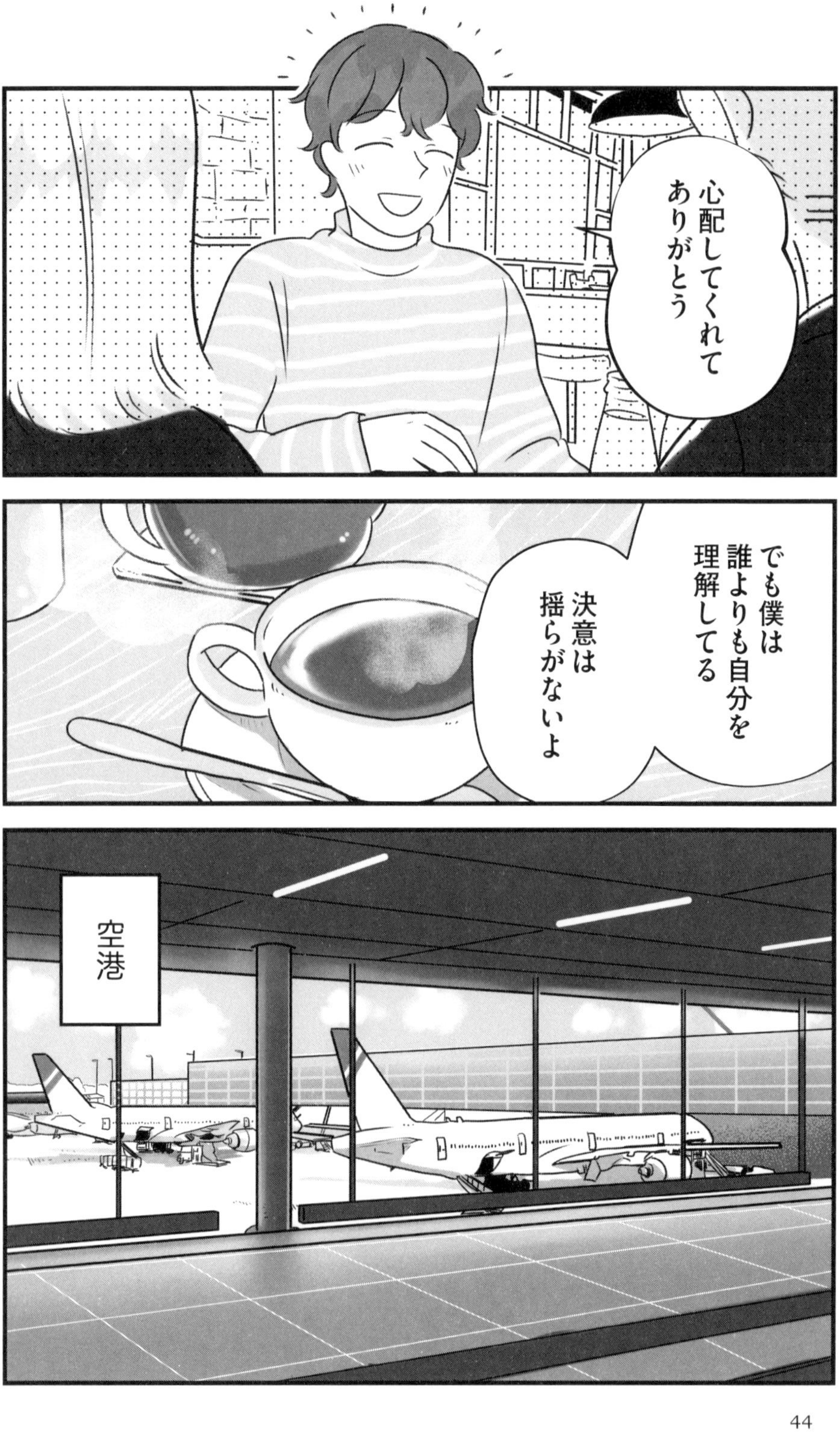
心配してくれて
ありがとう
でも僕は
誰よりも自分を
理解してる
決意は
揺らがないよ
空港

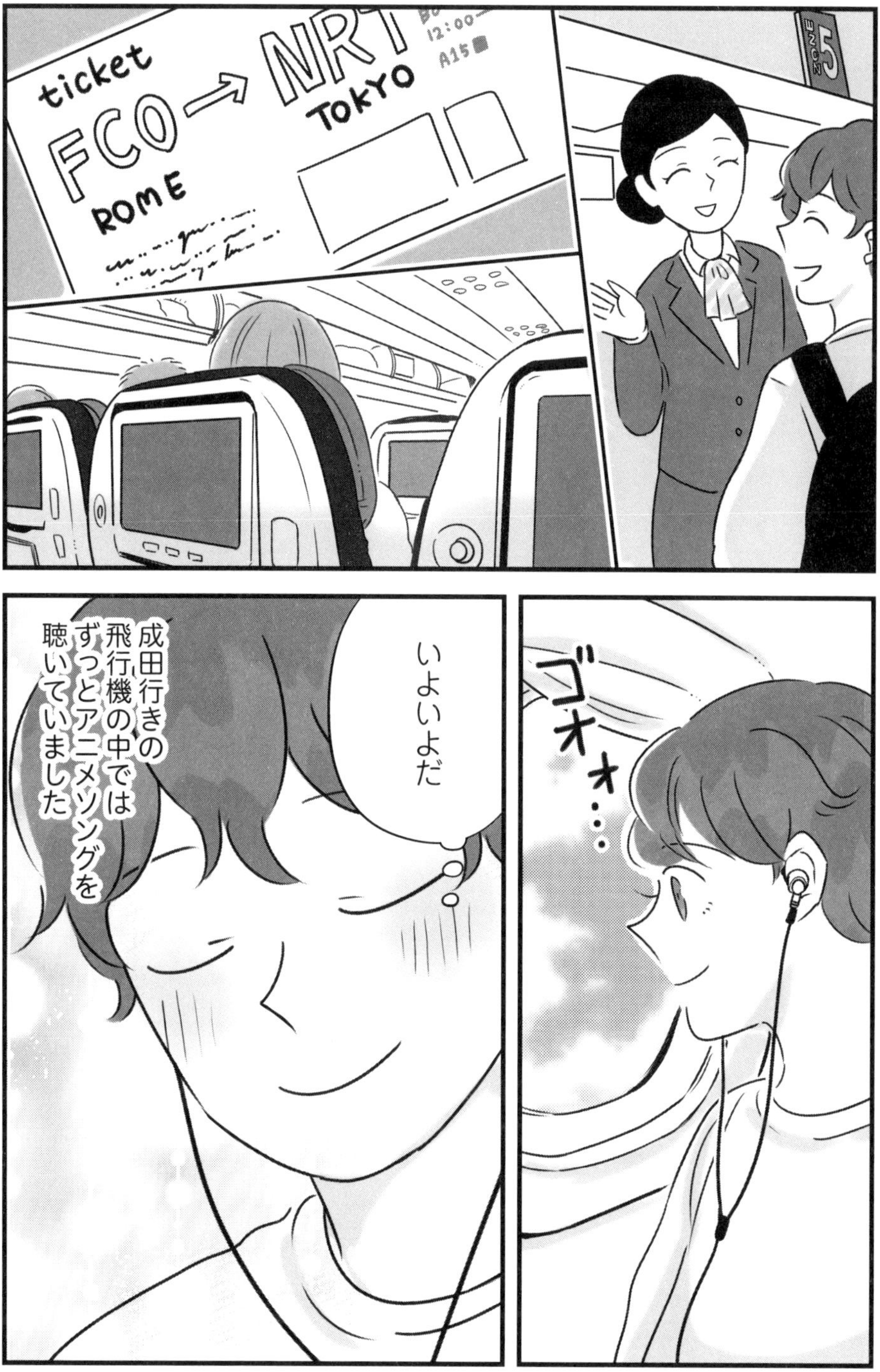
ZONE 5
ticket
FCO→NRT
ROME
TOKYO
12:00
A15
ゴオオ…
いよいよだ
成田行きの飛行機の中ではずっとアニメソングを聴いていました

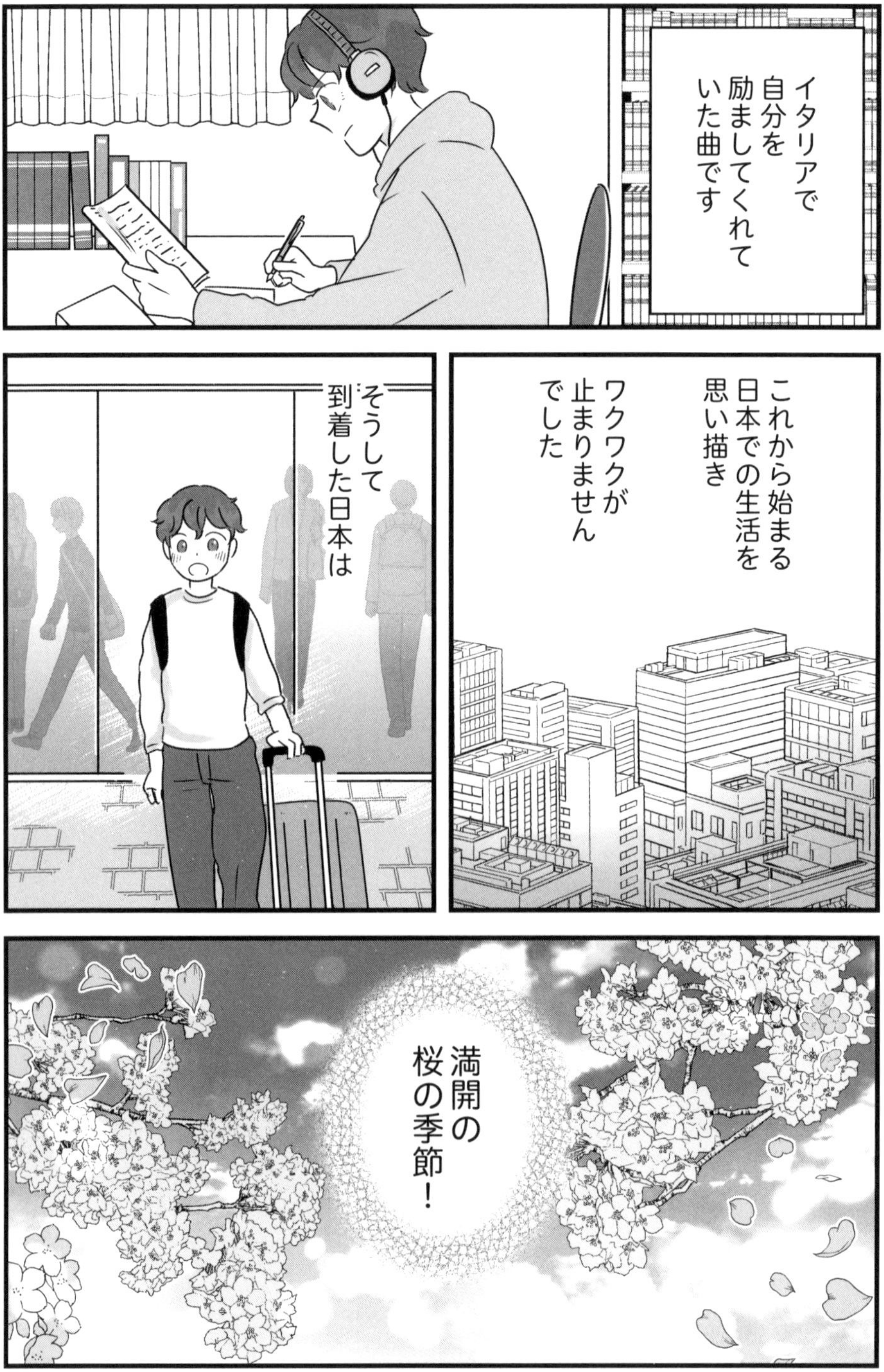
イタリアで
自分を
励ましてくれて
いた曲です
これから始まる
日本での生活を
思い描き
ワクワクが
止まりません
でした
そうして
到着した日本は
満開の
桜の季節！

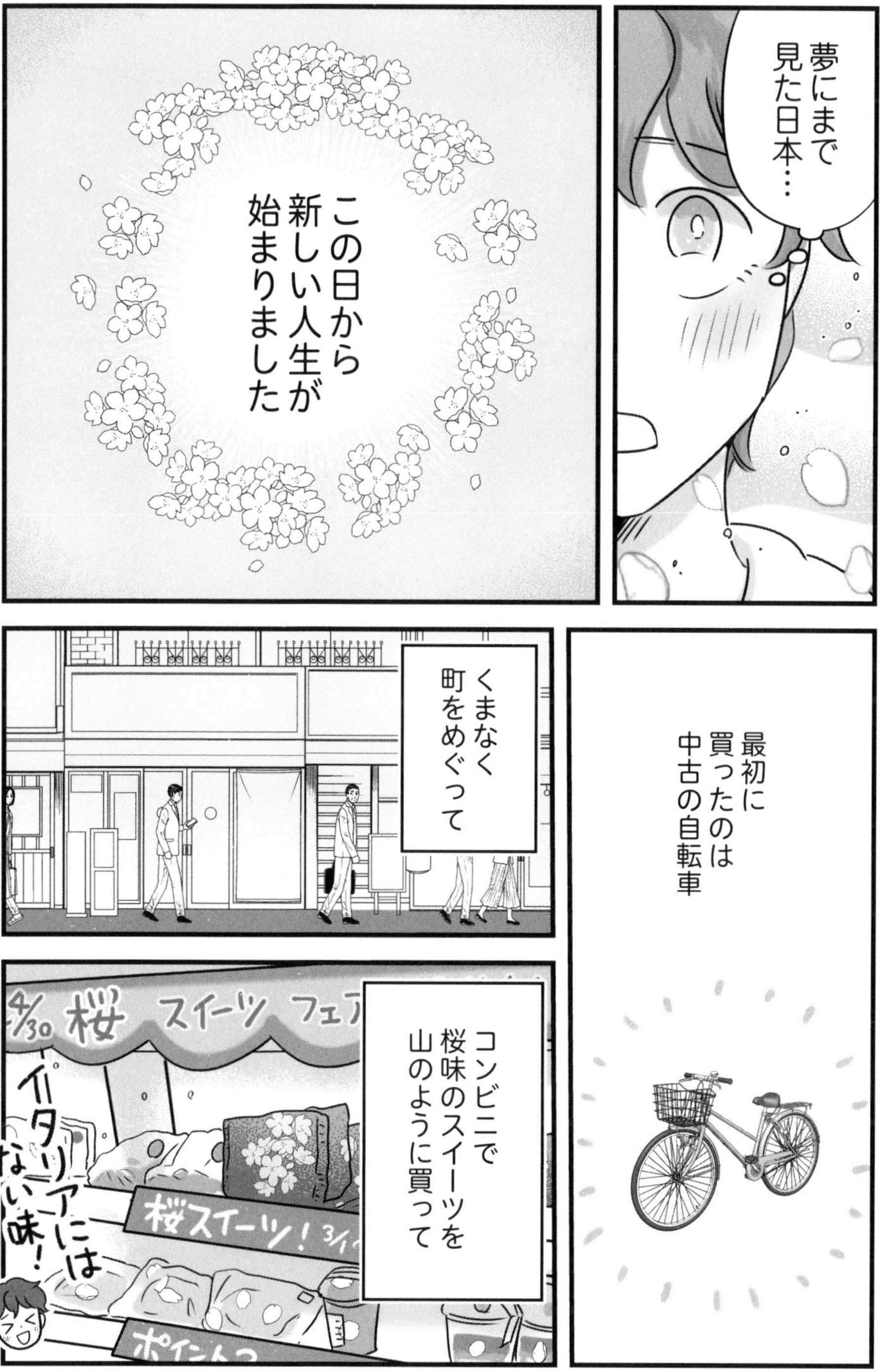
夢にまで見た日本…
この日から新しい人生が始まりました
最初に買ったのは中古の自転車
くまなく町をめぐって
コンビニで桜味のスイーツを山のように買って
桜 スイーツ
桜スイーツ！
イタリアにはない味！

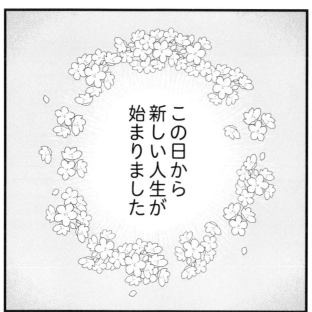

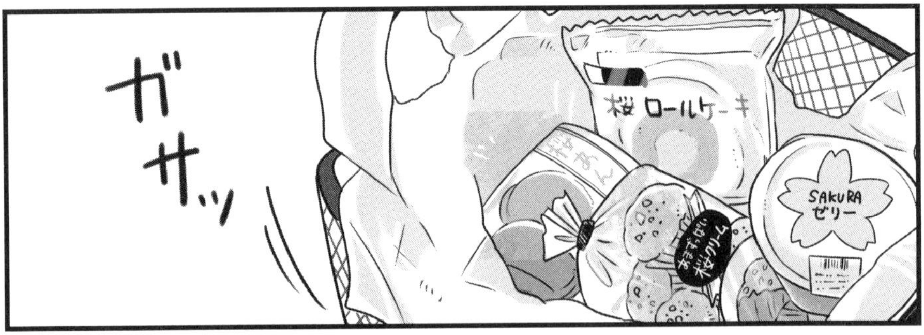
ガサッ
桜ロールケーキ
桜あん
あまずっぱい桜クリーム
SAKURA
ゼリー

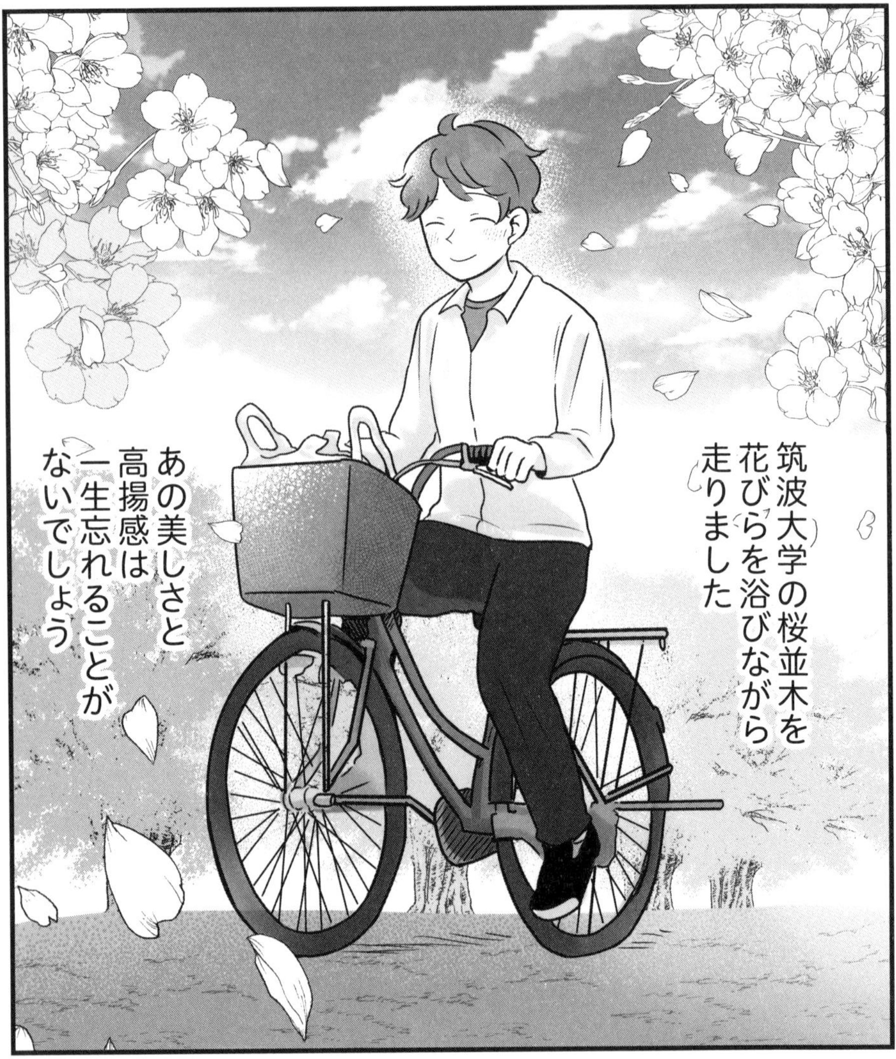
筑波大学の桜並木を
花びらを浴びながら
走りました
あの美しさと
高揚感は
一生忘れることが
ないでしょう

3章

日本と日本人を知る

Conoscere il Giappone e il popolo giapponese

初めての日本生活

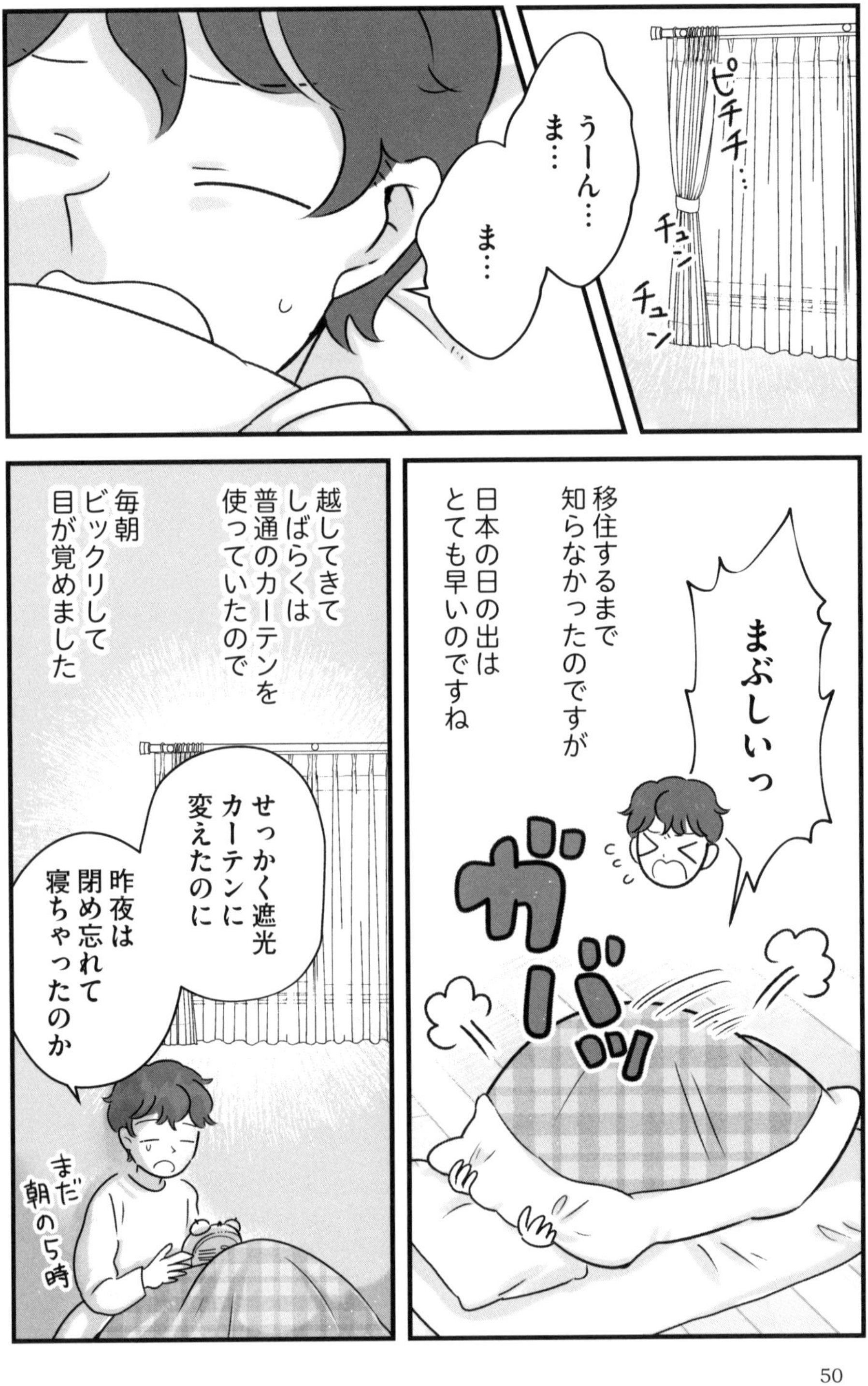
ピチチ…
チュン
チュン
うーん…ま…
ま…
移住するまで知らなかったのですが日本の日の出はとても早いのですね
まぶしいっ
ガバッ
越してきてしばらくは普通のカーテンを使っていたので
毎朝ビックリして目が覚めました
せっかく遮光カーテンに変えたのに
昨夜は閉め忘れて寝ちゃったのか
まだ朝の5時

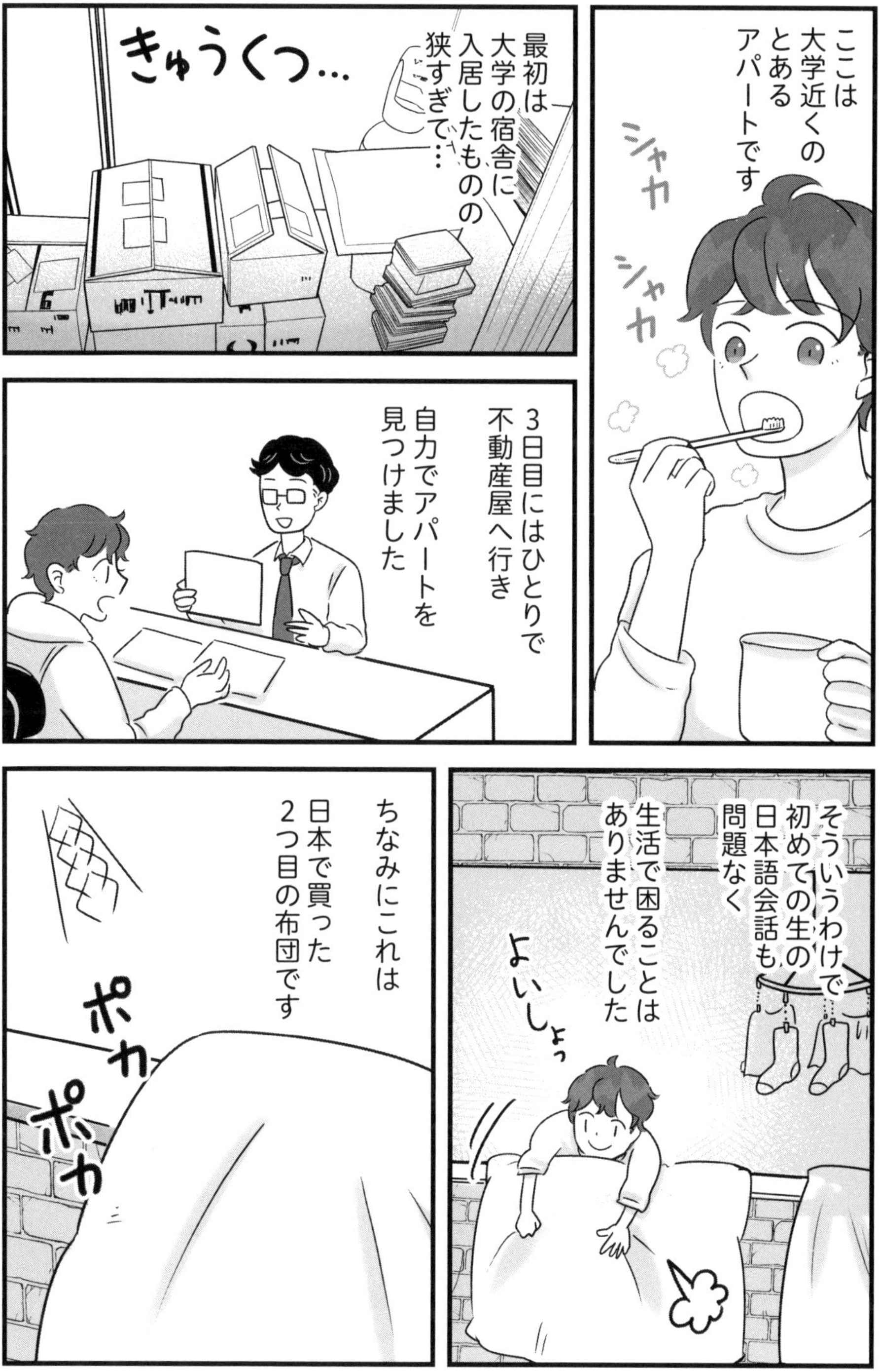
ここは大学近くのとあるアパートです
シャカシャカ
最初は大学の宿舎に入居したものの狭すぎて…
きゅうくつ…
3日目にはひとりで不動産屋へ行き自力でアパートを見つけました
そういうわけで初めての生の日本語会話も問題なく生活で困ることはありませんでした
よいしょっ
ちなみにこれは日本で買った2つ目の布団です
ポカポカ

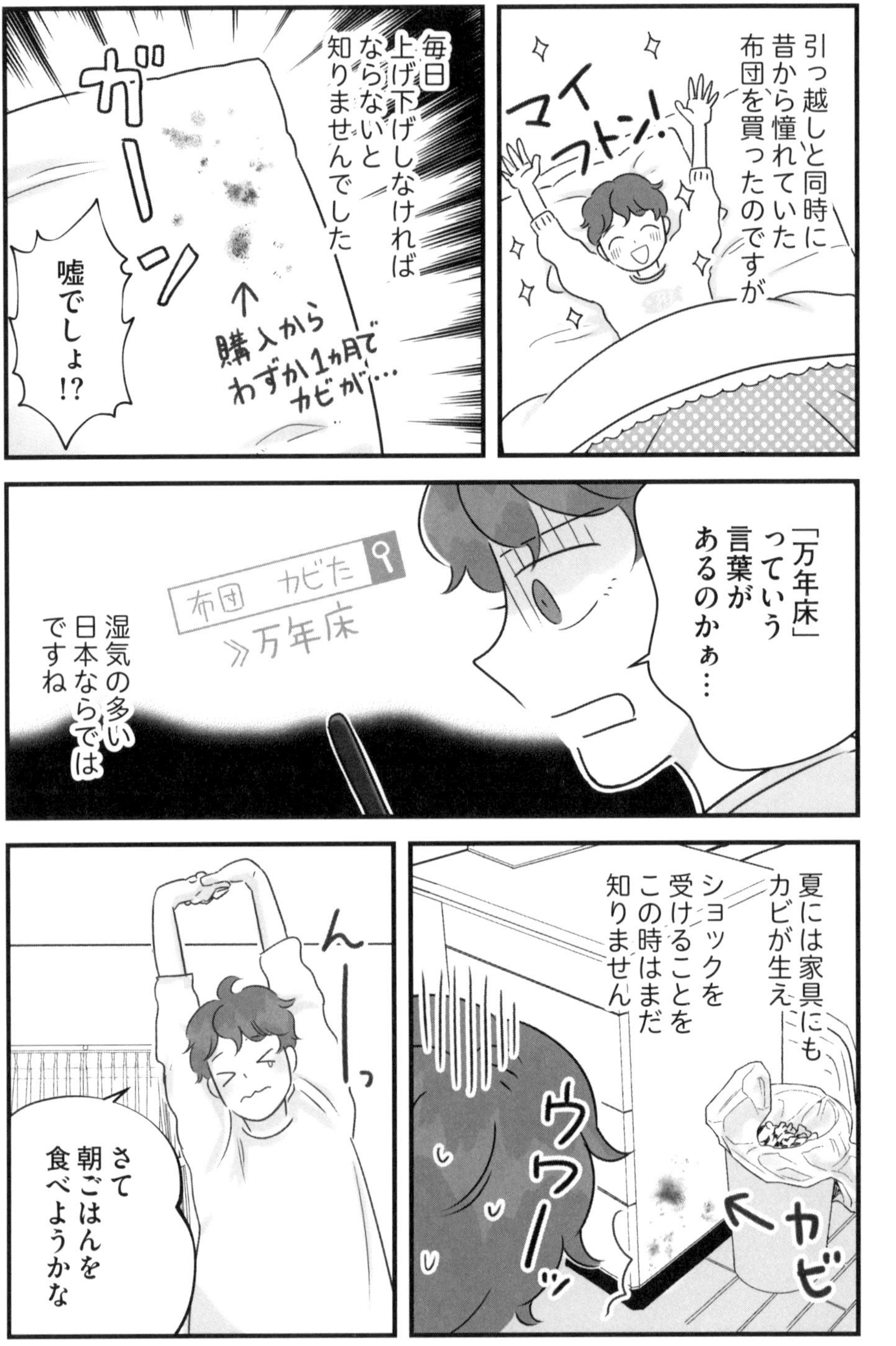

引っ越しと同時に
昔から憧れていた
布団を買ったのですが
マイフトン!
毎日上げ下げしなければならないと知りませんでした
ガーン
購入からわずか1カ月でカビが…
嘘でしょ!?
「万年床」っていう言葉があるのかぁ…
布団 カビた
≫万年床
湿気の多い日本ならではですね
夏には家具にもカビが生え
ショックを受けることをこの時はまだ知りません
ウウーッ
カビ
んーーっ
さて朝ごはんを食べようかな

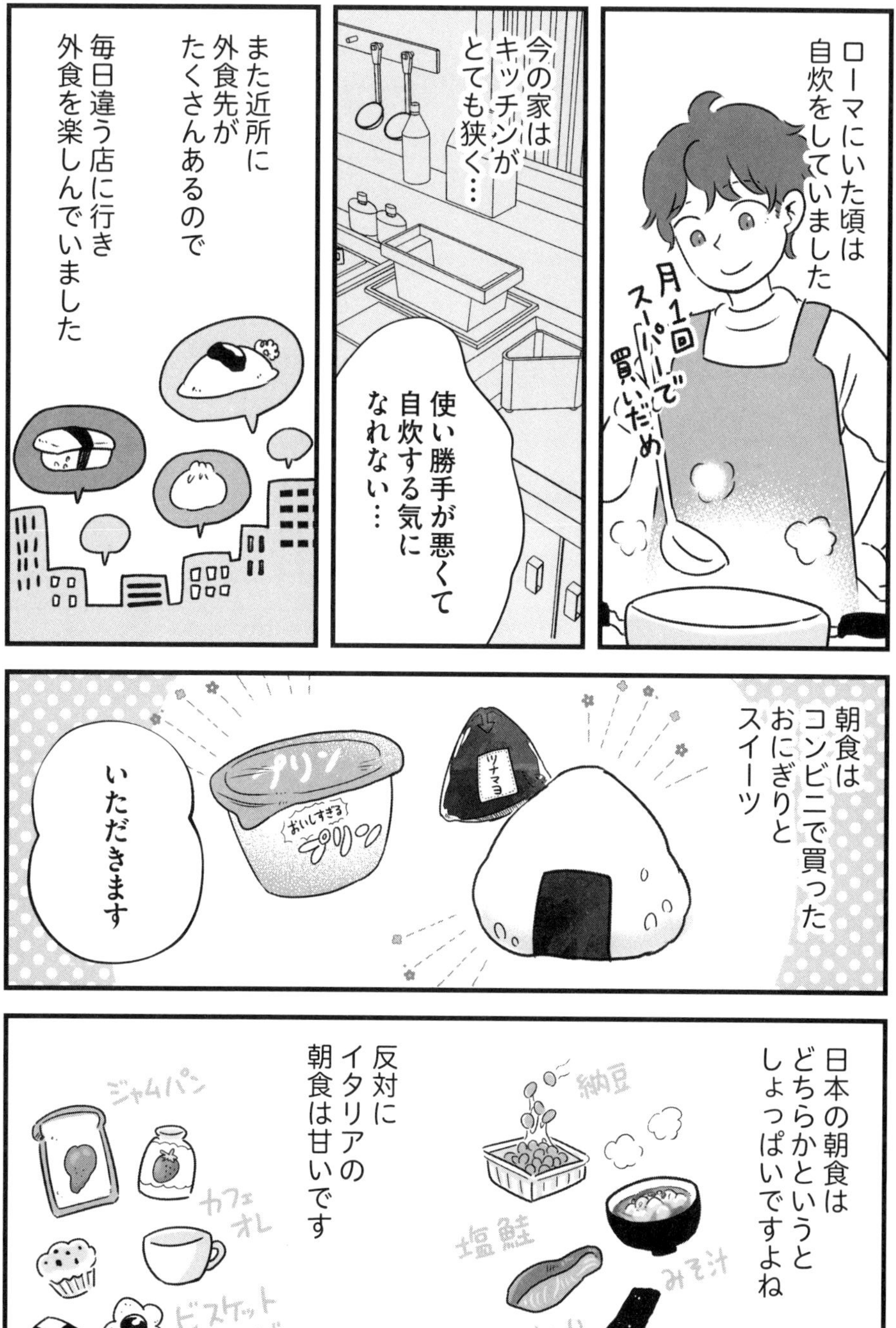
ローマにいた頃は自炊をしていました
月1回スーパーで買いだめ
今の家はキッチンがとても狭く…
使い勝手が悪くて自炊する気になれない…
また近所に外食先がたくさんあるので毎日違う店に行き外食を楽しんでいました
朝食はコンビニで買ったおにぎりとスイーツ
ツナマヨ
プリン
おいしすぎるプリン
いただきます
日本の朝食はどちらかというとしょっぱいですよね
納豆
みそ汁
塩鮭
味付のり
など
反対にイタリアの朝食は甘いです
ジャムパン
カフェオレ
ビスケット
など

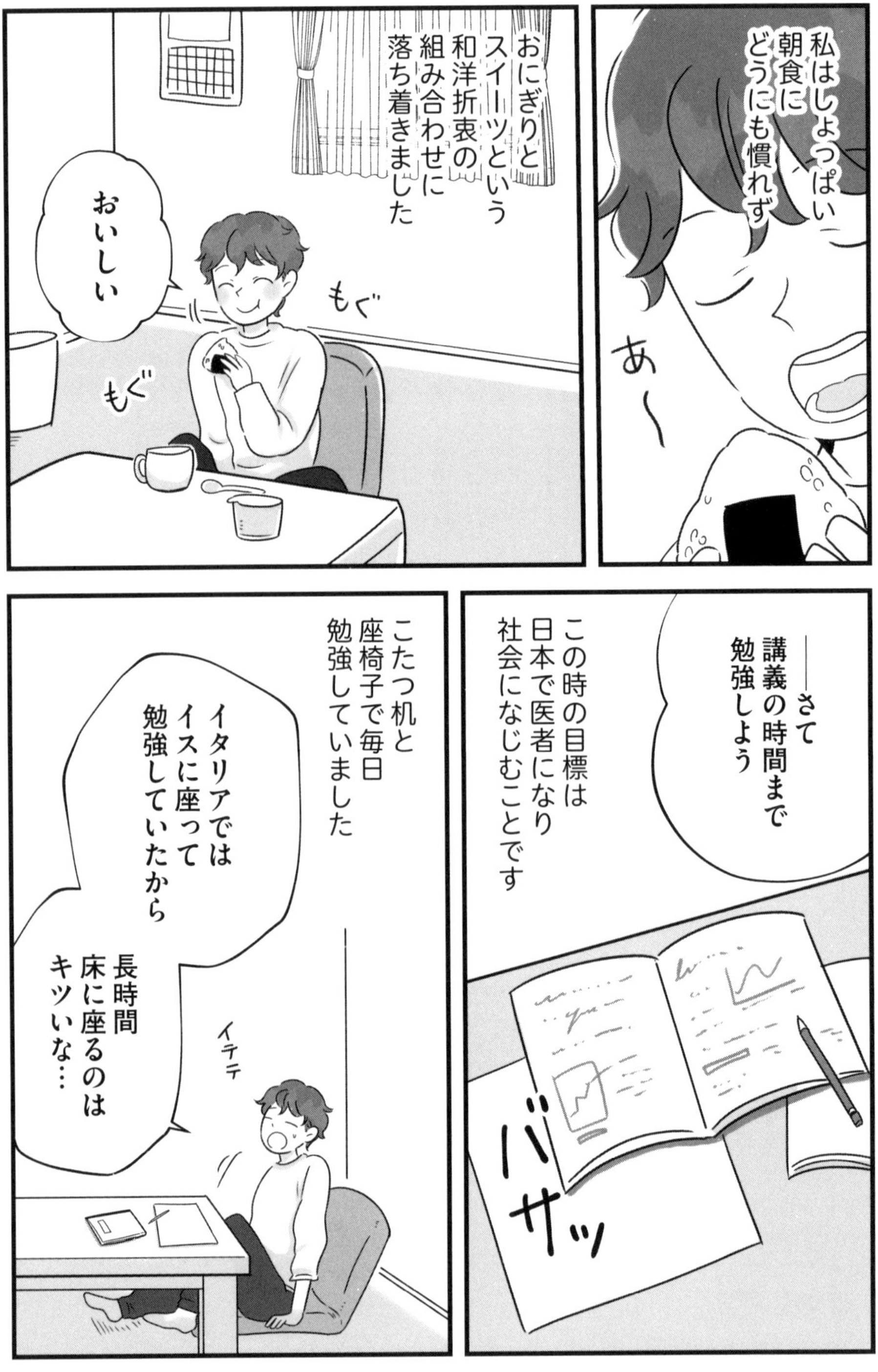
私はしょっぱい朝食にどうにも慣れず
あ〜
おにぎりとスイーツという和洋折衷の組み合わせに落ち着きました
もぐ
もぐ
おいしい
——さて講義の時間まで勉強しよう
この時の目標は日本で医者になり社会になじむことです
バサッ
こたつ机と座椅子で毎日勉強していました
イタリアではイスに座って勉強していたから
長時間床に座るのはキツいな…
イテテ

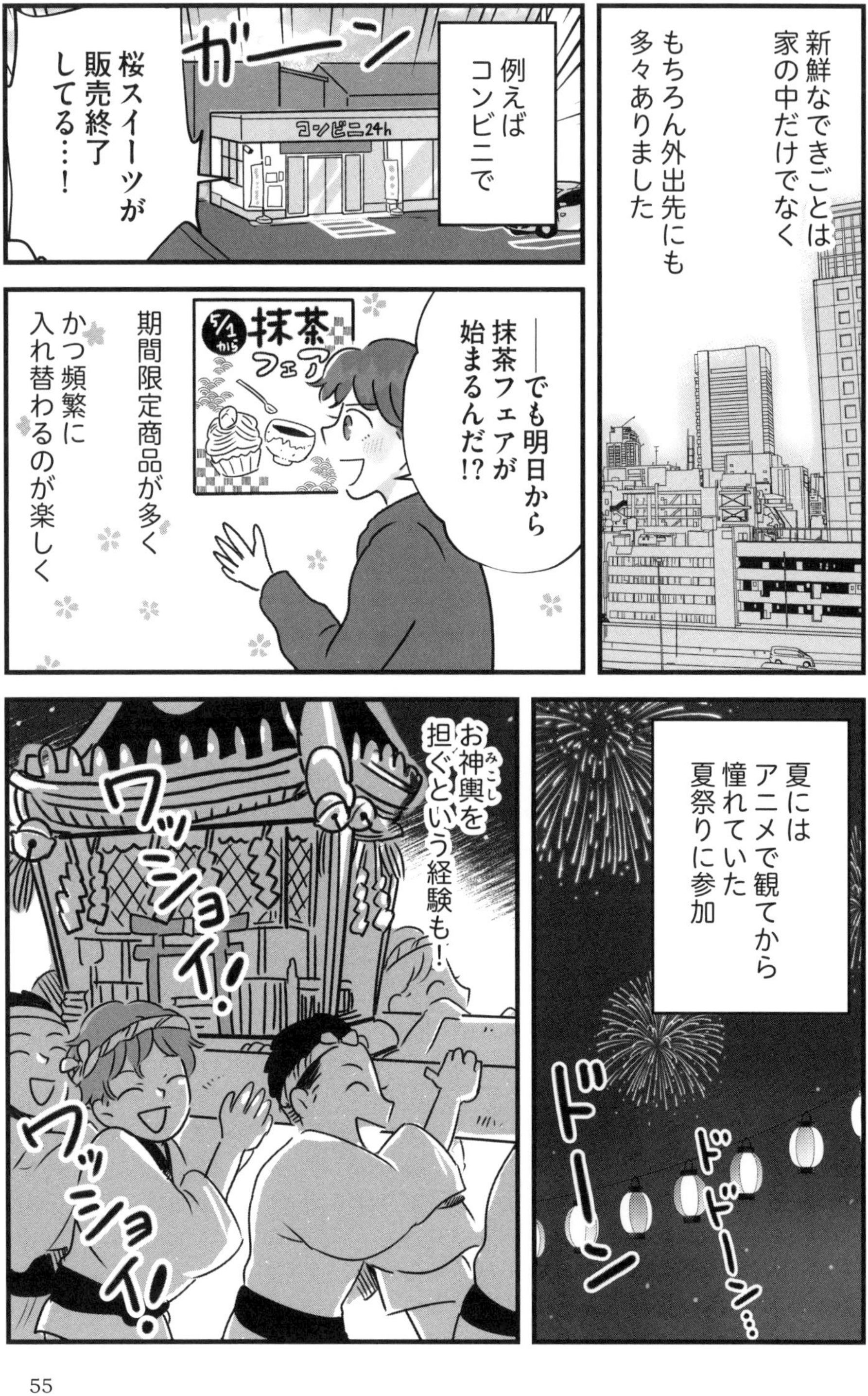

新鮮なできごとは家の中だけでなく
もちろん外出先にも多々ありました
例えばコンビニで
コンビニ24h
ガーン
桜スイーツが販売終了してる…！
――でも明日から抹茶フェアが始まるんだ!?
5/1から 抹茶フェア
期間限定商品が多く
かつ頻繁に入れ替わるのが楽しく
夏にはアニメで観てから憧れていた夏祭りに参加
ドーン
ドドーン…
お神輿《みこし》を担ぐという経験も！
ワッショイ！
ワッショイ！

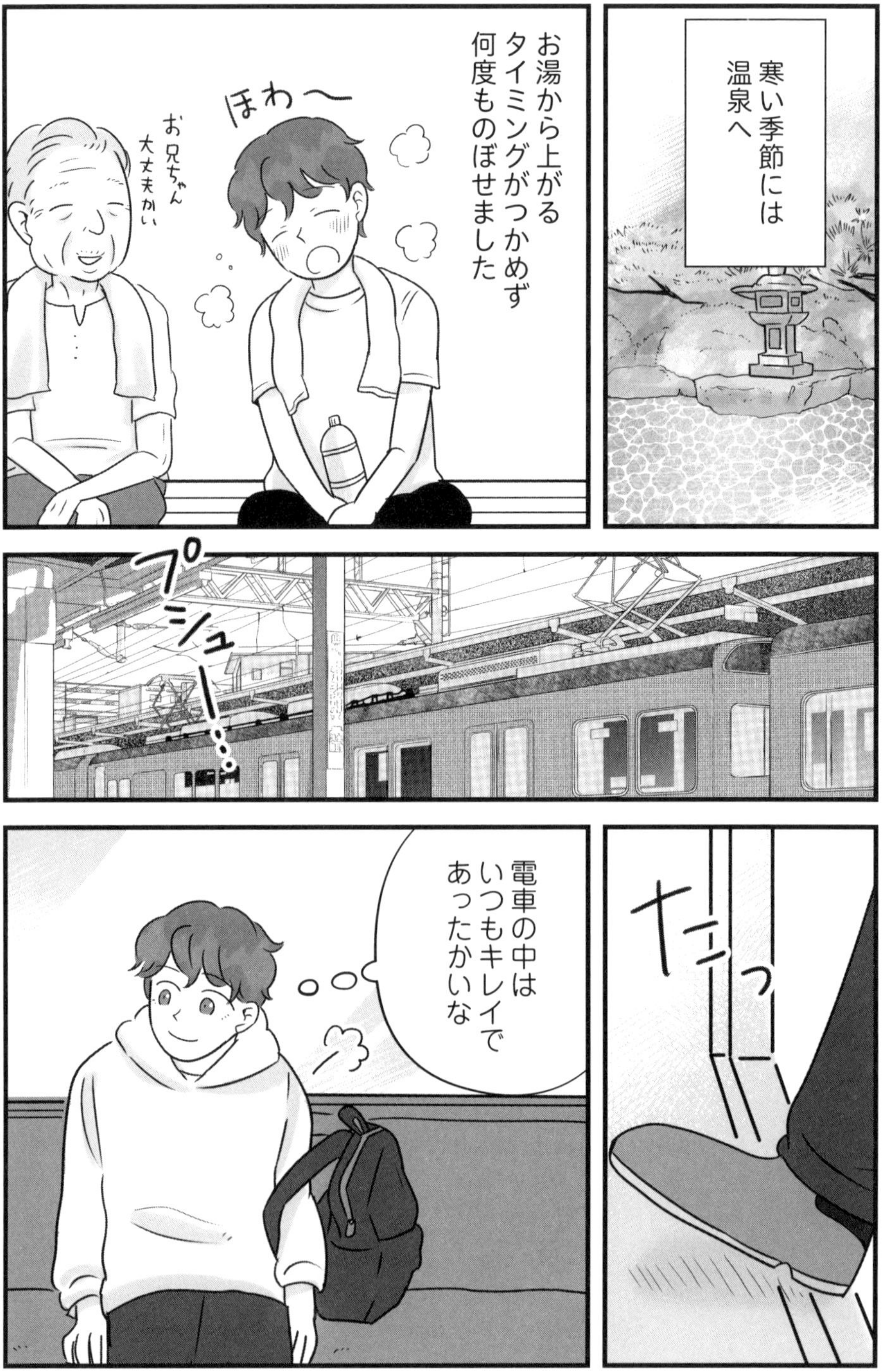
寒い季節には温泉へ
お湯から上がるタイミングがつかめず何度ものぼせました
ほわ〜
お兄ちゃん大丈夫かい
プシュー…
たっ
電車の中はいつもキレイであったかいな

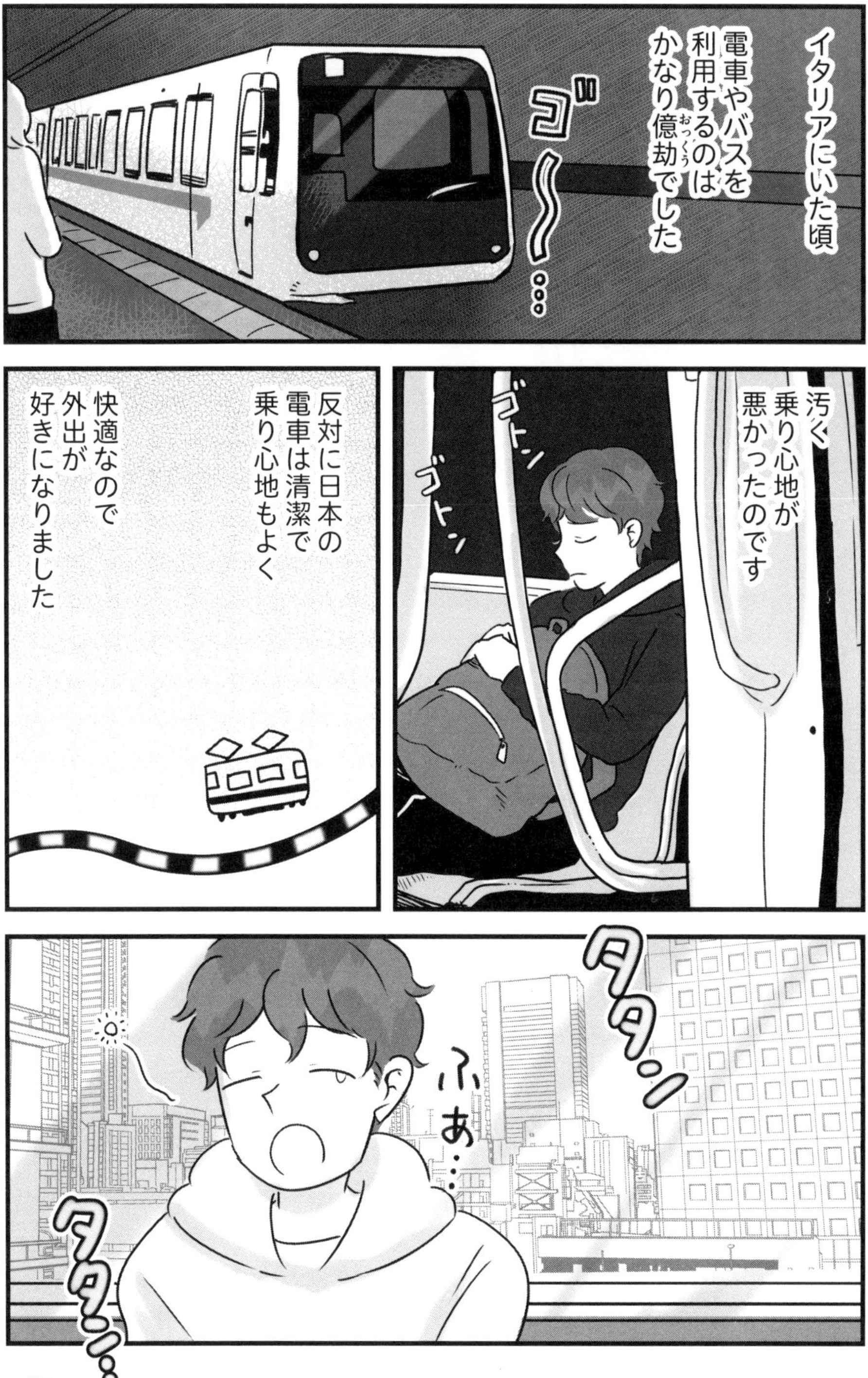

イタリアにいた頃
電車やバスを
利用するのは
かなり億劫《おっくう》でした
ゴ〜〜…
汚く
乗り心地が
悪かったのです
ゴトン
ゴトン
反対に日本の
電車は清潔で
乗り心地もよく
快適なので
外出が
好きになりました
タタン
ふあ…
タタン…

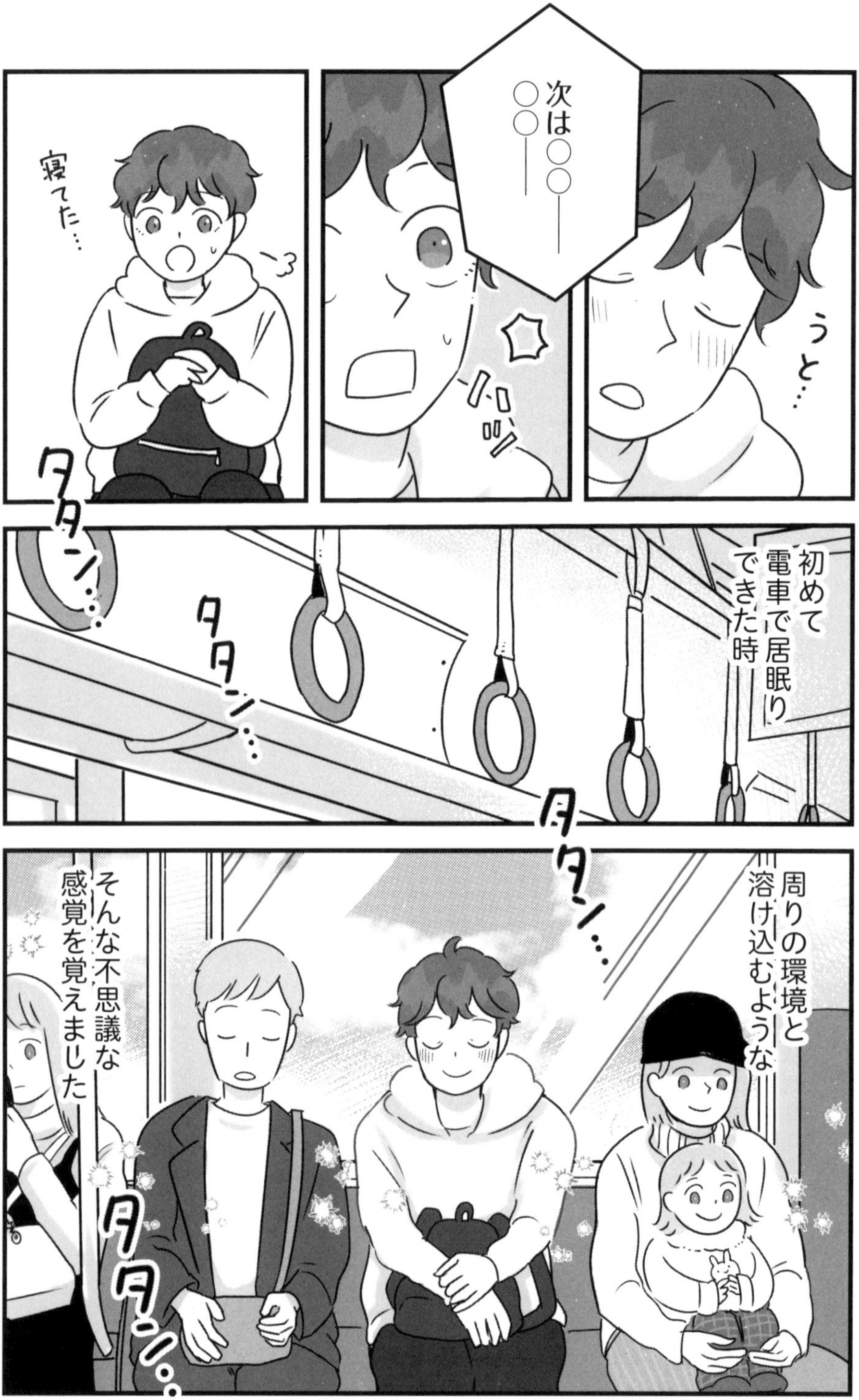

うと…
次は○○ー
○○ー
ハッ
寝てた…
タタン…
タタン…
タタン…
初めて電車で居眠りできた時
周りの環境と溶け込むような
そんな不思議な感覚を覚えました
タタン…

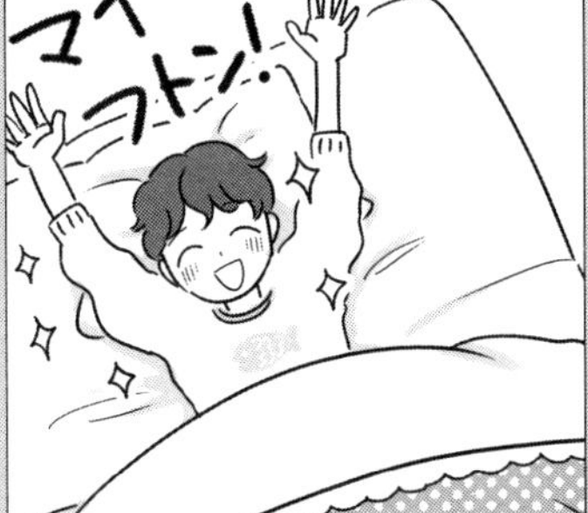
マイフトン!

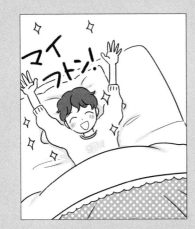

日本人との人間関係

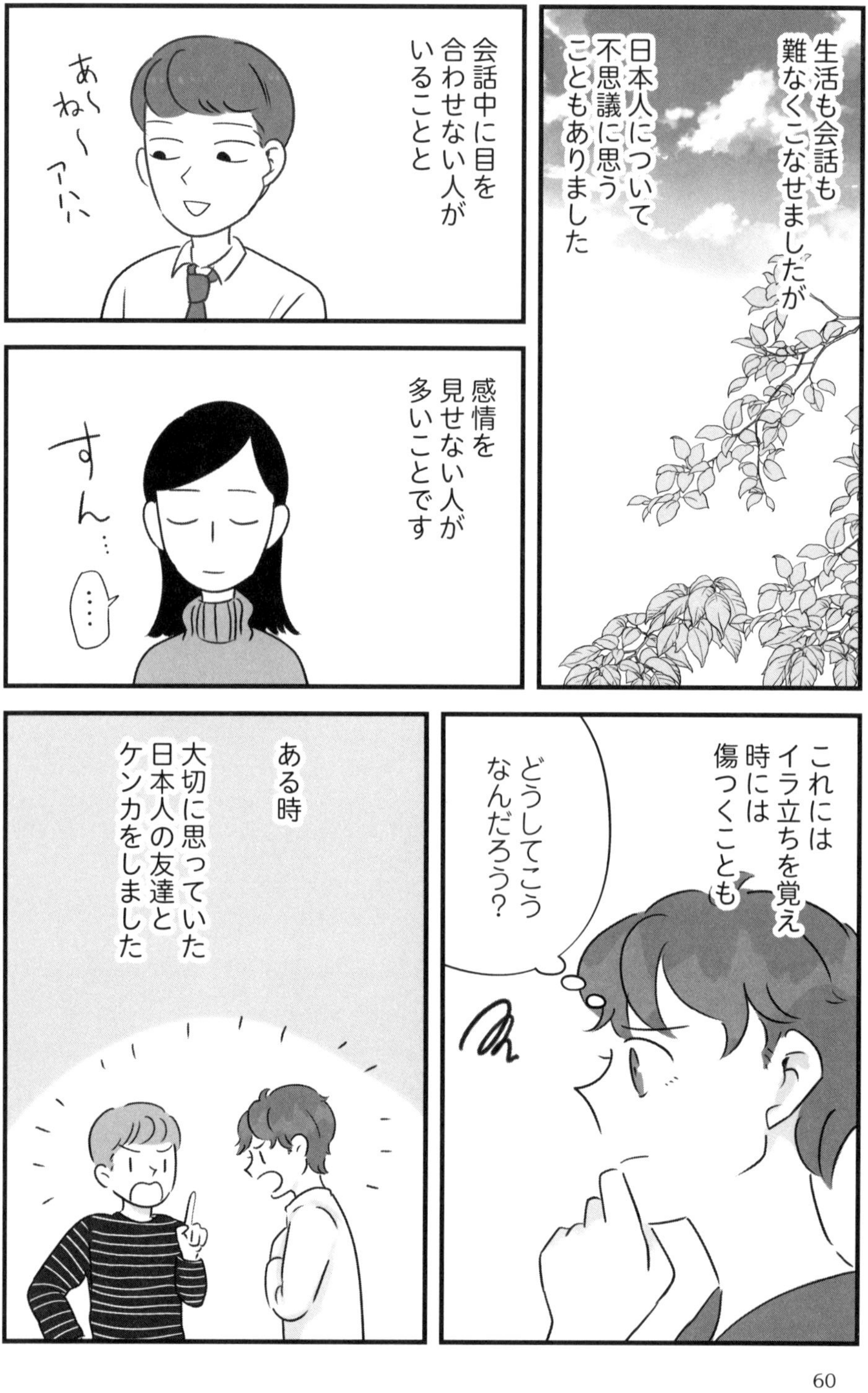
生活も会話も難なくこなせましたが
日本人について不思議に思うこともありました
会話中に目を合わせない人がいることと
あ〜ね〜アハハ
感情を見せない人が多いことです
すん…
……
これにはイラ立ちを覚え時には傷つくことも
どうしてこうなんだろう?
ある時
大切に思っていた日本人の友達とケンカをしました

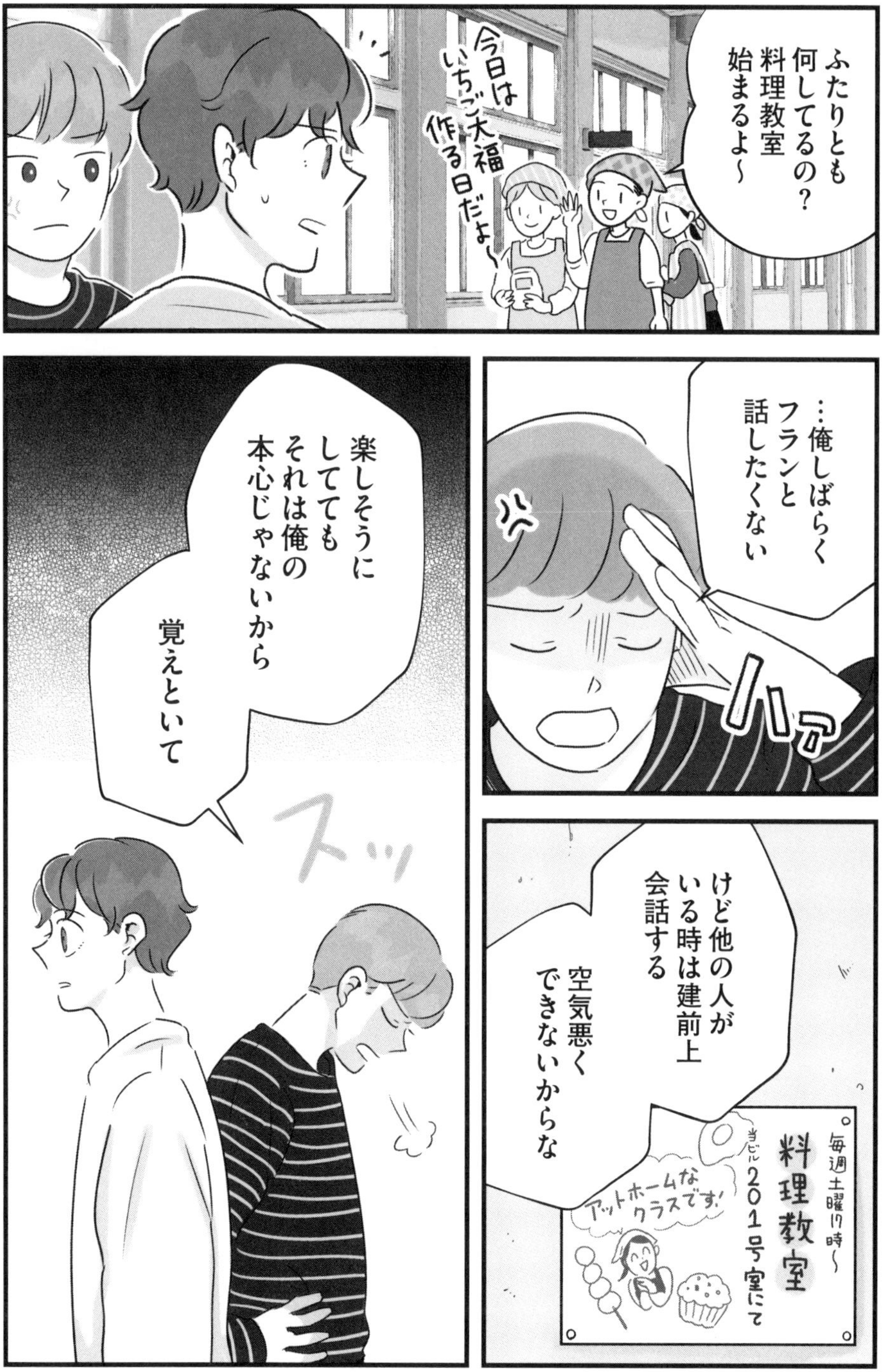
ふたりとも何してるの？料理教室始まるよ〜
今日はいちご大福作る日だよ〜
…俺しばらくフランと話したくない
ハァ
けど他の人がいる時は建前上会話する
空気悪くできないからな
毎週土曜17時〜
料理教室
当ビル201号室にて
アットホームなクラスです!
楽しそうにしててもそれは俺の本心じゃないから
覚えといて
スッ

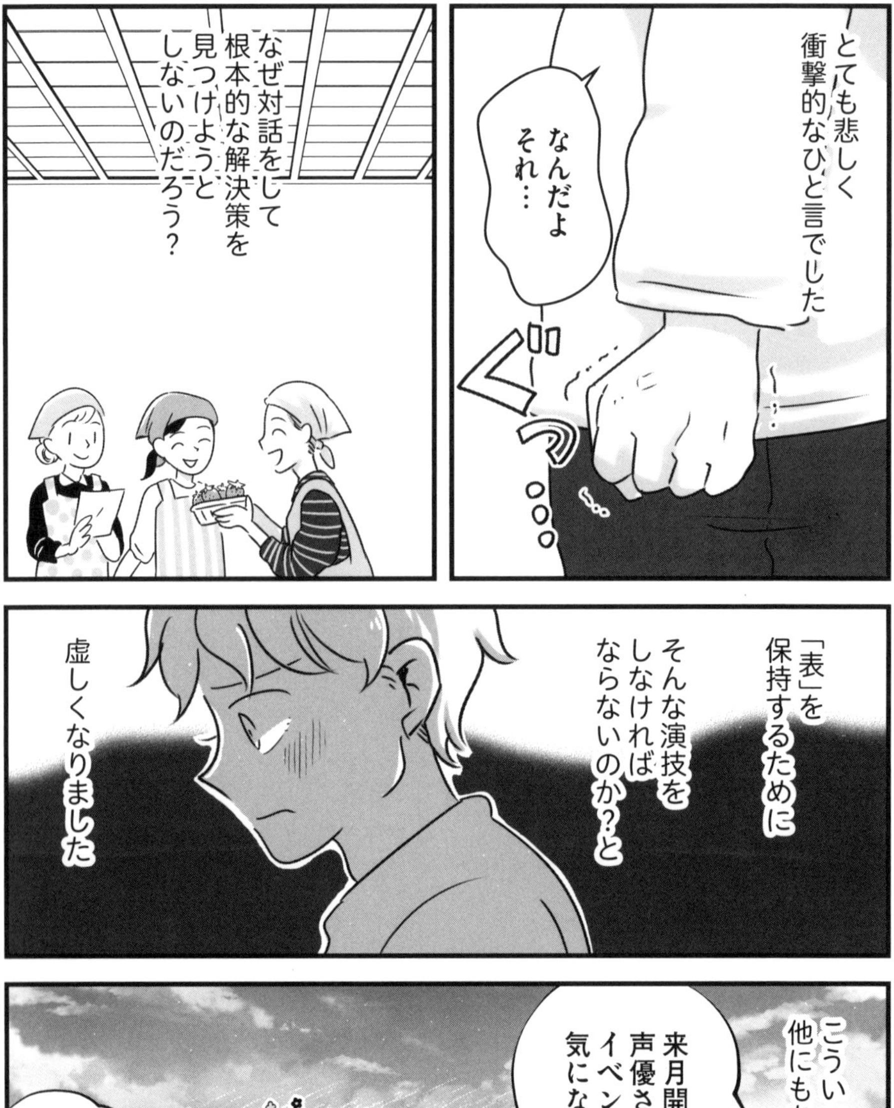

とても悲しく衝撃的なひと言でした
なんだよそれ…
ぐっ
なぜ対話をして根本的な解決策を見つけようとしないのだろう？
「表」を保持するためにそんな演技をしなければならないのか？と
虚しくなりました
こういったことは他にもありました
来月開催の声優さんのイベントが気になってて…
いいですよね！私もです！

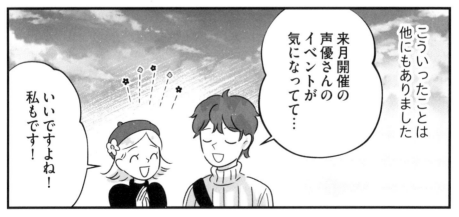

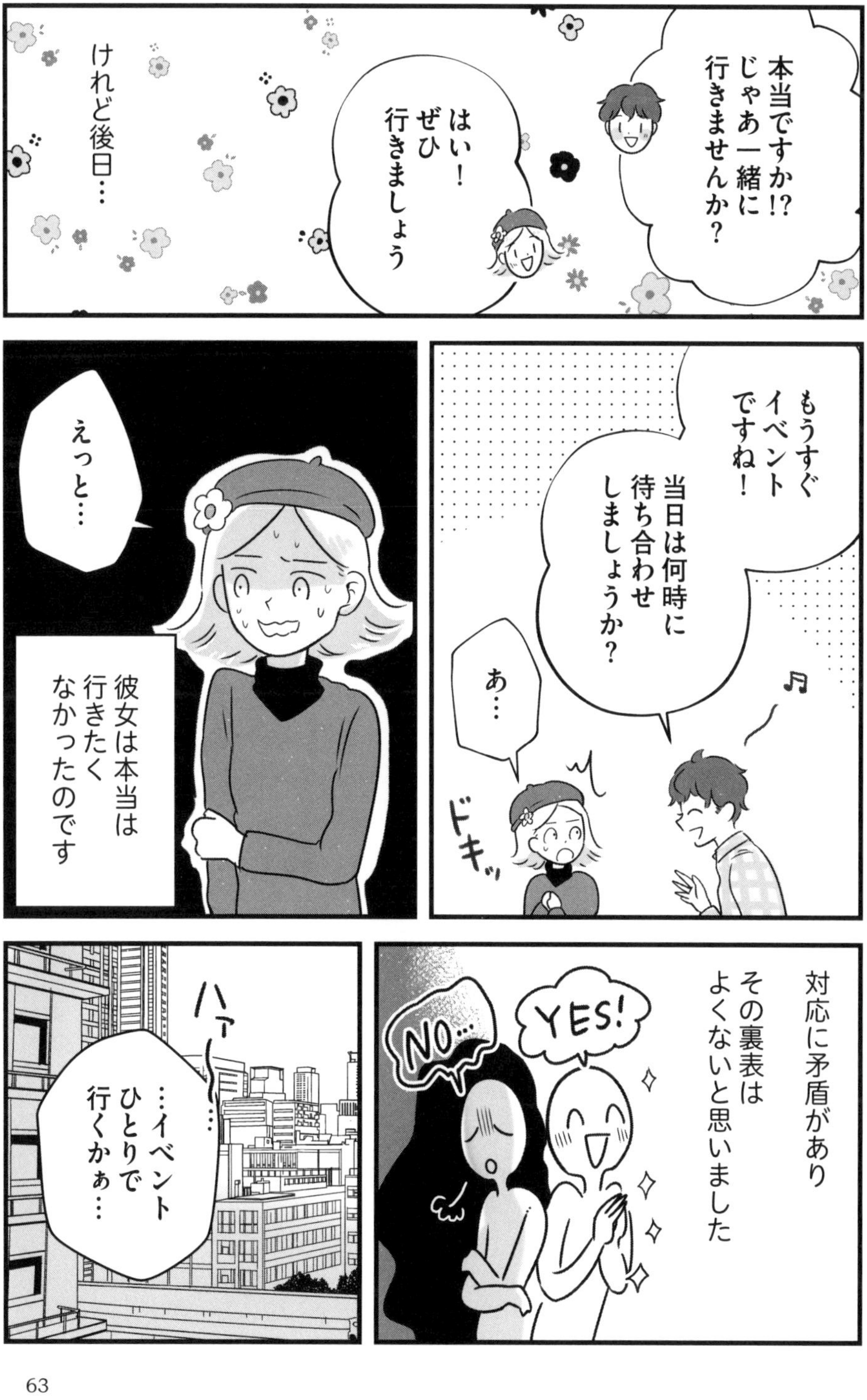
本当ですか!?
じゃあ一緒に行きませんか？
はい！ぜひ行きましょう
けれど後日…
もうすぐイベントですね！
当日は何時に待ち合わせしましょうか？
あ…
ドキッ
えっと…
彼女は本当は行きたくなかったのです
対応に矛盾があり
その裏表はよくないと思いました
YES!
NO…
ハァ〜…
…イベントひとりで行くかぁ…

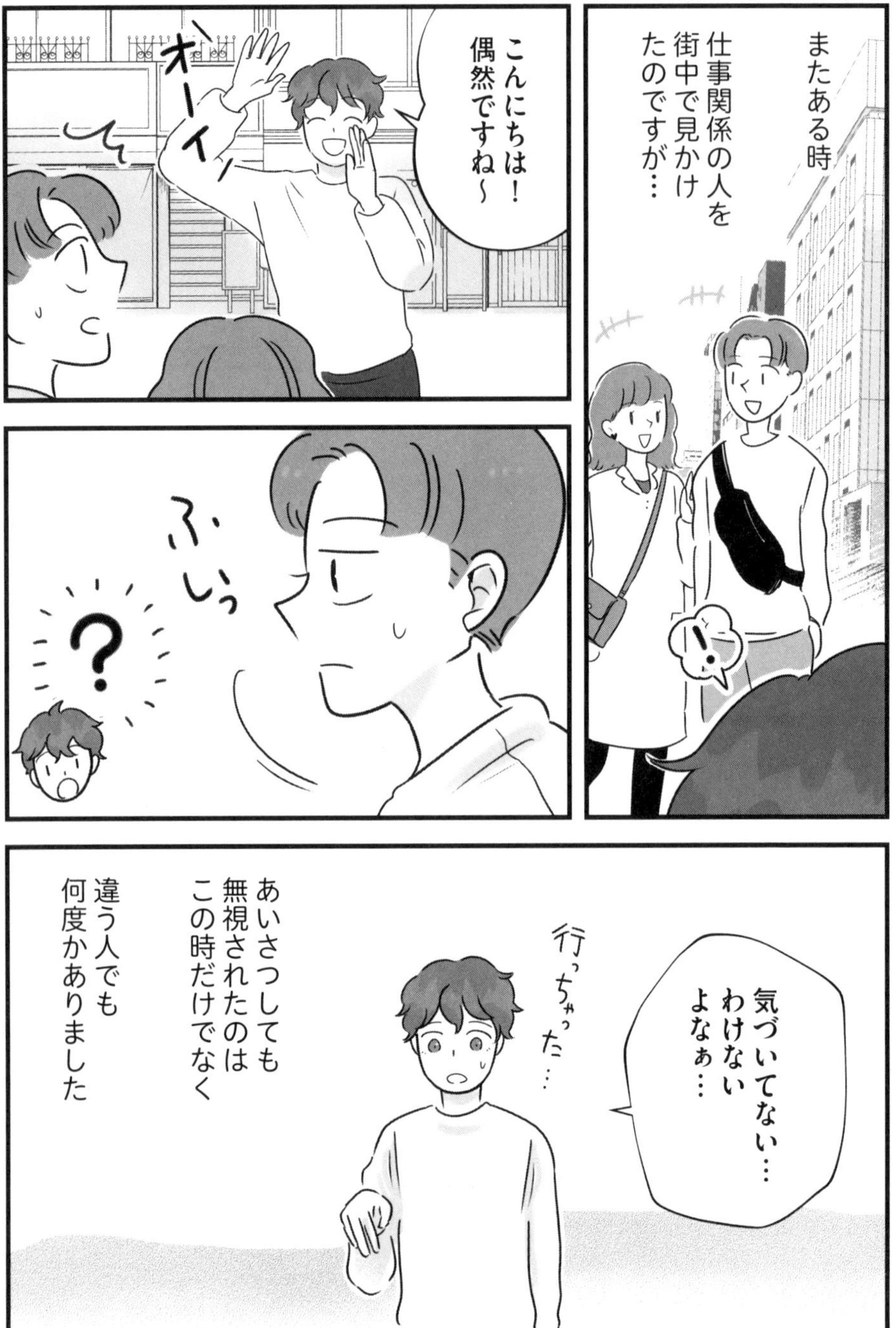

またある時
仕事関係の人を街中で見かけたのですが…
!
オーイ
こんにちは！偶然ですね～
ふいっ
?
気づいてないわけないよなぁ…
行っちゃった…
あいさつしても無視されたのはこの時だけでなく
違う人でも何度かありました

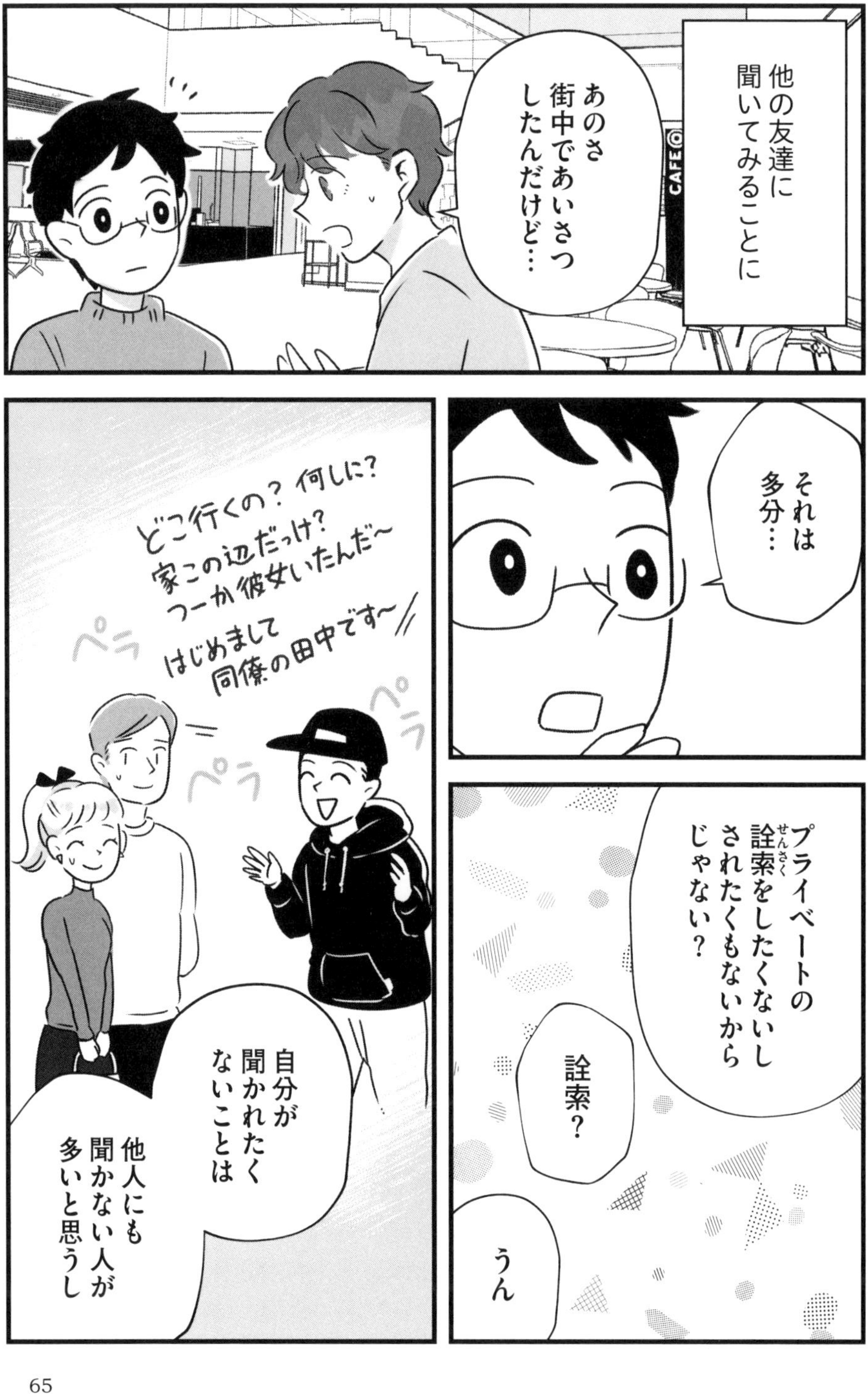
他の友達に聞いてみることに
あのさ 街中であいさつしたんだけど…
CAFE
それは多分…
プライベートの詮索《せんさく》をしたくないし されたくもないから じゃない？
詮索？
うん
どこ行くの？ 何しに？ 家この辺だっけ？ つーか彼女いたんだ〜
はじめまして 同僚の田中です〜
ペラ
ペラ
ペラ
自分が聞かれたくないことは
他人にも聞かない人が多いと思うし

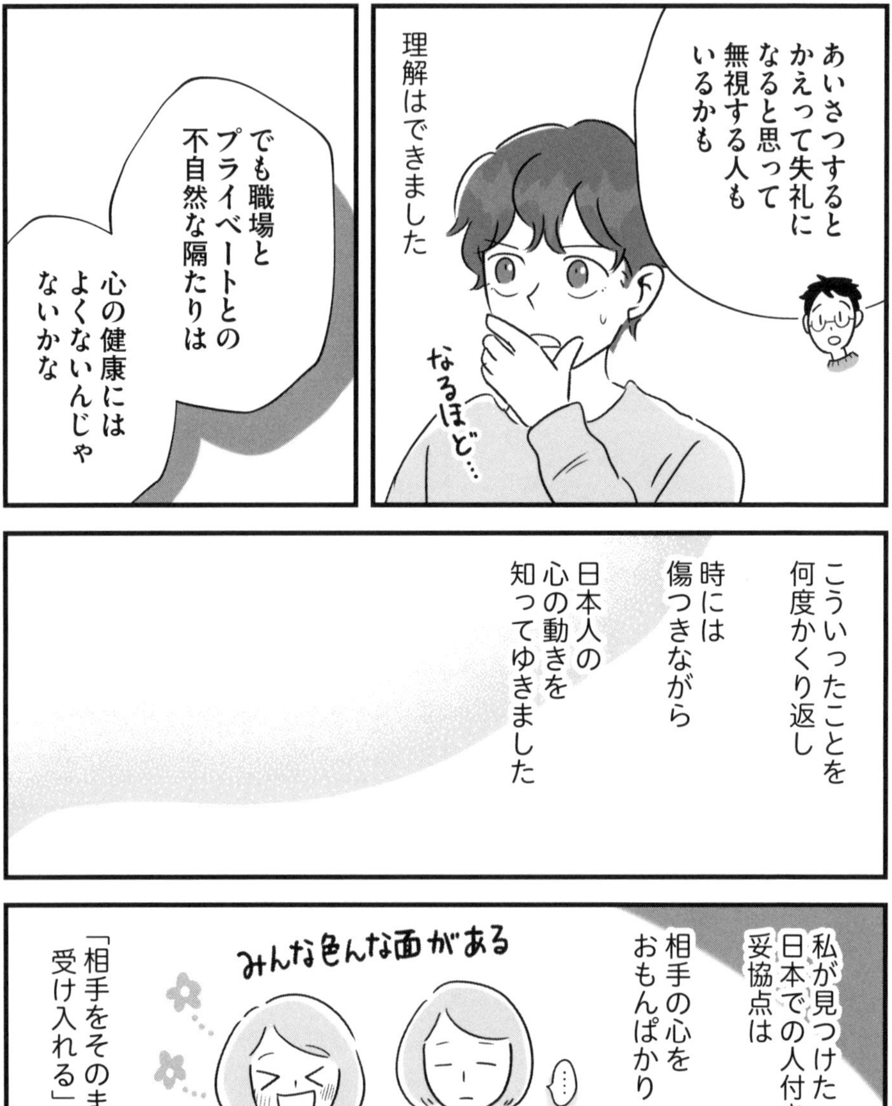
あいさつするとかえって失礼になると思って無視する人もいるかも
理解はできました
なるほど…
でも職場とプライベートとの不自然な隔たりは
心の健康にはよくないんじゃないかな
こういったことを何度かくり返し
時には傷つきながら
日本人の心の動きを知ってゆきました
私が見つけた日本での人付き合いの妥協点は
相手の心をおもんぱかり
「相手をそのまま受け入れる」です
みんな色んな面がある
…
自分も相手もそのままでいい

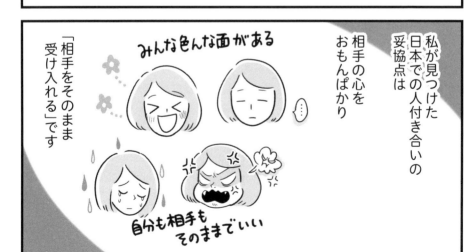

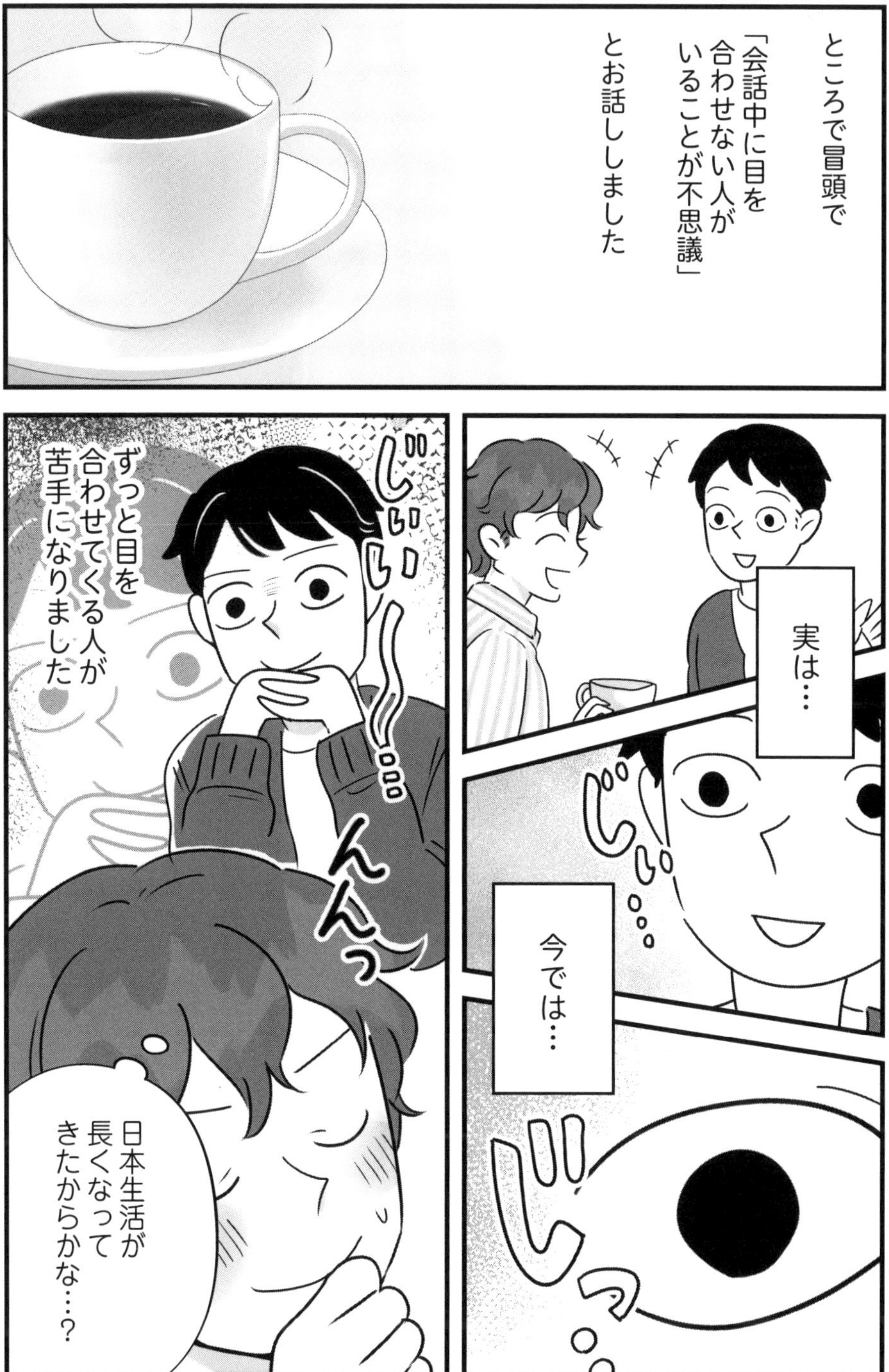
ところで冒頭で
「会話中に目を合わせない人がいることが不思議」
とお話ししました
実は…
じぃ…
今では…
じーっ…
ずっと目を合わせてくる人が苦手になりました
んんっ
日本生活が長くなってきたからかな…？

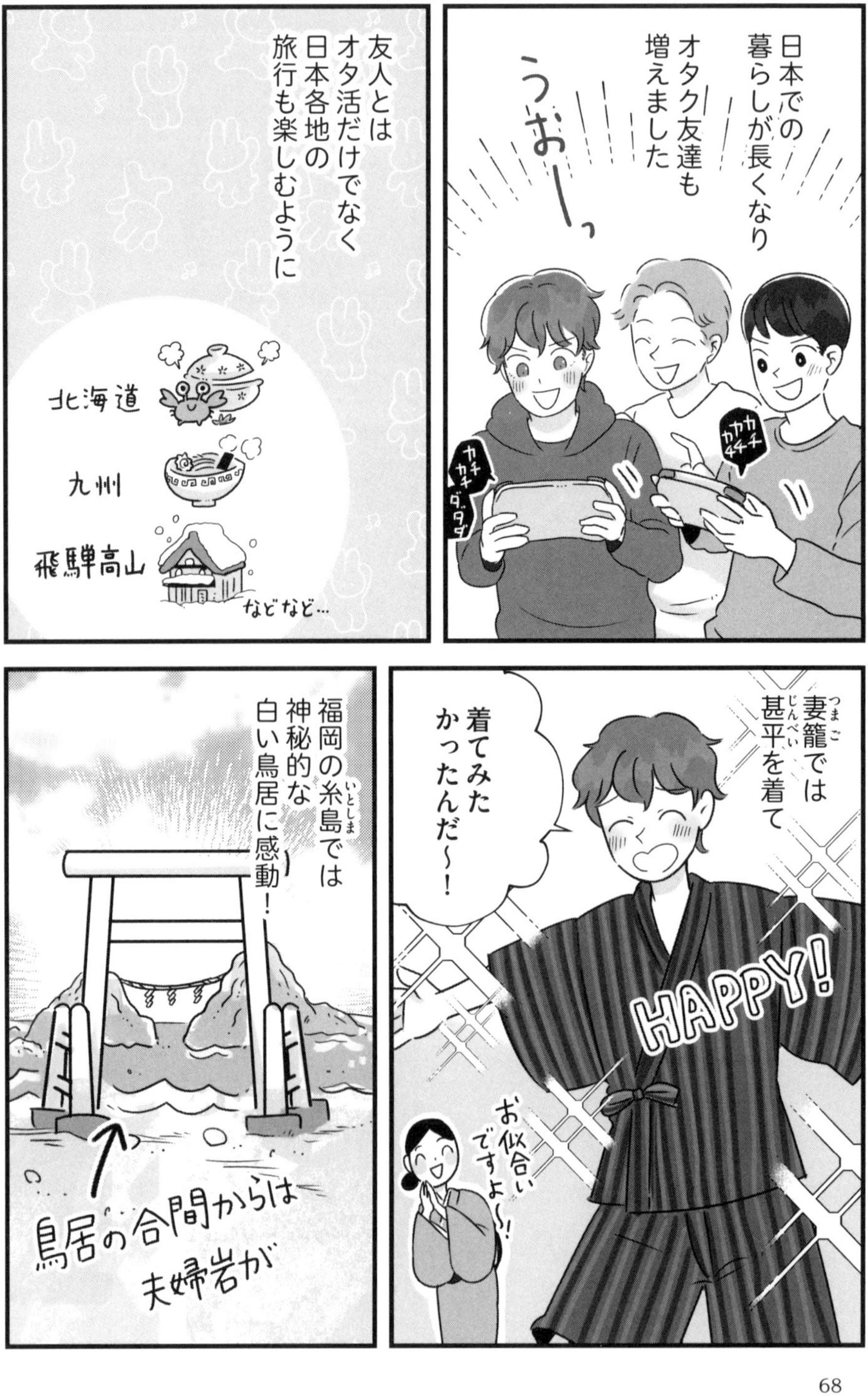
日本での暮らしが長くなりオタク友達も増えました
うおーっ
カチカチダダダ
カカカチチチ
友人とはオタ活だけでなく日本各地の旅行も楽しむように
北海道
九州
飛騨高山
などなど…
妻籠《つまご》では甚平《じんべい》を着て
着てみたかったんだ〜！
HAPPY!
お似合いですよ〜！
福岡の糸島《いとしま》では神秘的な白い鳥居に感動！
鳥居の合間からは夫婦岩が

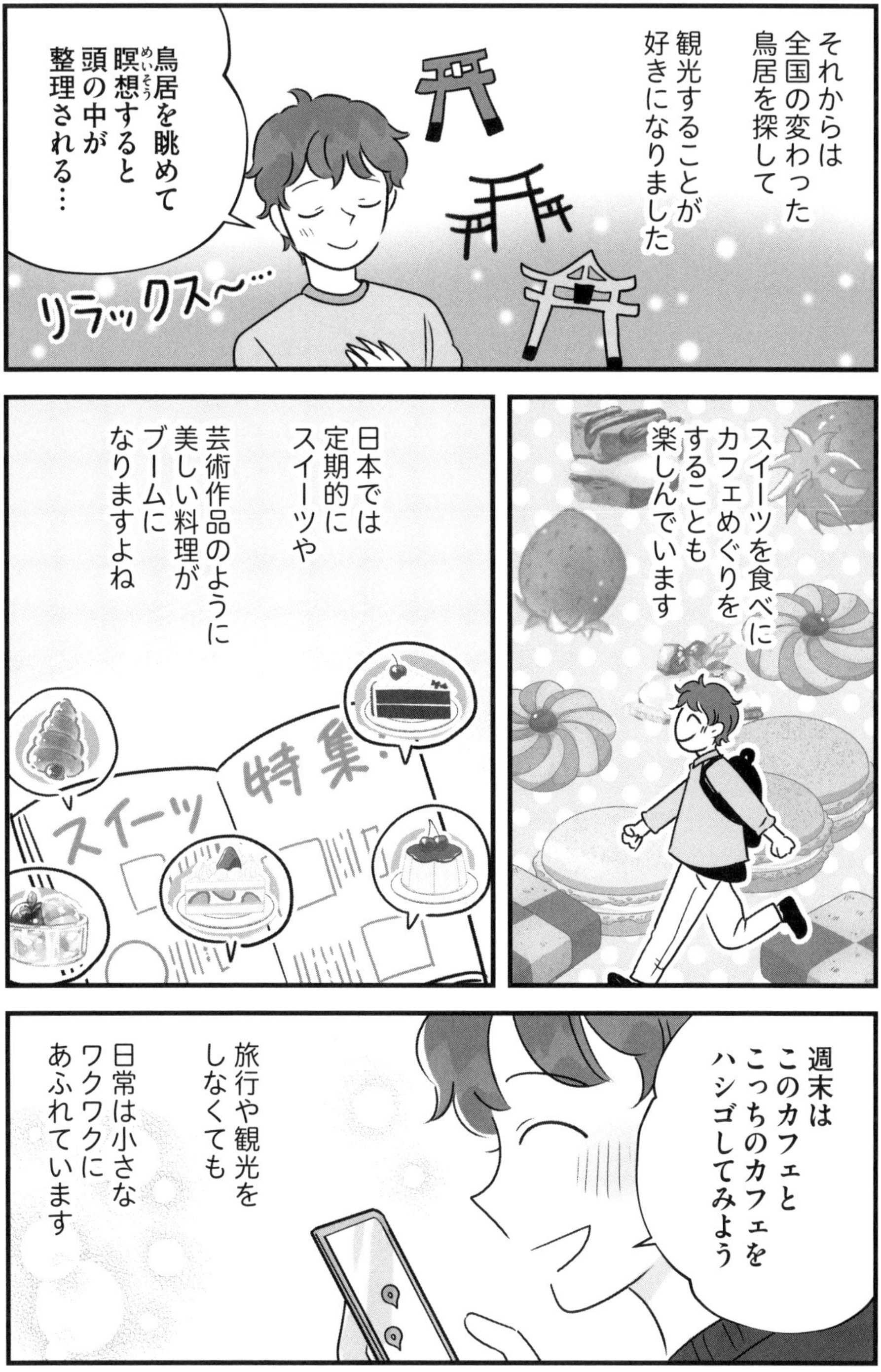
それからは全国の変わった鳥居を探して観光することが好きになりました
鳥居を眺めて瞑想《めいそう》すると頭の中が整理される…
リラックス～…
スイーツを食べにカフェめぐりをすることも楽しんでいます
日本では定期的にスイーツや芸術作品のように美しい料理がブームになりますよね
スイーツ特集
週末はこのカフェとこっちのカフェをハシゴしてみよう
旅行や観光をしなくても日常は小さなワクワクにあふれています

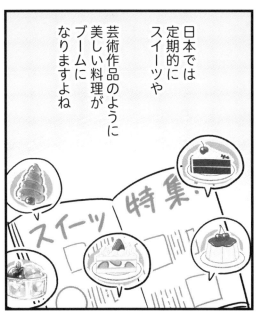

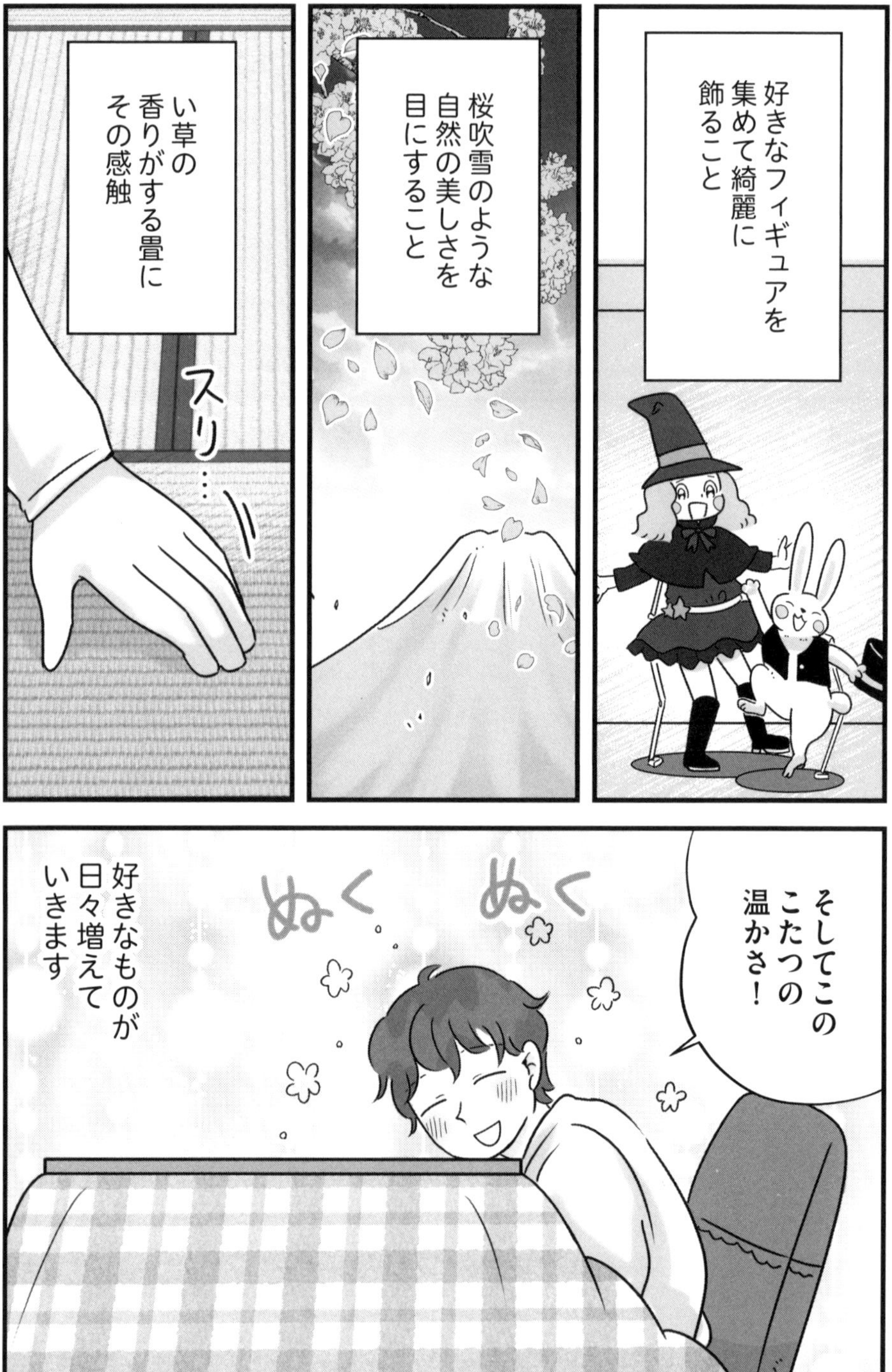
好きなフィギュアを集めて綺麗に飾ること
桜吹雪のような自然の美しさを目にすること
い草の香りがする畳にその感触
スリ…
そしてこのこたつの温かさ！
ぬく ぬく
好きなものが日々増えていきます

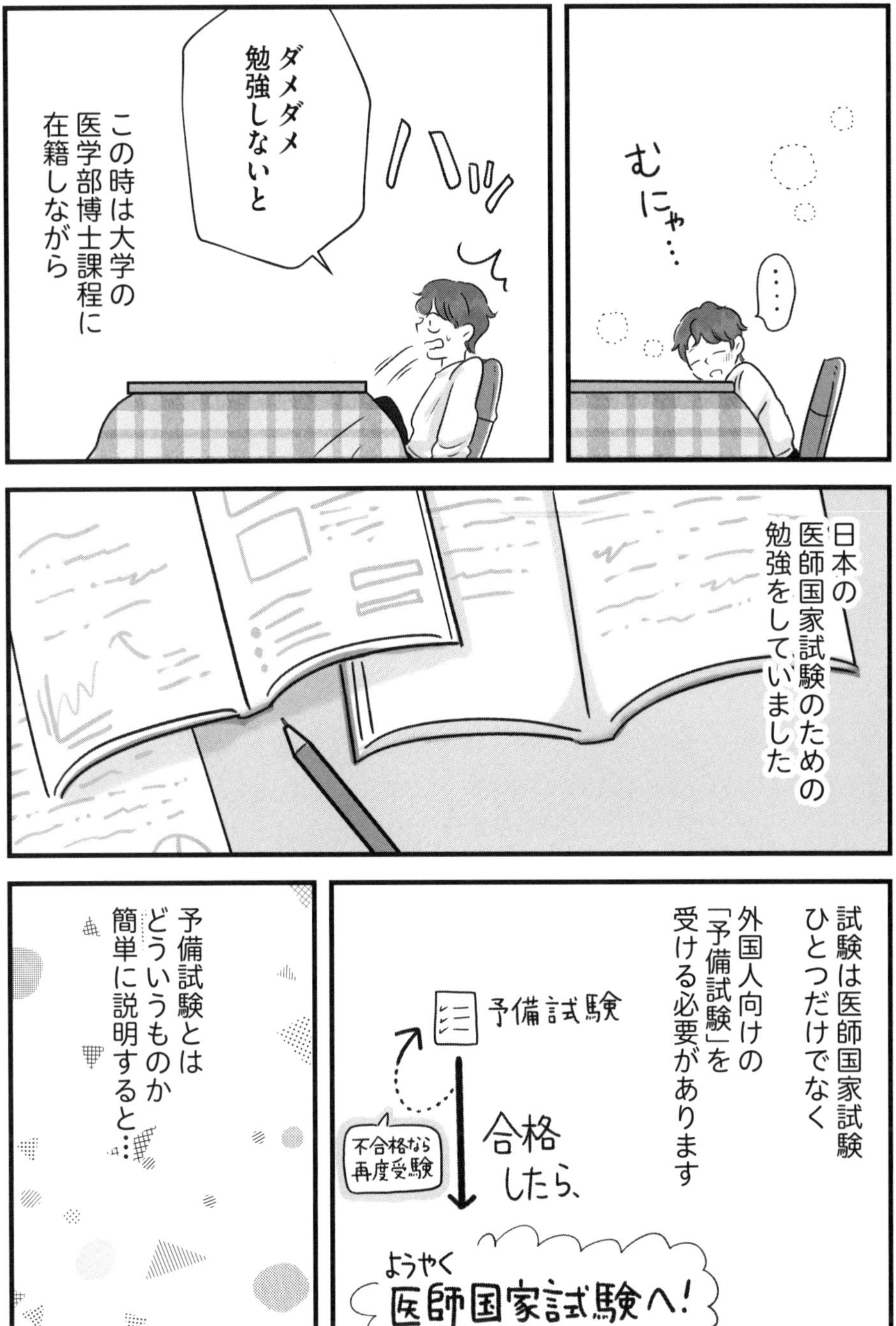

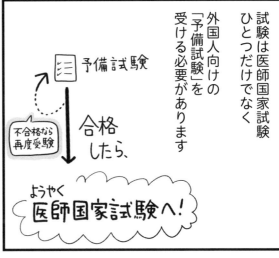

むにゃ…
……
ハッ
ダメダメ
勉強しないと
この時は大学の
医学部博士課程に
在籍しながら
日本の
医師国家試験のための
勉強をしていました
試験ひとつだけでなく
外国人向けの
「予備試験」を
受ける必要があります
予備試験
不合格なら
再度受験
合格
したら、
ようやく
医師国家試験へ!
予備試験とは
どういうものか
簡単に説明すると…

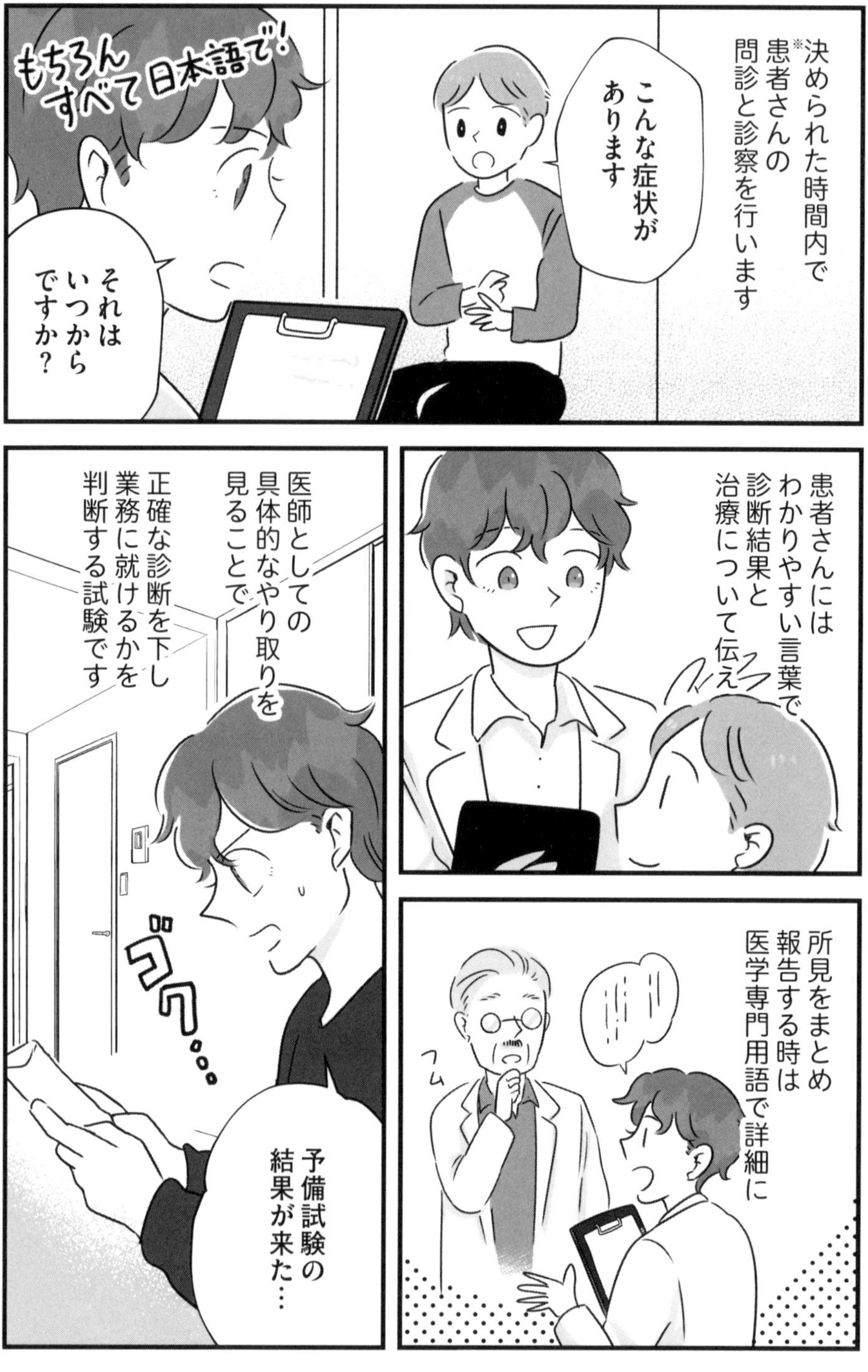
決められた時間内で
※患者さんの
問診と診察を行います
こんな症状が
あります
それは
いつから
ですか？
もちろん
すべて日本語で！
患者さんには
わかりやすい言葉で
診断結果と
治療について伝え
所見をまとめ
報告する時は
医学専門用語で詳細に
フム
医師としての
具体的なやり取りを
見ることで
正確な診断を下し
業務に就けるかを
判断する試験です
ゴク…
予備試験の
結果が来た…

※実際に病気を患っている方ではなく、試験のための「患者さん役」の方です

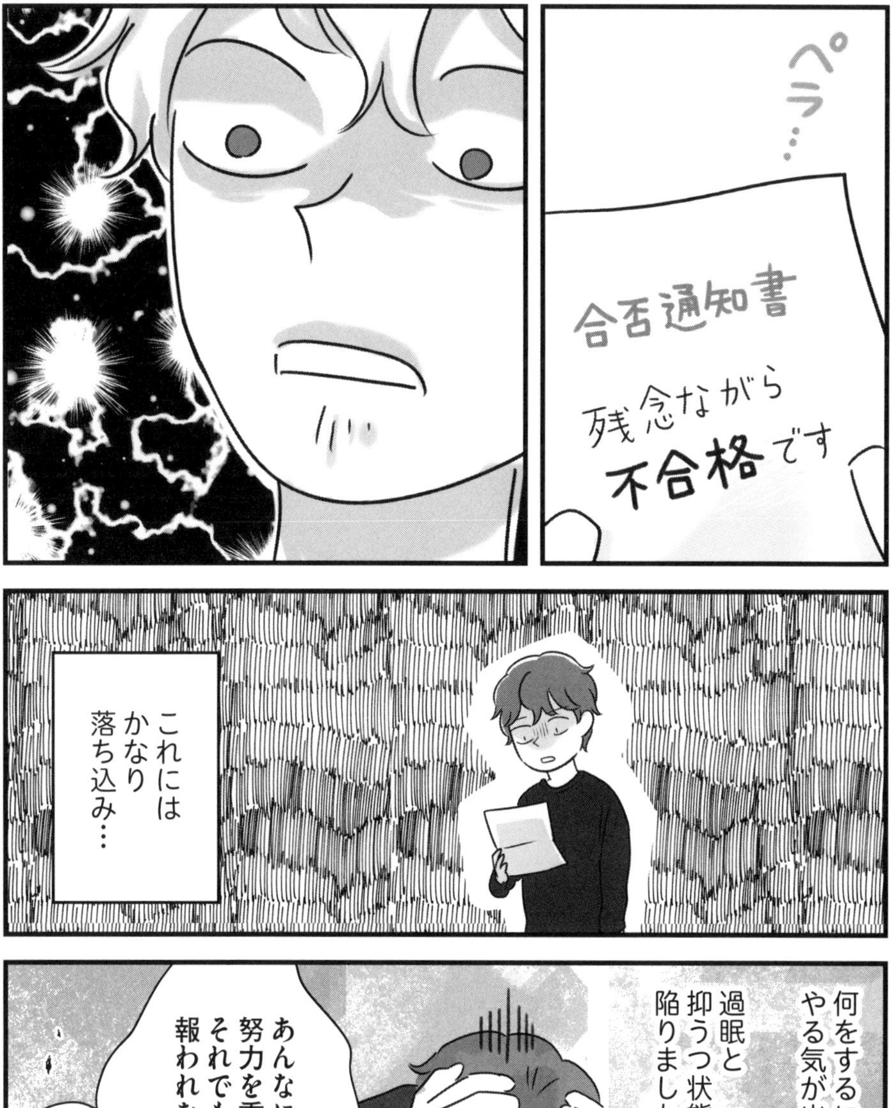
ペラ…
合否通知書
残念ながら
不合格です
これには
かなり
落ち込み…
何をするにも
やる気が出ず
過眠と
抑うつ状態に
陥りました
あんなに勉強して
努力を重ねたのに…
それでも
報われないなんて
あとどれだけ
頑張れば
いいんだ…

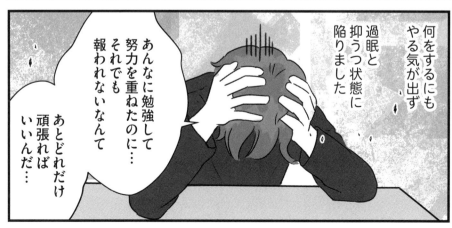

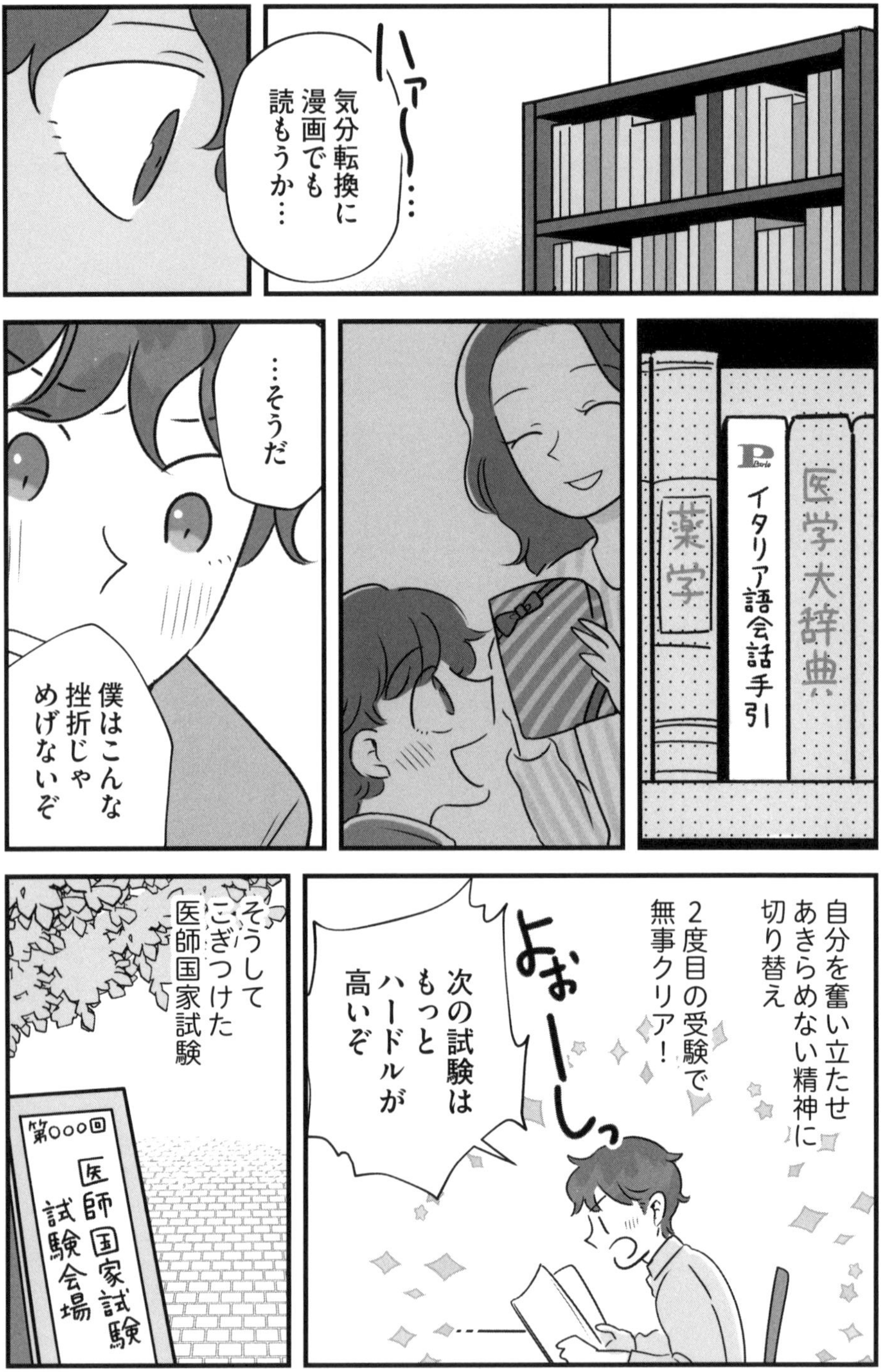
ハァ〜…
気分転換に漫画でも読もうか…
医学大辞典
イタリア語会話手引
薬学
…そうだ
僕はこんな挫折じゃめげないぞ
自分を奮い立たせあきらめない精神に切り替え
2度目の受験で無事クリア！
よぉーしっ
次の試験はもっとハードルが高いぞ
そうしてこぎつけた医師国家試験
第○○○回
医師国家試験
試験会場

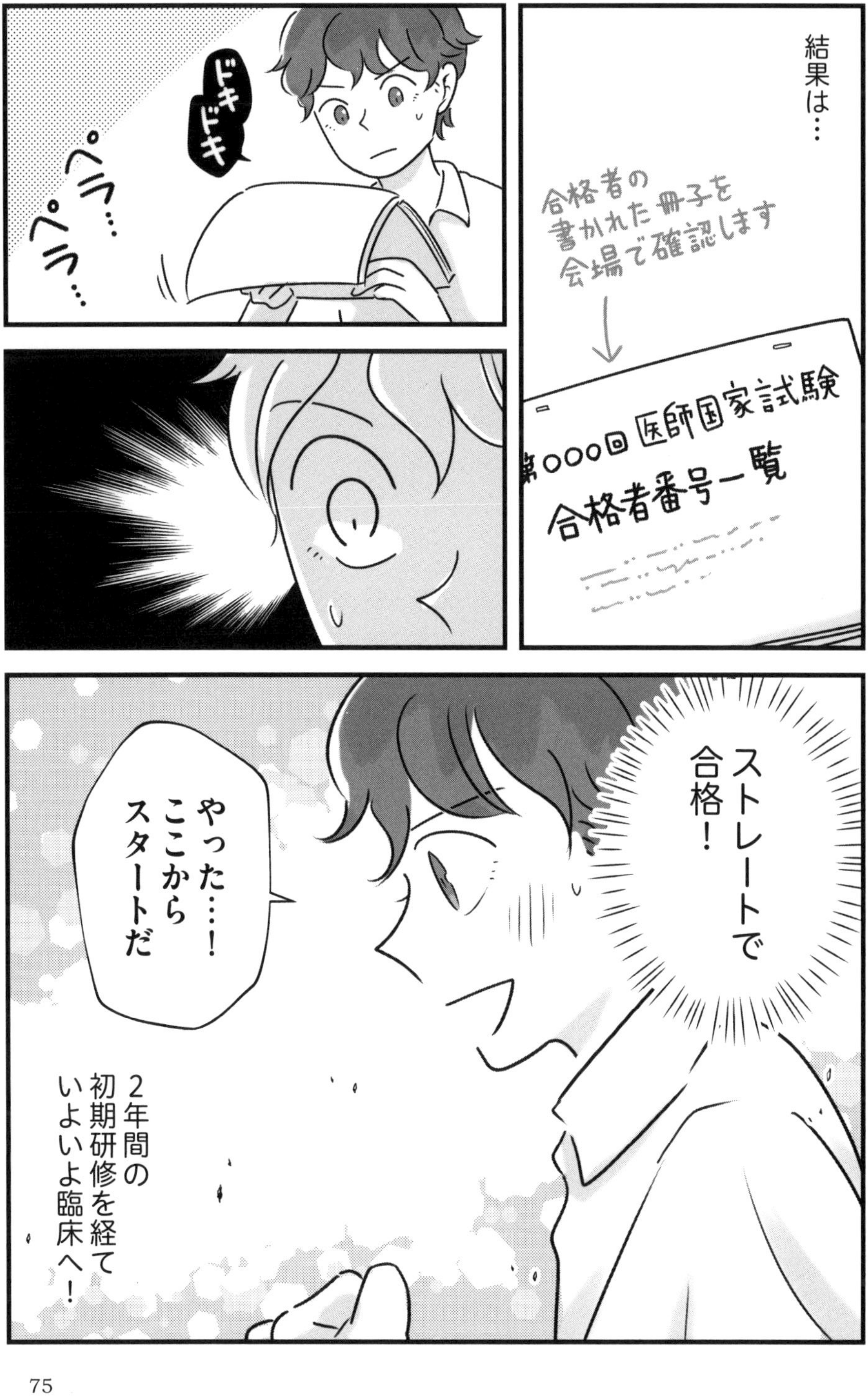
結果は…
合格者の
書かれた冊子を
会場で確認します
第○○○回 医師国家試験
合格者番号一覧
ドキドキ
ペラ…
ペラ…
ストレートで合格！
やった…！ ここからスタートだ
2年間の初期研修を経ていよいよ臨床へ！

Come io, italiano, sono diventato psichiatra in Giappone

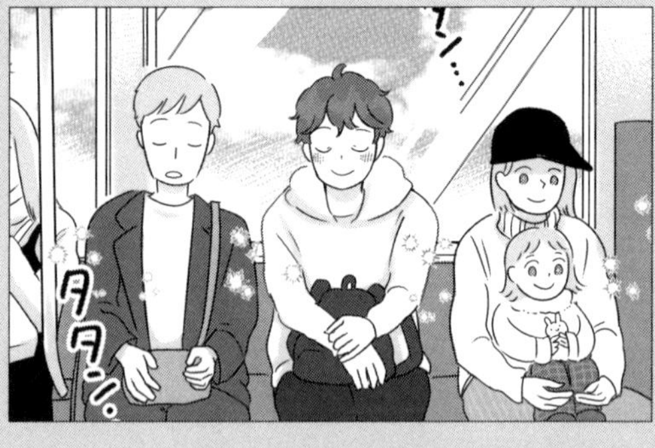

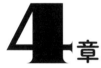

4章

日本の精神科医として

Come uno psichiatra giapponese

患者さんの心に触れる

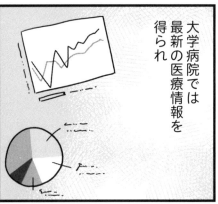

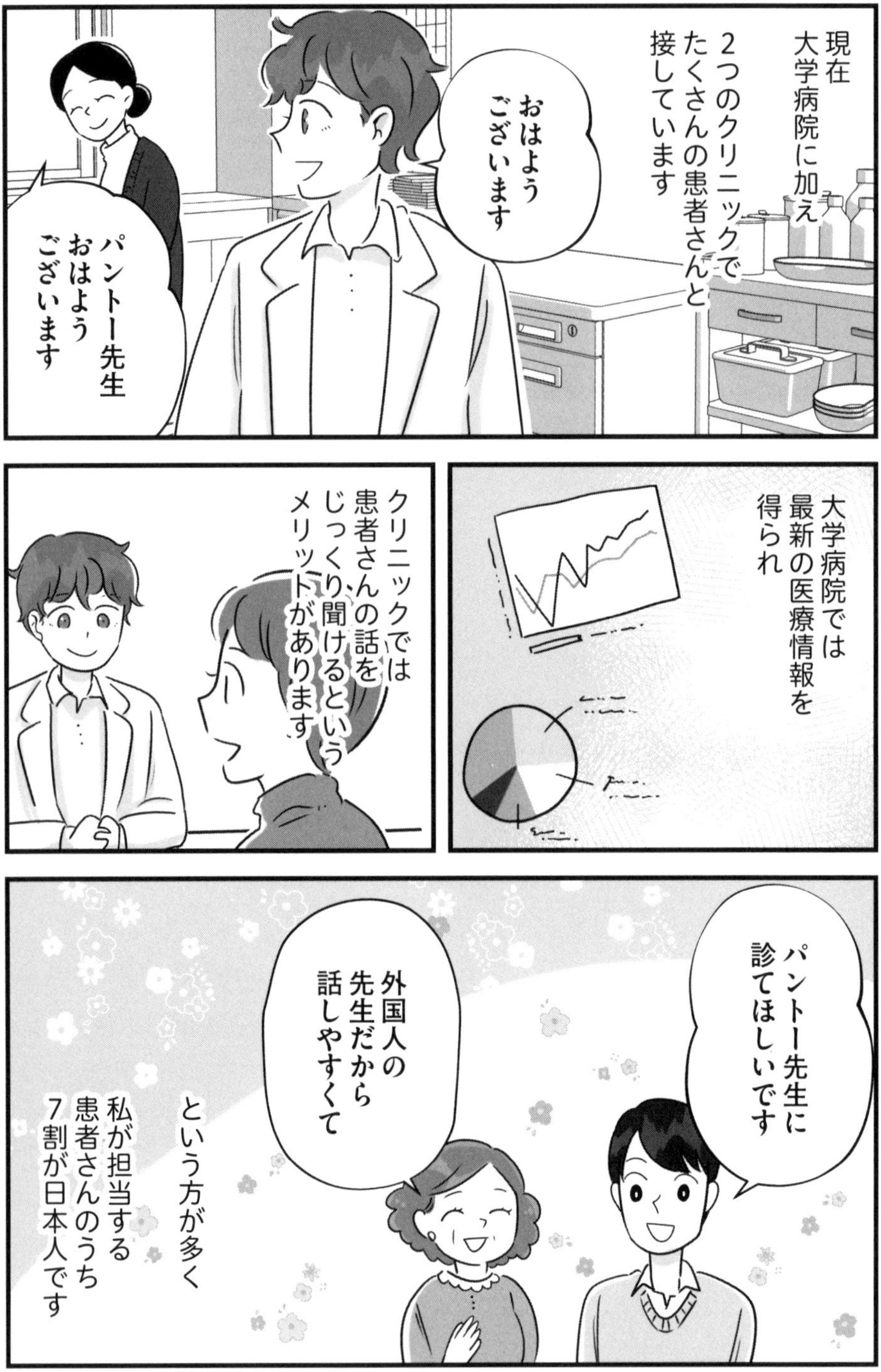
現在
大学病院に加え
2つのクリニックでたくさんの患者さんと接しています
おはようございます
パントー先生 おはようございます
大学病院では最新の医療情報を得られ
クリニックでは患者さんの話をじっくり聞けるというメリットがあります
パントー先生に診てほしいです
外国人の先生だから話しやすくて
という方が多く
私が担当する患者さんのうち7割が日本人です

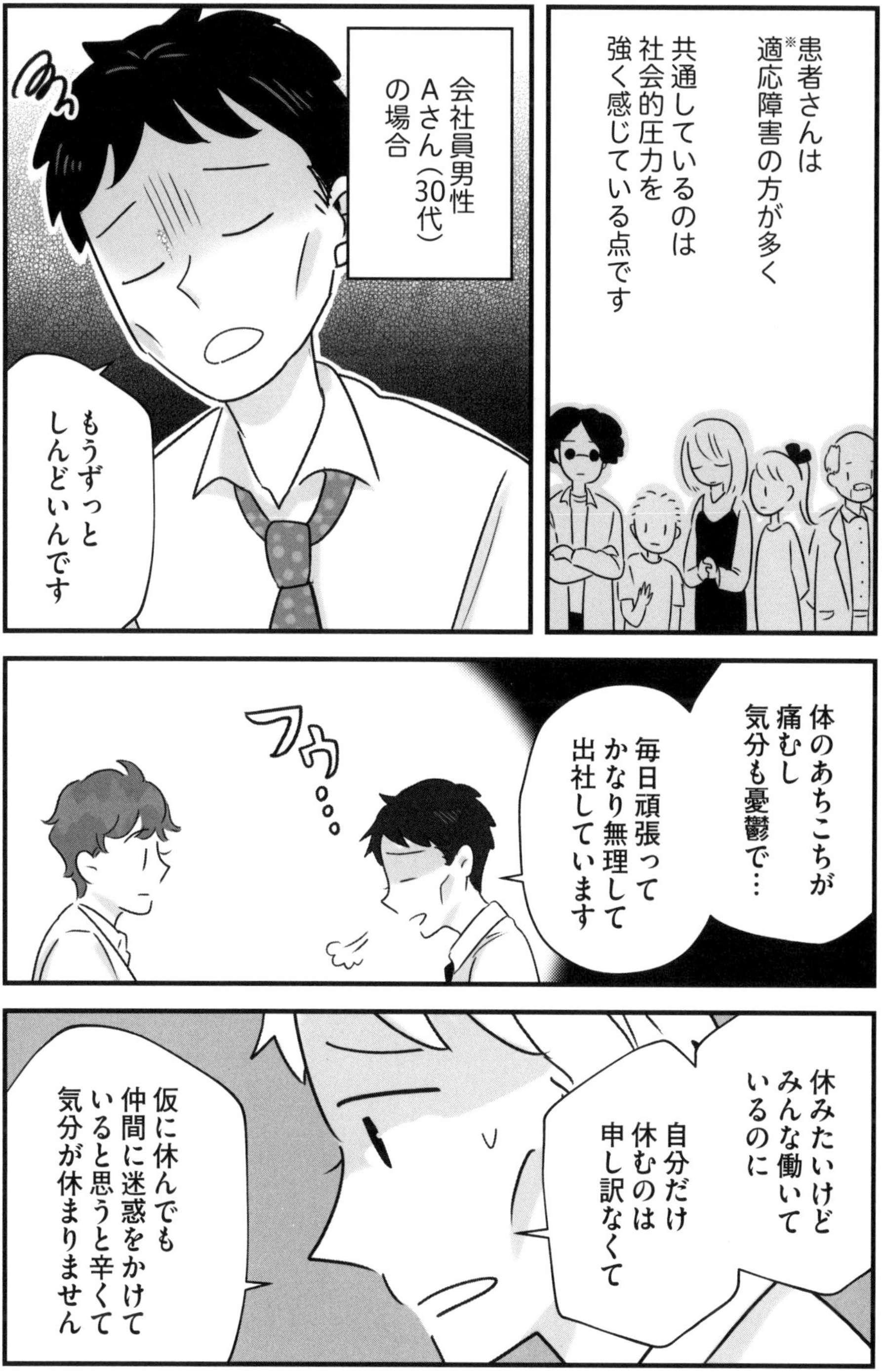
患者さんは
適応障害※の方が多く
共通しているのは
社会的圧力を
強く感じている点です
会社員男性
Aさん（30代）
の場合
もうずっと
しんどいんです
体のあちこちが
痛むし
気分も憂鬱で…
毎日頑張って
かなり無理して
出社しています
フウ。。。
休みたいけど
みんな働いて
いるのに
自分だけ
休むのは
申し訳なくて
仮に休んでも
仲間に迷惑をかけて
いると思うと辛くて
気分が休まりません

※適応障害…特定の環境になじめず発症する、社会生活に支障をきたす状態

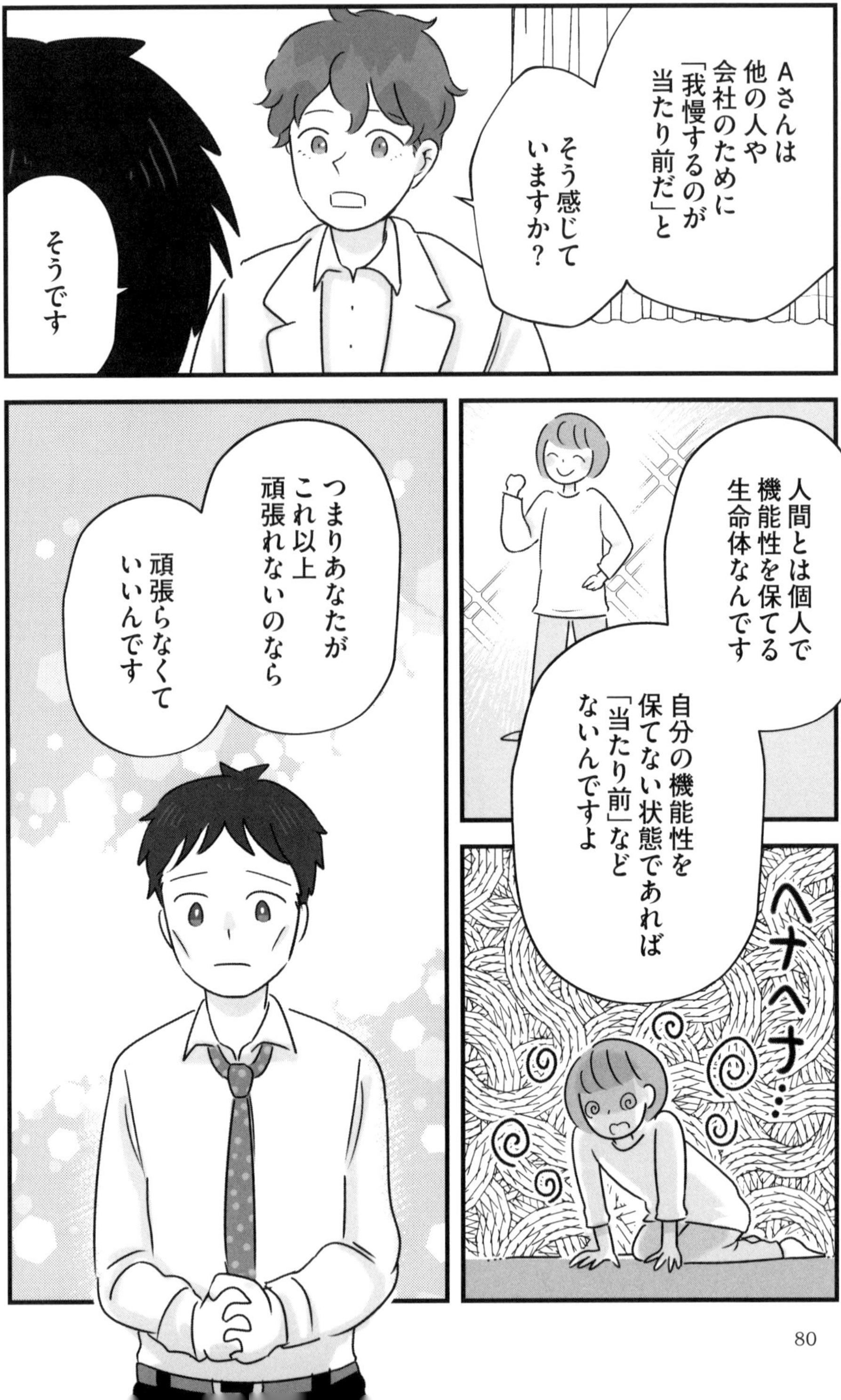
Aさんは
他の人や
会社のために
「我慢するのが
当たり前だ」と
そう感じて
いますか？
そうです
人間とは個人で
機能性を保てる
生命体なんです
自分の機能性を
保てない状態であれば
「当たり前」など
ないんですよ
ヘナヘナ…
つまりあなたが
これ以上
頑張れないのなら
頑張らなくて
いいんです

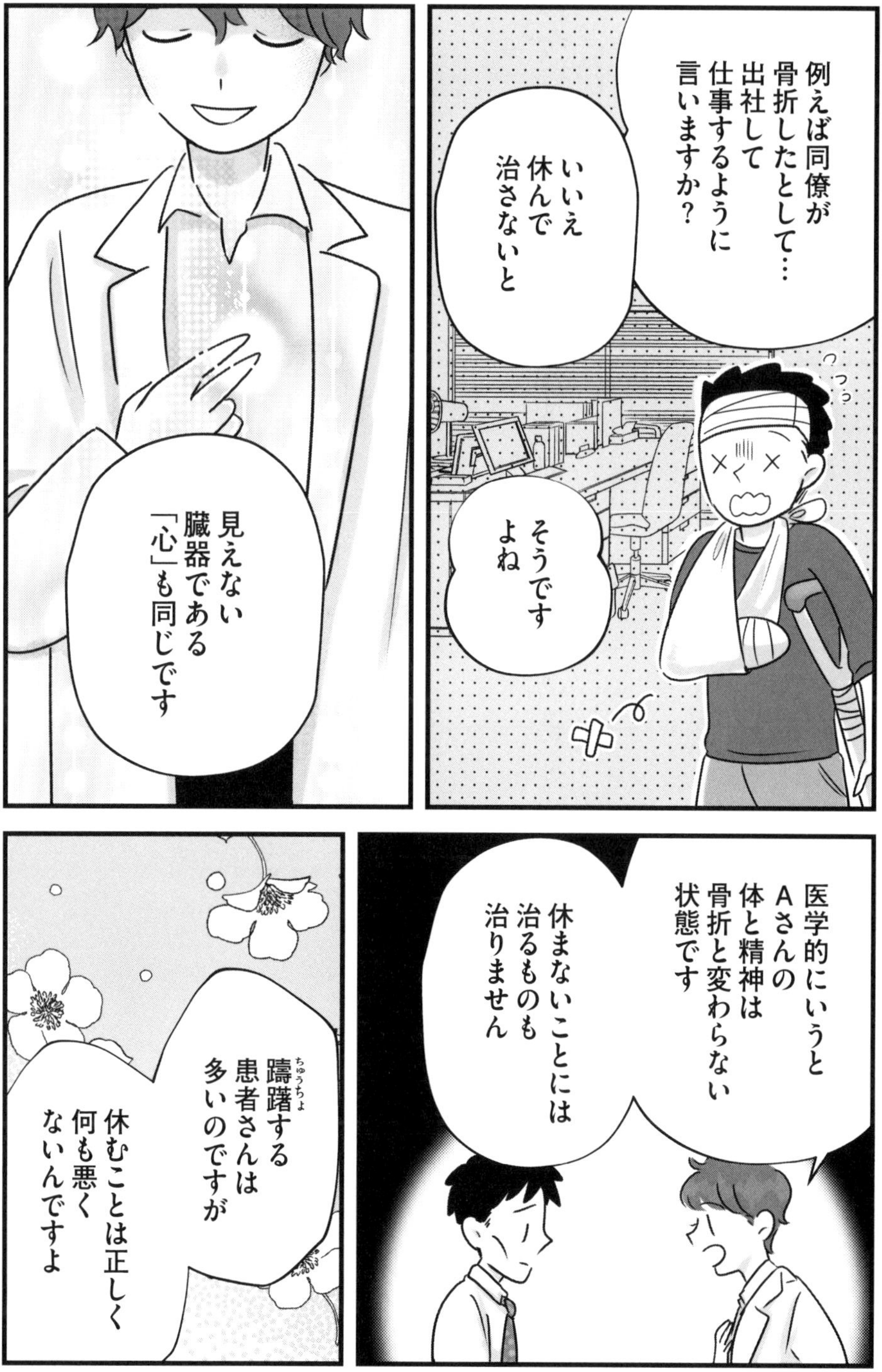
例えば同僚が骨折したとして…出社して仕事するように言いますか？
いいえ休んで治さないと
そうですよね
見えない臓器である「心」も同じです
医学的にいうとAさんの体と精神は骨折と変わらない状態です
休まないことには治るものも治りません
躊躇《ちゅうちょ》する患者さんは多いのですが
休むことは正しく何も悪くないんですよ

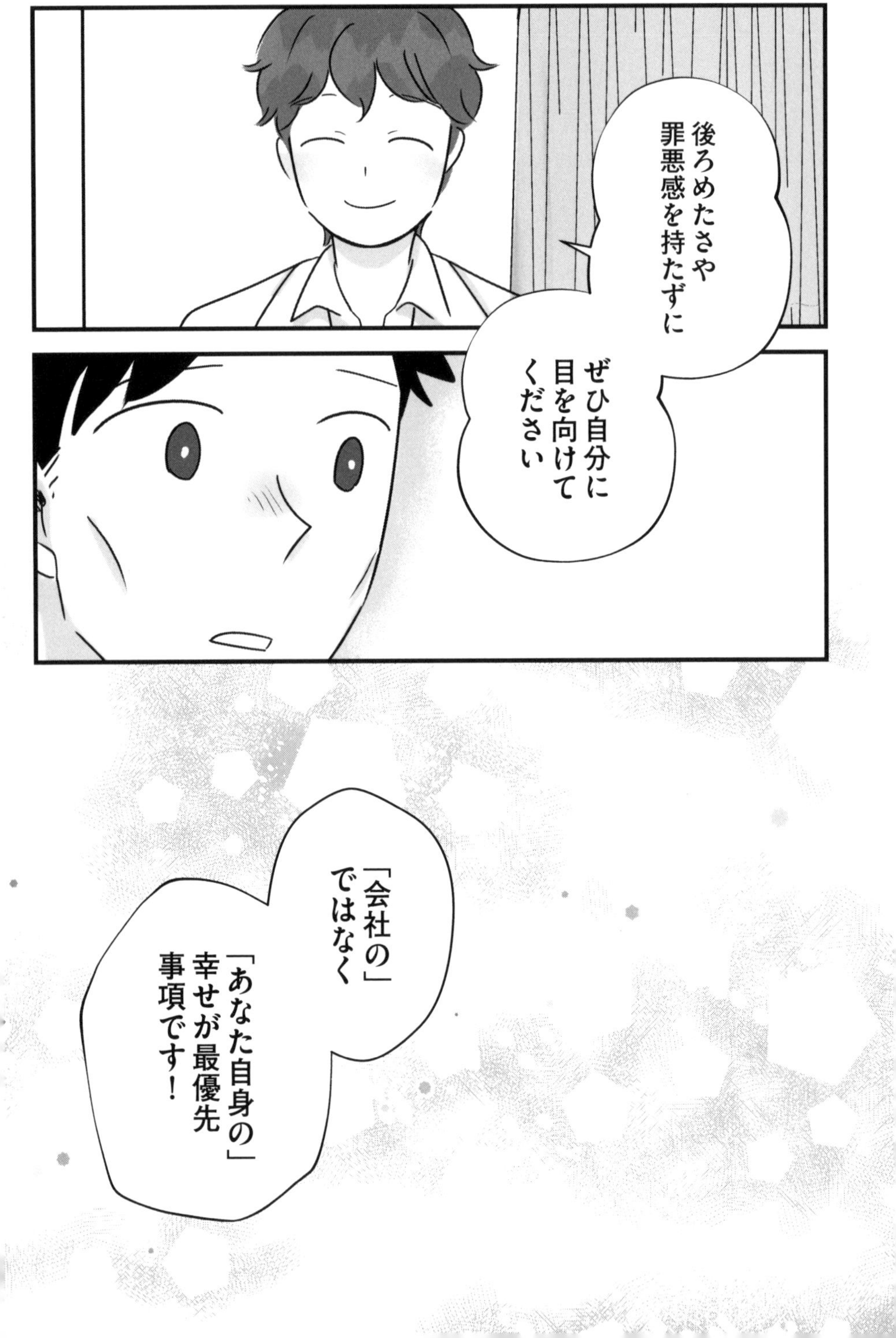
後ろめたさや
罪悪感を持たずに
ぜひ自分に
目を向けて
ください
「会社の」
ではなく
「あなた自身の」
幸せが最優先
事項です！

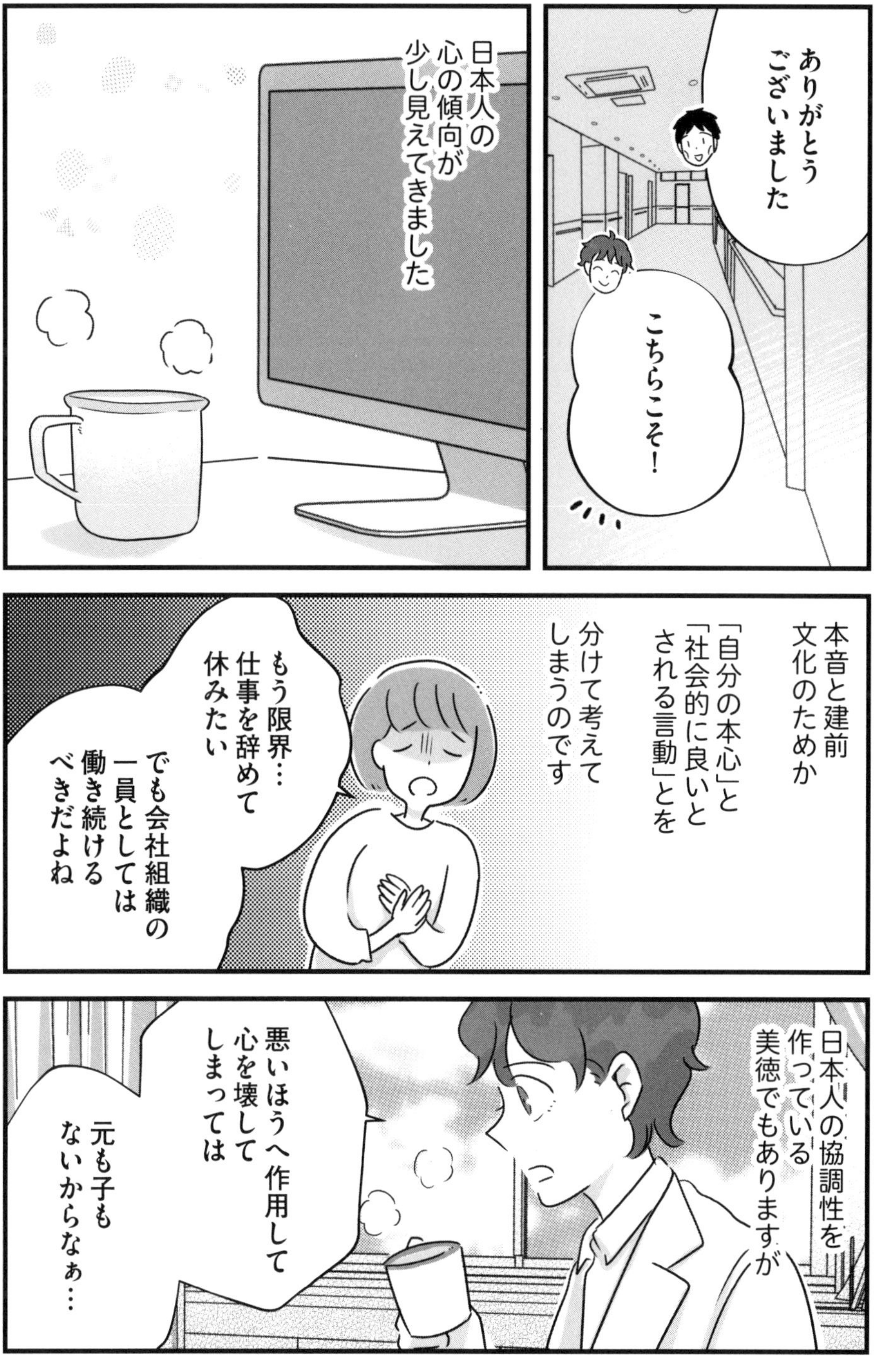
ありがとうございました
こちらこそ！
日本人の心の傾向が少し見えてきました
本音と建前文化のためか「自分の本心」と「社会的に良いとされる言動」とを分けて考えてしまうのです
もう限界…仕事を辞めて休みたい
でも会社組織の一員としては働き続けるべきだよね
日本人の協調性を作っている美徳でもありますが
悪いほうへ作用して心を壊してしまっては
元も子もないからなぁ…

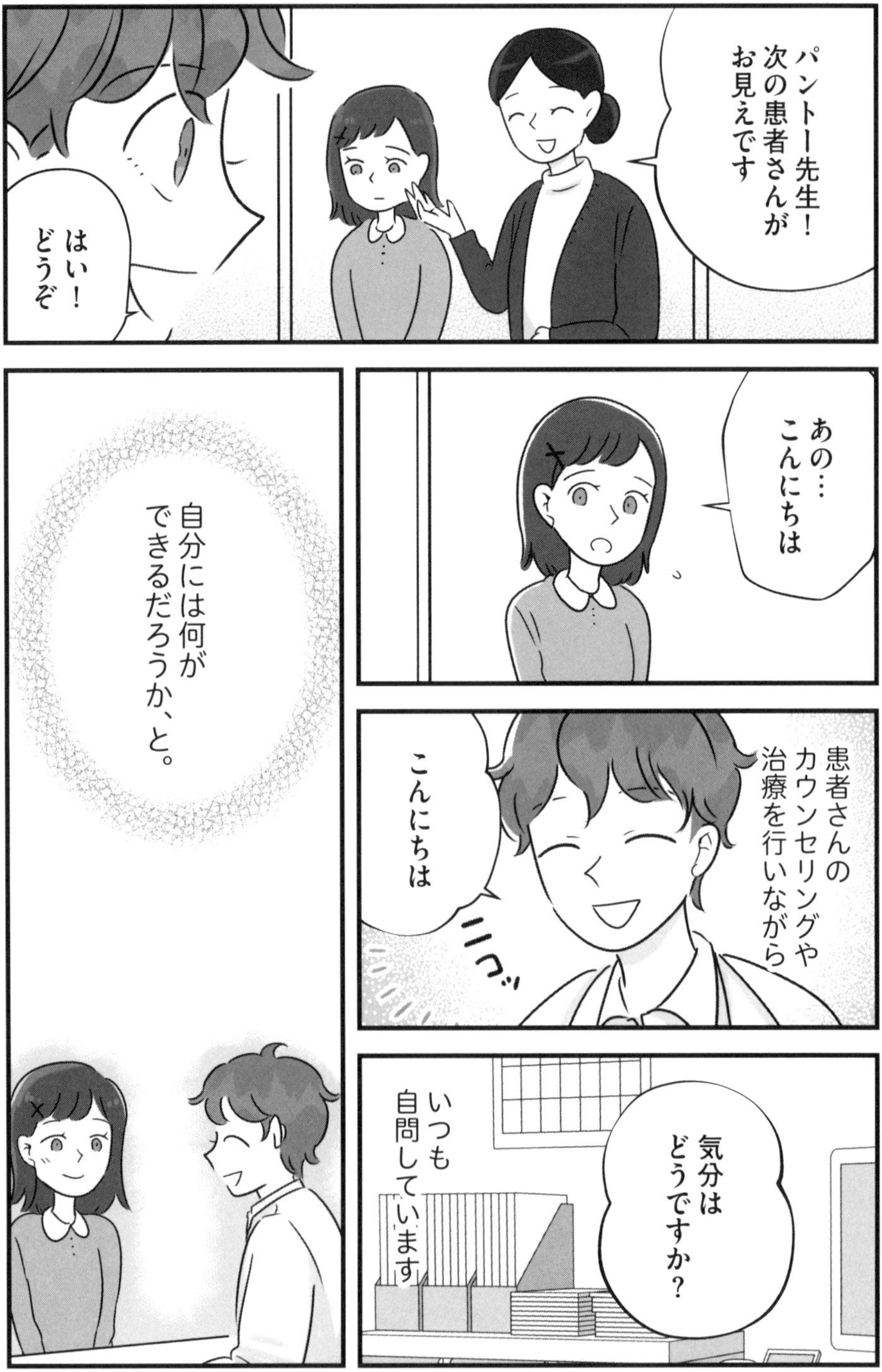
パントー先生！
次の患者さんが
お見えです
はい！
どうぞ
あの…
こんにちは
患者さんの
カウンセリングや
治療を行いながら
こんにちは
ニコッ
気分は
どうですか？
いつも
自問しています
自分には何が
できるだろうか、と。

日本人の心の傾向

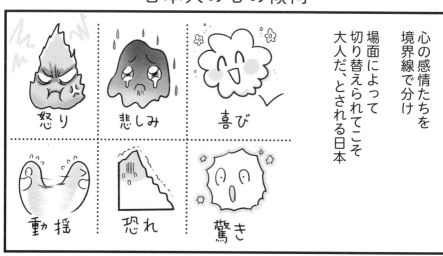

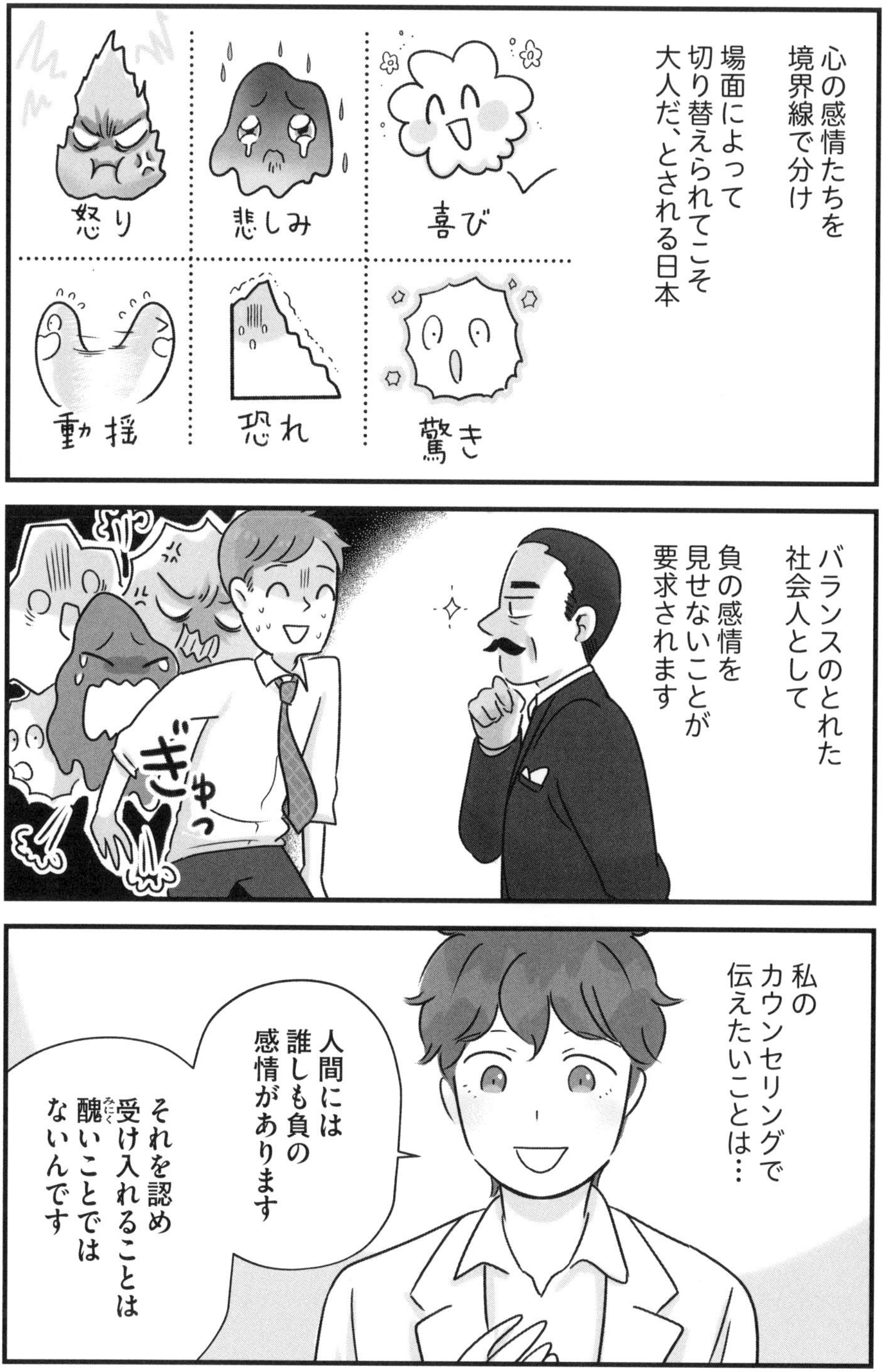
心の感情たちを境界線で分け場面によって切り替えられてこそ大人だ、とされる日本
喜び
悲しみ
怒り
驚き
恐れ
動揺
バランスのとれた社会人として負の感情を見せないことが要求されます
ぎゅっ
私のカウンセリングで伝えたいことは…
人間には誰しも負の感情があります
それを認め受け入れることは醜《みにく》いことではないんです

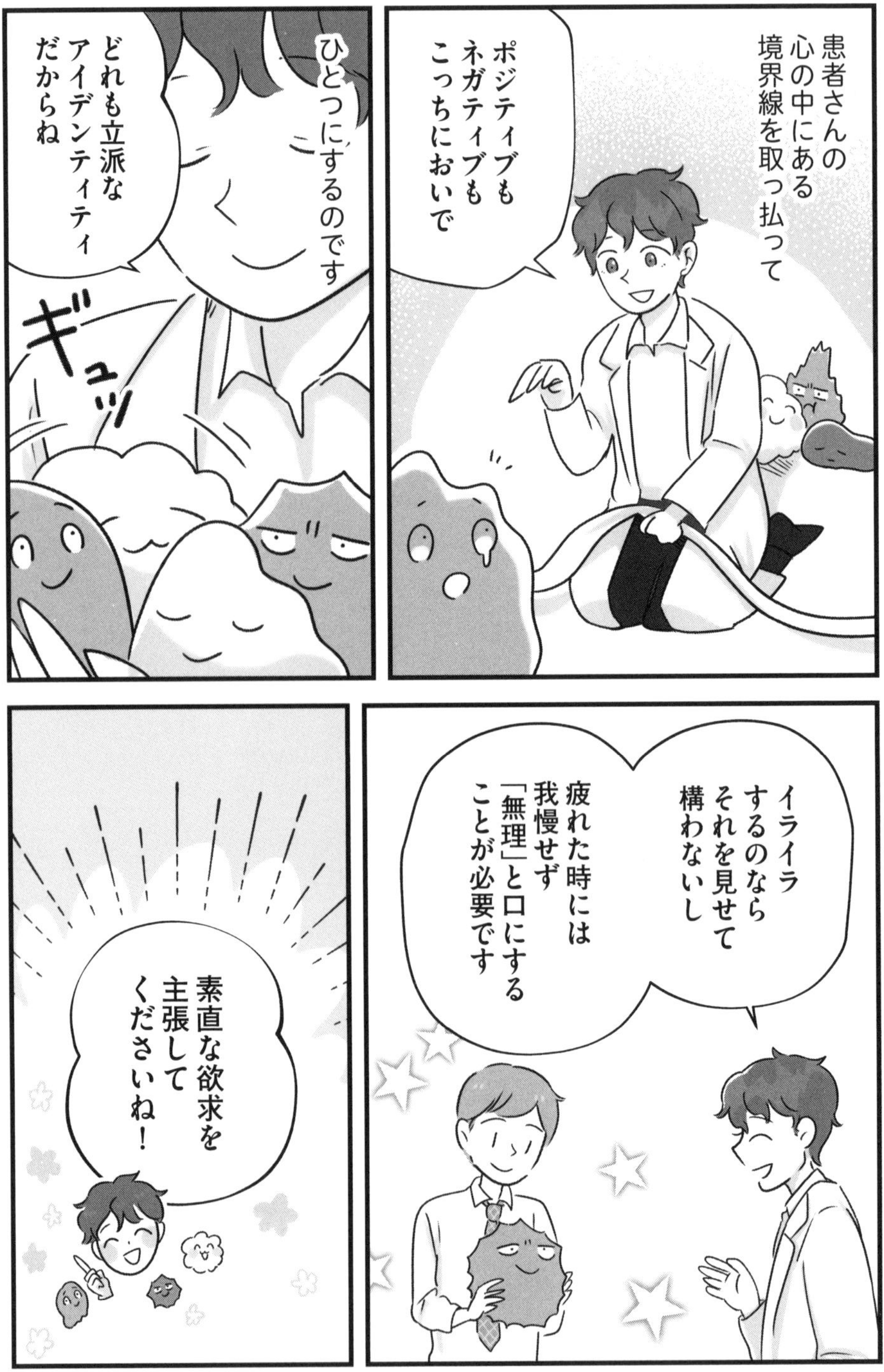
患者さんの心の中にある境界線を取っ払って
ポジティブもネガティブもこっちにおいで
ひとつにするのです
どれも立派なアイデンティティだからね
ギュッ
イライラするのならそれを見せて構わないし
疲れた時には我慢せず「無理」と口にすることが必要です
素直な欲求を主張してくださいね！

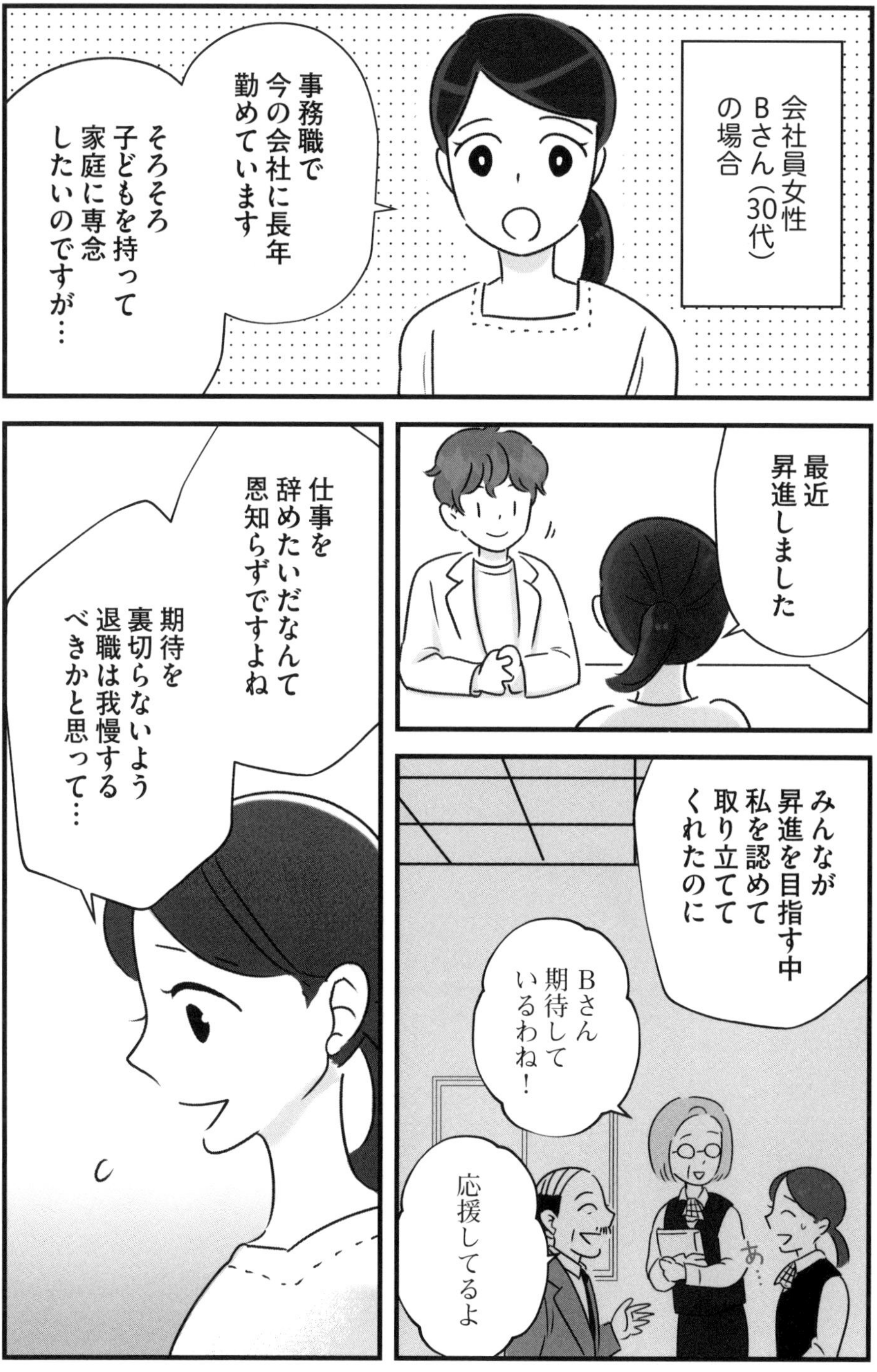
会社員女性 Bさん（30代）の場合
事務職で今の会社に長年勤めています
そろそろ子どもを持って家庭に専念したいのですが…
最近昇進しました
みんなが昇進を目指す中私を認めて取り立ててくれたのに
Bさん期待しているわね！
応援してるよ
あ…
仕事を辞めたいだなんて恩知らずですよね
期待を裏切らないよう退職は我慢するべきかと思って…

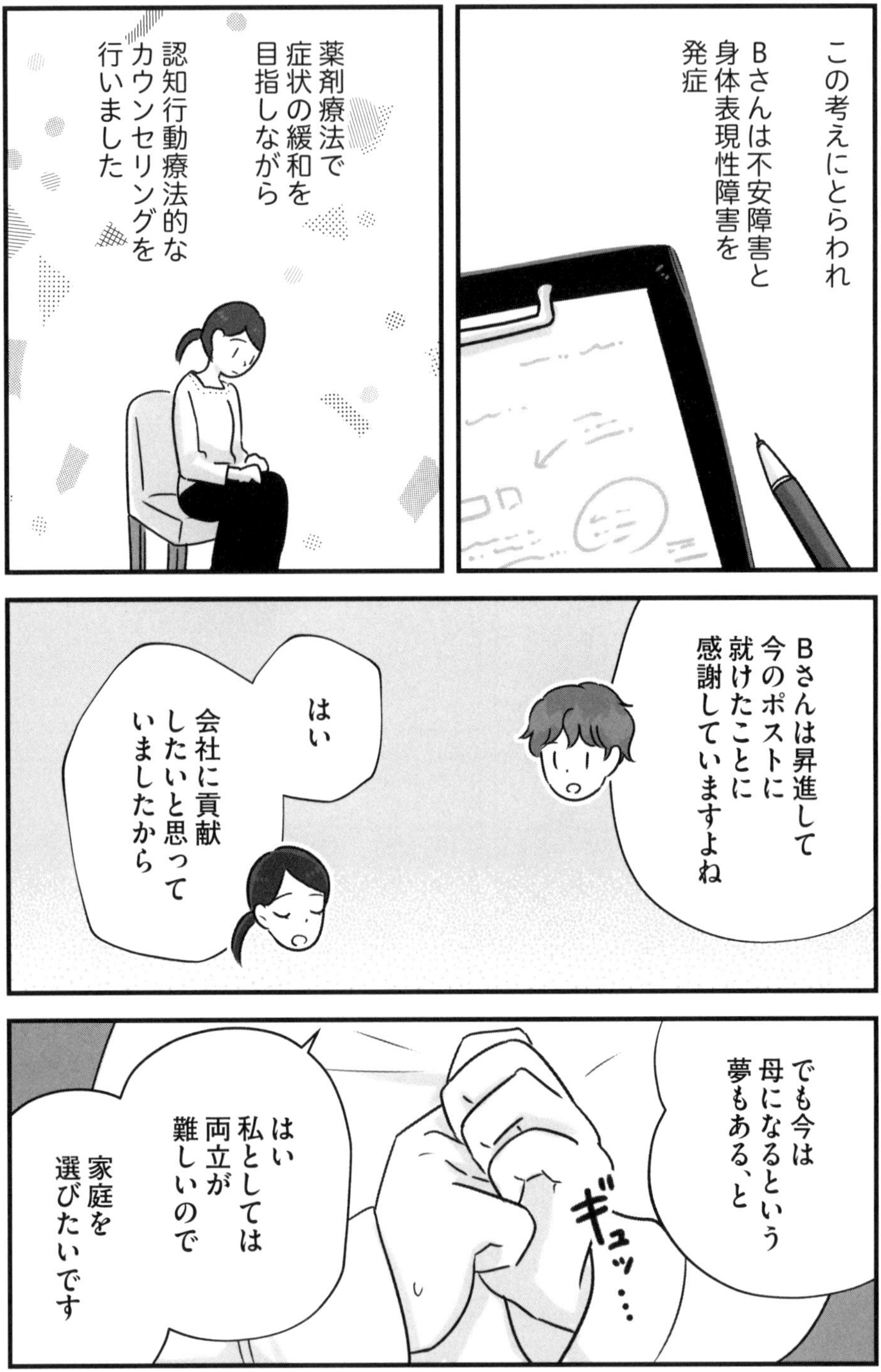
この考えにとらわれ
Bさんは不安障害と
身体表現性障害を
発症
薬剤療法で
症状の緩和を
目指しながら
認知行動療法的な
カウンセリングを
行いました
Bさんは昇進して
今のポストに
就けたことに
感謝していますよね
はい
会社に貢献
したいと思って
いましたから
でも今は
母になるという
夢もある、と
ギュッ…
はい
私としては
両立が
難しいので
家庭を
選びたいです

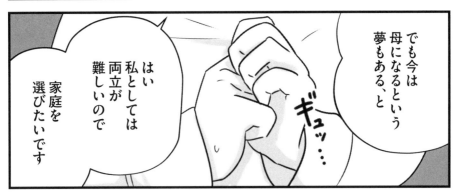

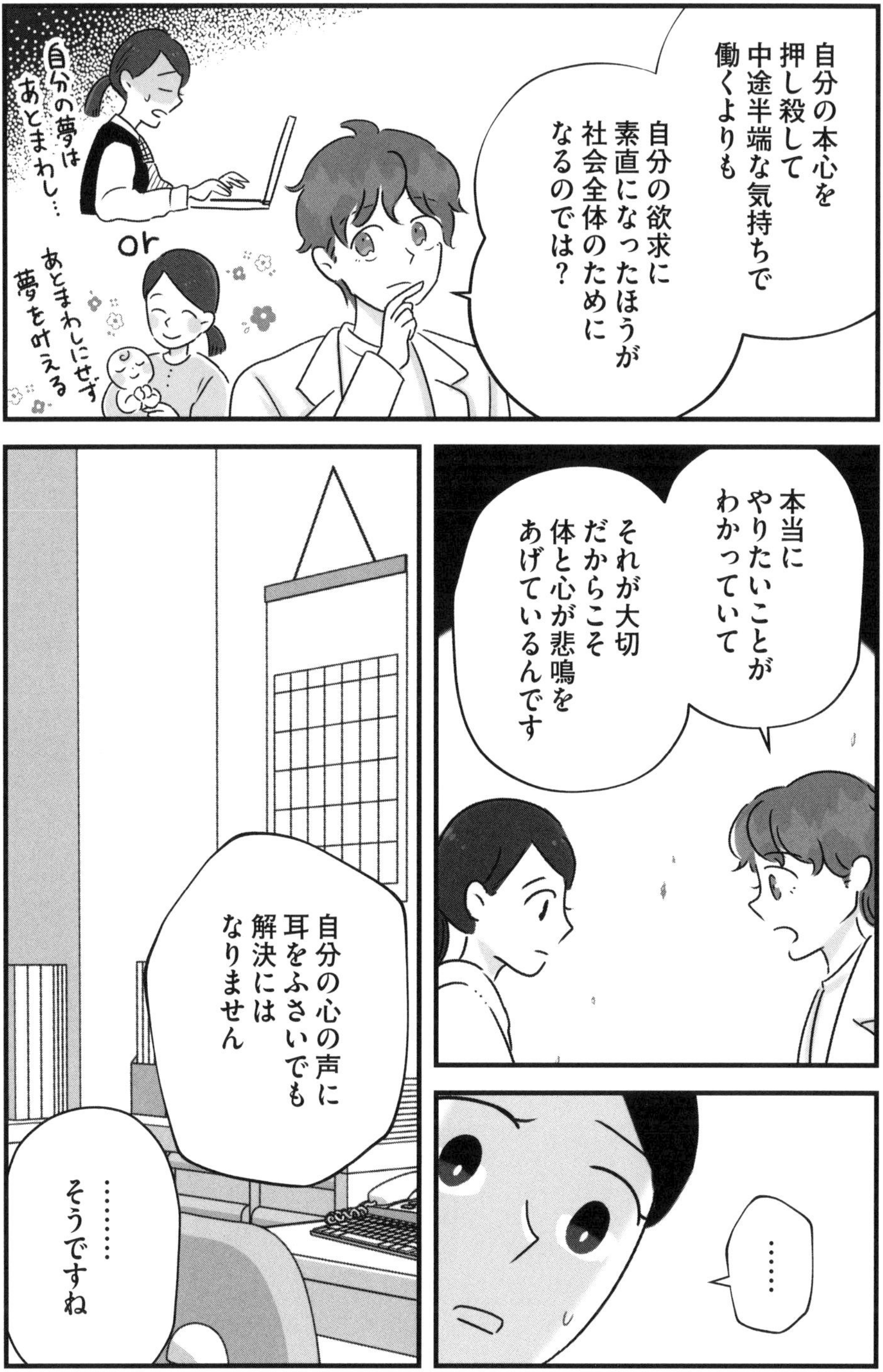
自分の本心を
押し殺して
中途半端な気持ちで
働くよりも
自分の欲求に
素直になったほうが
社会全体のために
なるのでは？
自分の夢は
あとまわし…
or
あとまわしにせず
夢を叶える
本当に
やりたいことが
わかっていて
それが大切
だからこそ
体と心が悲鳴を
あげているんです
自分の心の声に
耳をふさいでも
解決には
なりません
……
……
そうですね

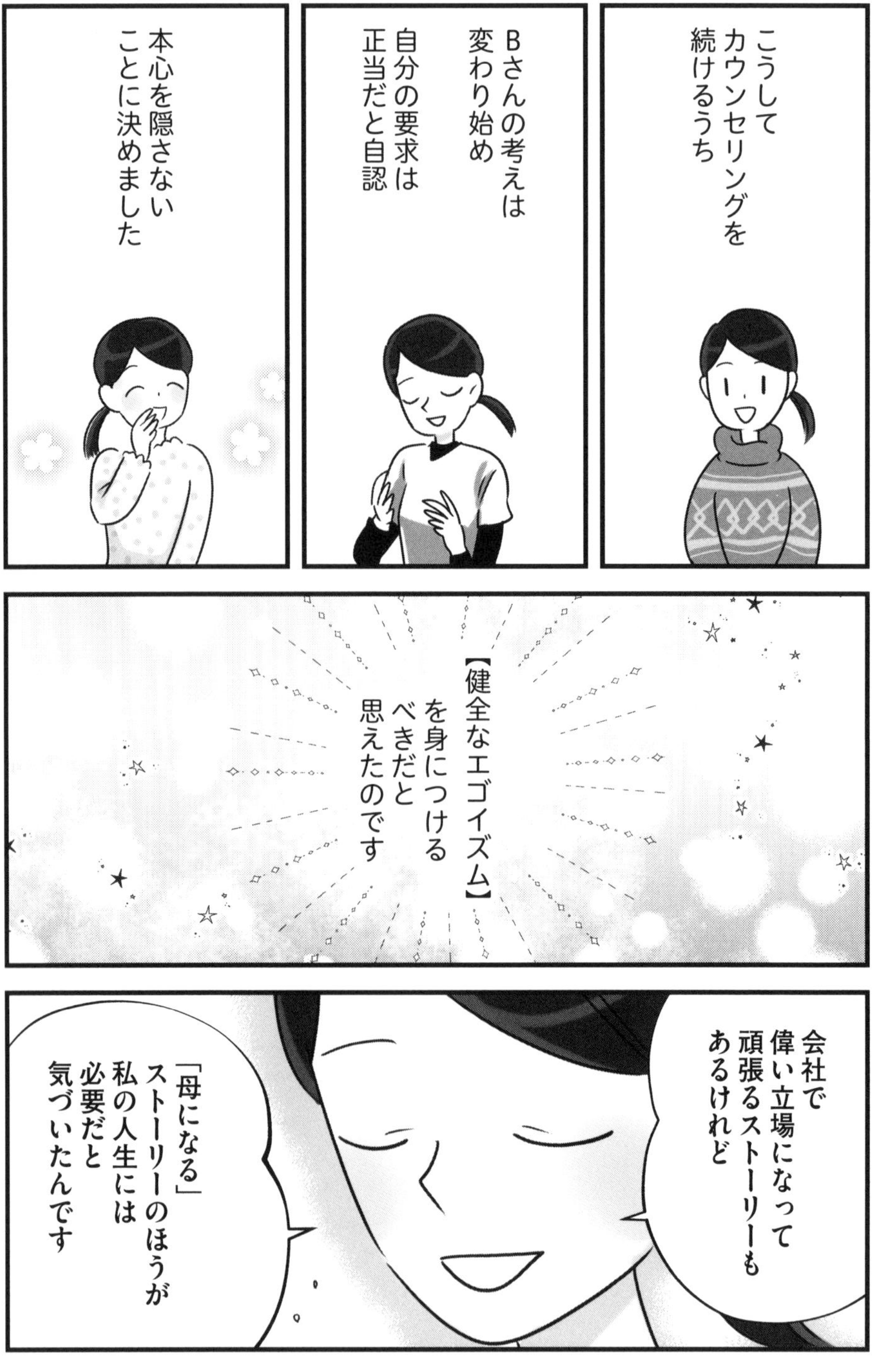
こうしてカウンセリングを続けるうち
Bさんの考えは変わり始め自分の要求は正当だと自認
本心を隠さないことに決めました
【健全なエゴイズム】を身につけるべきだと思えたのです
会社で偉い立場になって頑張るストーリーもあるけれど
「母になる」ストーリーのほうが私の人生には必要だと気づいたんです

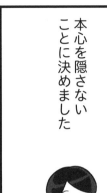

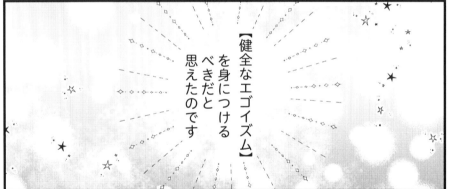

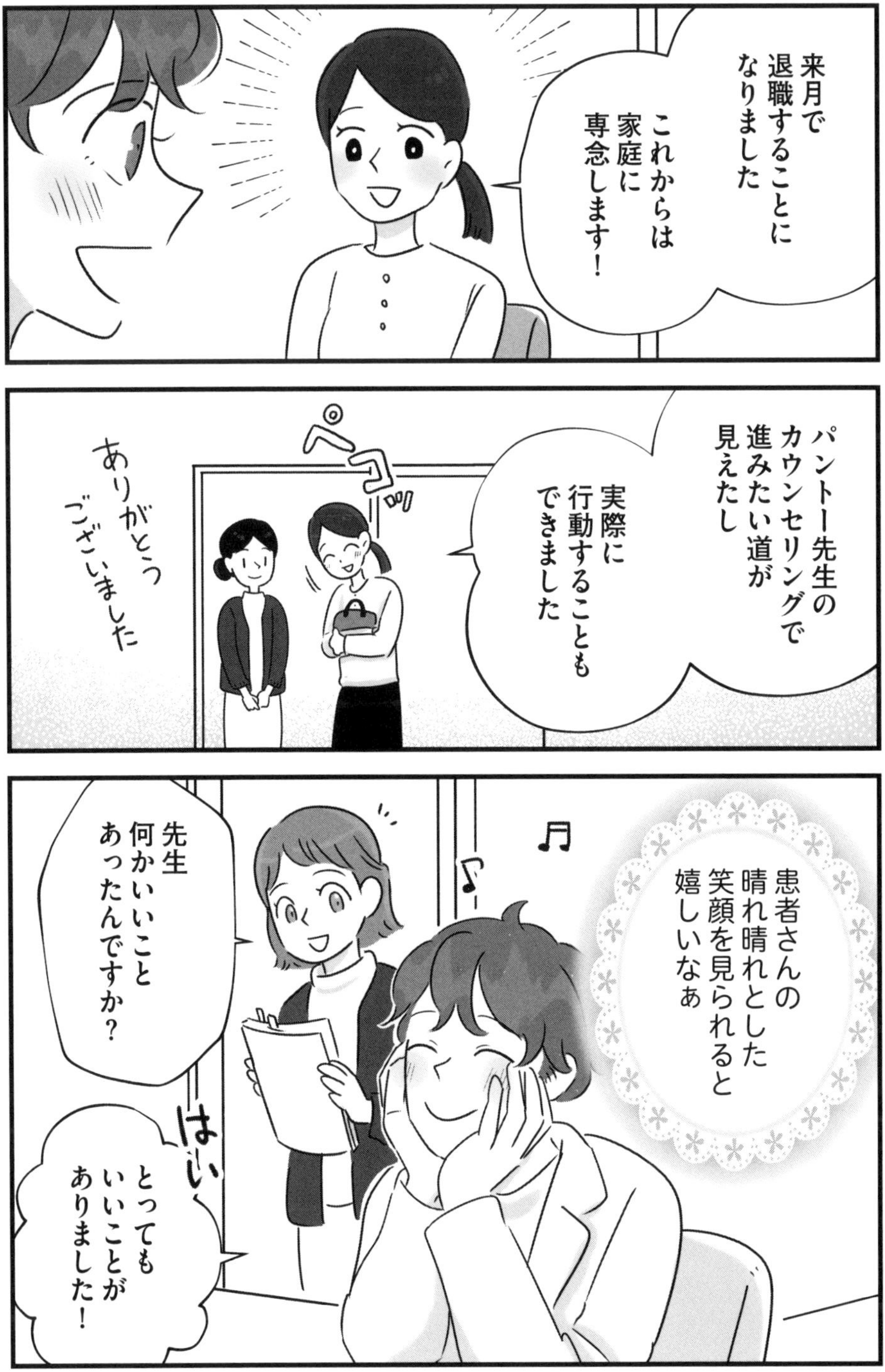
来月で退職することになりました
これからは家庭に専念します！
パントー先生のカウンセリングで進みたい道が見えたし
実際に行動することもできました
ペコッ
ありがとうございました
患者さんの晴れ晴れとした笑顔を見られると嬉しいなぁ
先生何かいいことあったんですか？
はい
とってもいいことがありました！

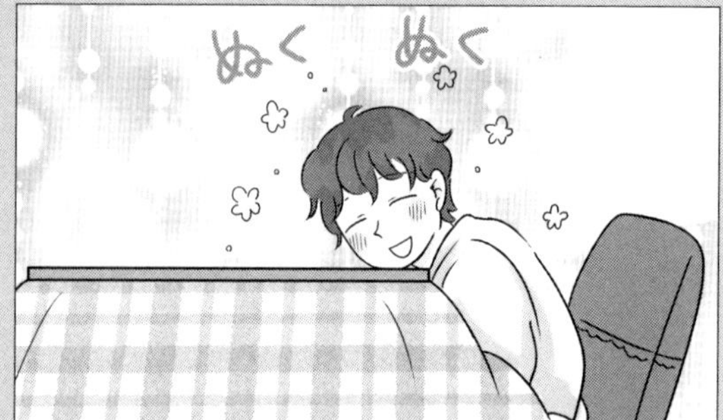
ぬく　ぬく

5章

心の解放へ

Verso un cuore libero

ポジティブのバランス

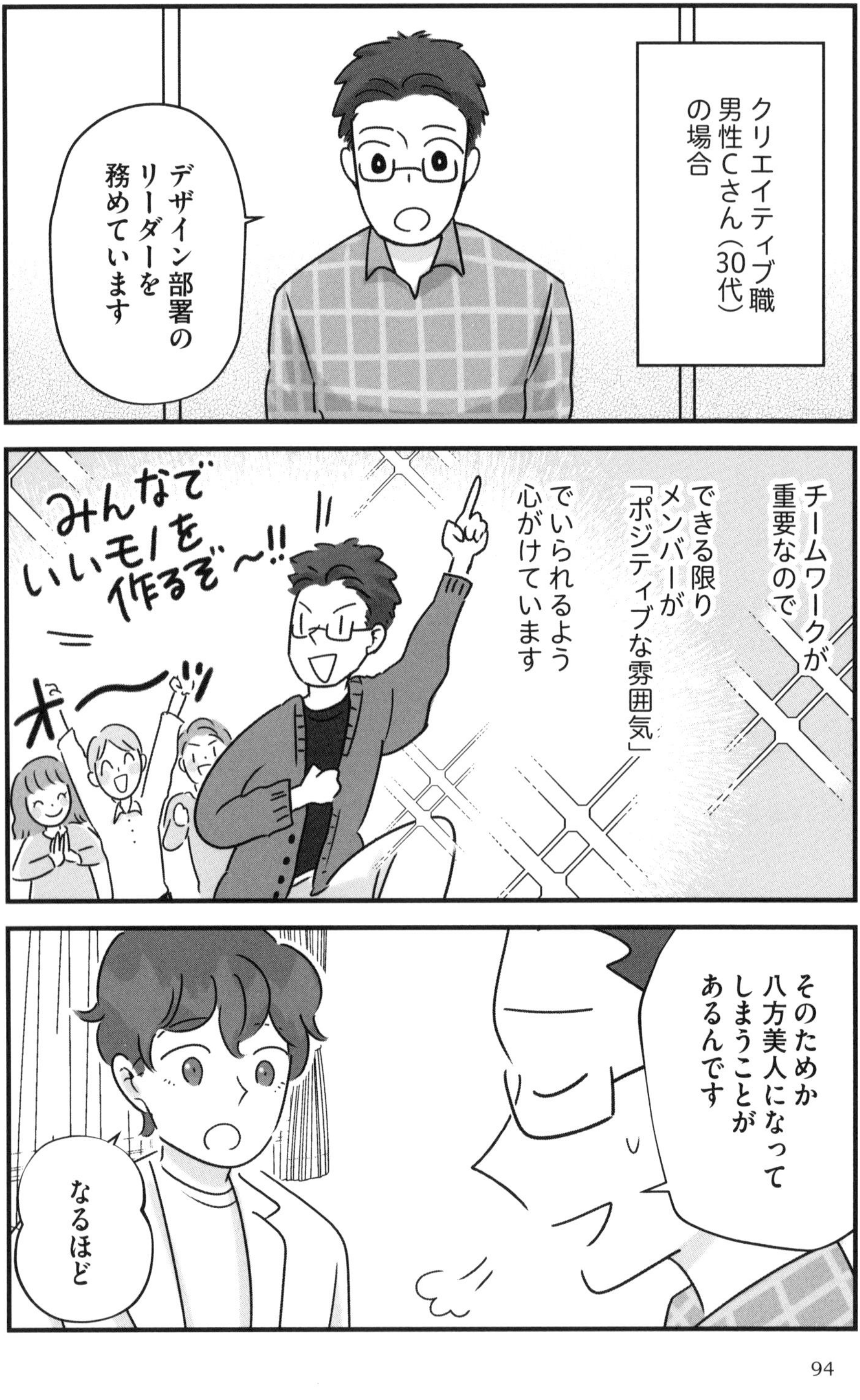
クリエイティブ職
男性Cさん（30代）
の場合
デザイン部署の
リーダーを
務めています
チームワークが
重要なので
できる限り
メンバーが
「ポジティブな雰囲気」
でいられるよう
心がけています
みんなで
いいモノを
作るぞ〜!!
オ〜ッ
そのためか
八方美人になって
しまうことが
あるんです
なるほど

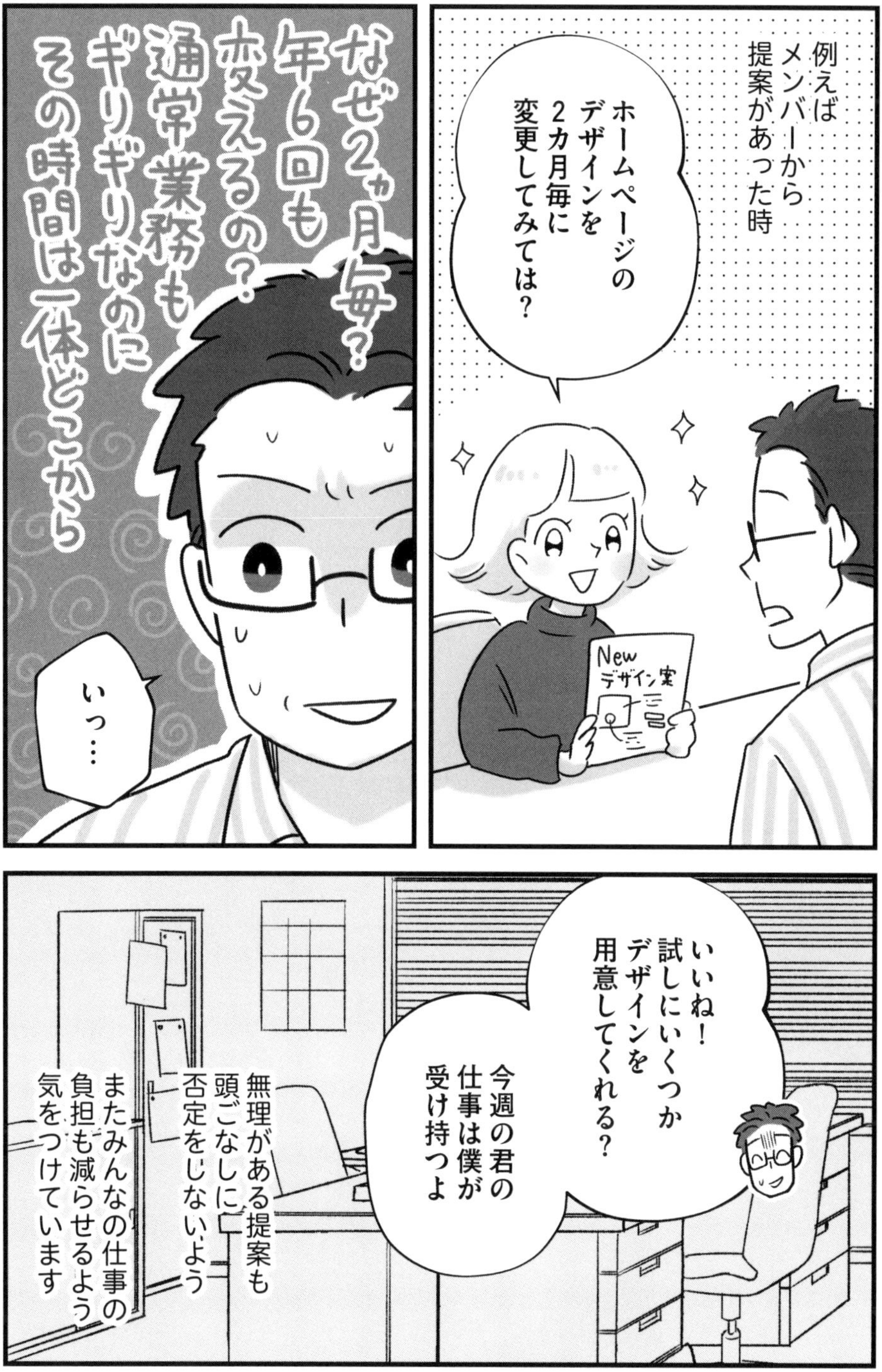
例えば
メンバーから
提案があった時
ホームページのデザインを2カ月毎に変更してみては？
New
デザイン案
なぜ2ヵ月毎？
年6回も
変えるの？
通常業務も
ギリギリなのに
その時間は一体どこから
いっ…
いいね！試しにいくつかデザインを用意してくれる？
今週の君の仕事は僕が受け持つよ
無理がある提案も
頭ごなしに
否定をしないよう
またみんなの仕事の
負担も減らせるよう
気をつけています

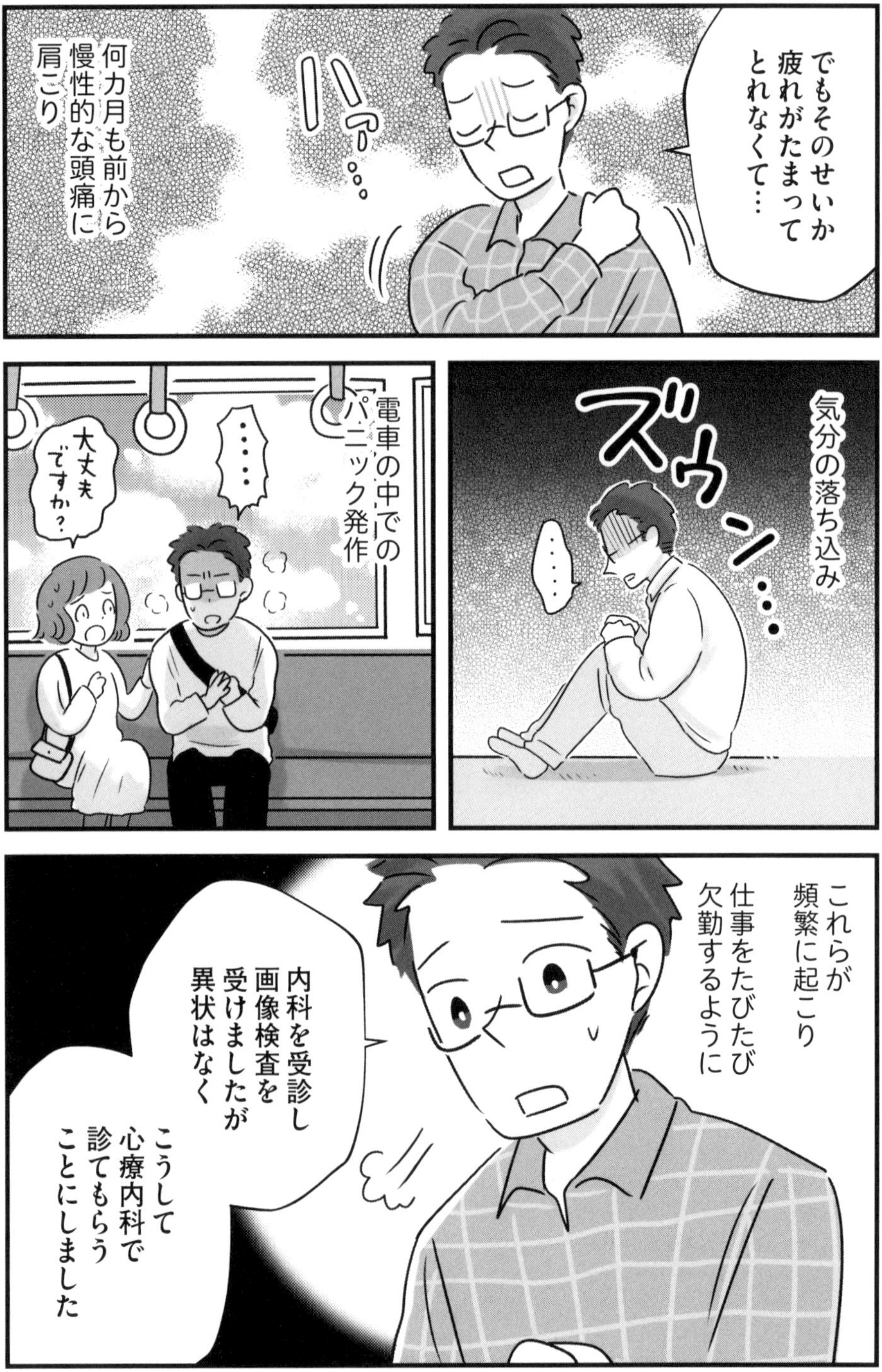

でもそのせいか疲れがたまってとれなくて…
ハァ…
何カ月も前から慢性的な頭痛に肩こり
気分の落ち込み
ズゥン…
……
電車の中でのパニック発作
……
大丈夫ですか？
これらが頻繁に起こり仕事をたびたび欠勤するように
内科を受診し画像検査を受けましたが異状はなく
こうして心療内科で診てもらうことにしました

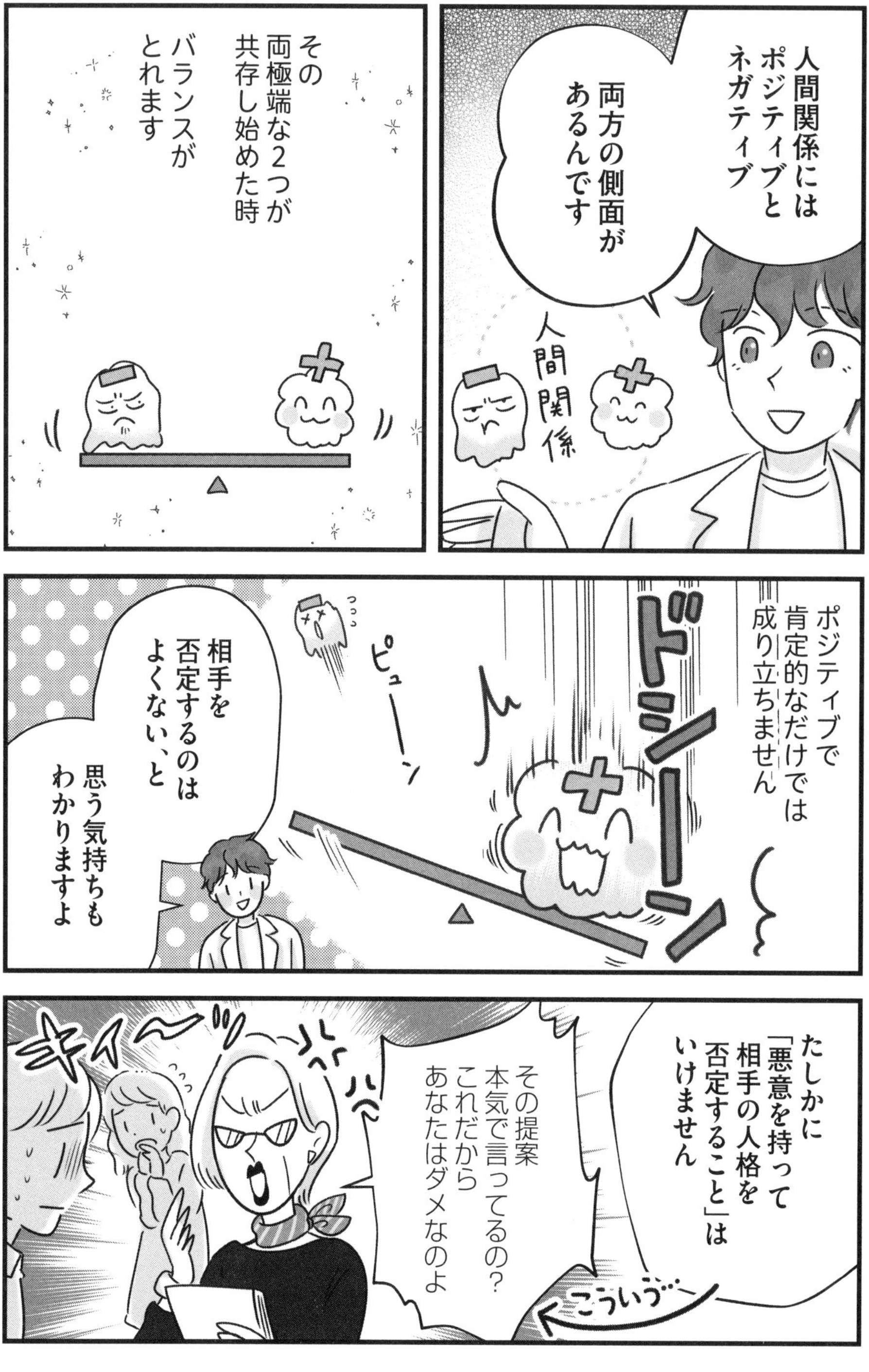
人間関係にはポジティブとネガティブ
両方の側面があるんです
人間関係
その両極端な2つが共存し始めた時
バランスがとれます
ポジティブで肯定的なだけでは成り立ちません
ドシーーン
ピューン
相手を否定するのはよくない、と
思う気持ちもわかりますよ
たしかに「悪意を持って相手の人格を否定すること」はいけません
こういう…
その提案本気で言ってるの？これだからあなたはダメなのよ
キィ〜ッ

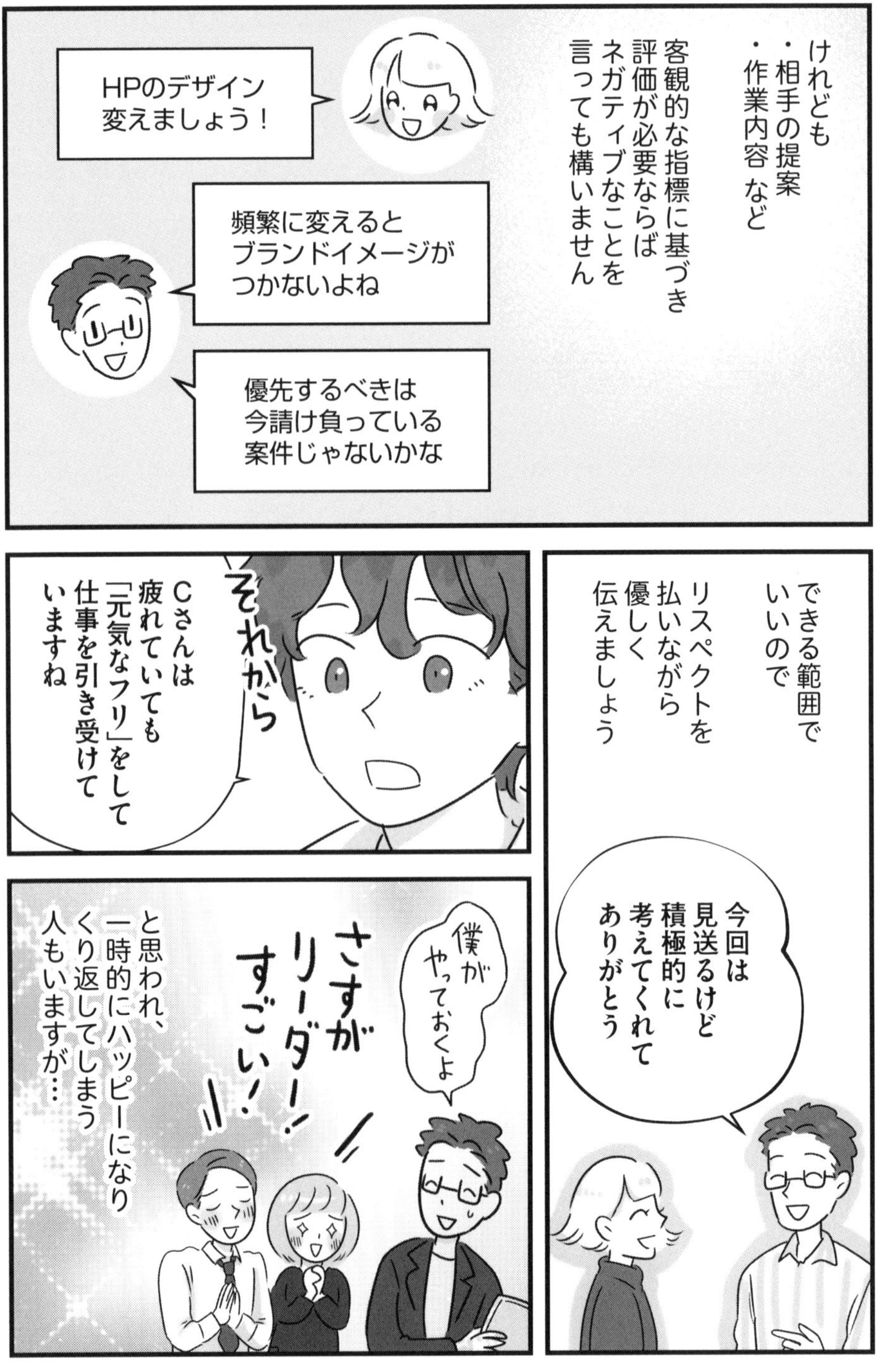
けれども
・相手の提案
・作業内容 など
客観的な指標に基づき
評価が必要ならば
ネガティブなことを
言っても構いません
HPのデザイン変えましょう！
頻繁に変えるとブランドイメージがつかないよね
優先するべきは今請け負っている案件じゃないかな
できる範囲でいいので
リスペクトを払いながら
優しく伝えましょう
今回は見送るけど積極的に考えてくれてありがとう
それから
Cさんは疲れていても「元気なフリ」をして仕事を引き受けていますね
僕がやっておくよ
さすがリーダー！すごい！
と思われ、一時的にハッピーになりくり返してしまう人もいますが…

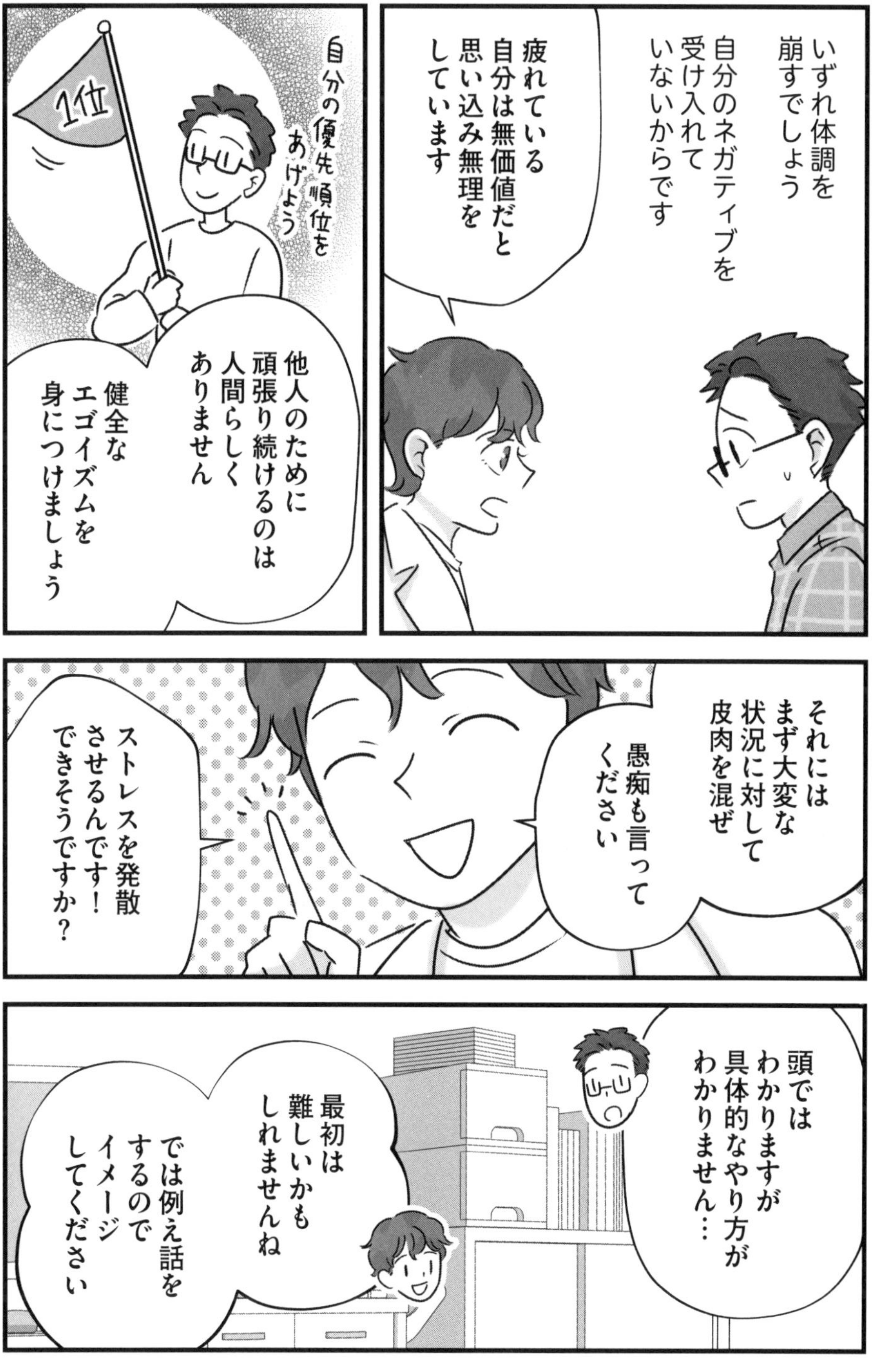
いずれ体調を崩すでしょう
自分のネガティブを受け入れていないからです
疲れている自分は無価値だと思い込み無理をしています
自分の優先順位をあげよう
1位
他人のために頑張り続けるのは人間らしくありません
健全なエゴイズムを身につけましょう
それにはまず大変な状況に対して皮肉を混ぜ
愚痴も言ってください
ストレスを発散させるんです！できそうですか？
頭ではわかりますが具体的なやり方がわかりません…
最初は難しいかもしれませんね
では例え話をするのでイメージしてください

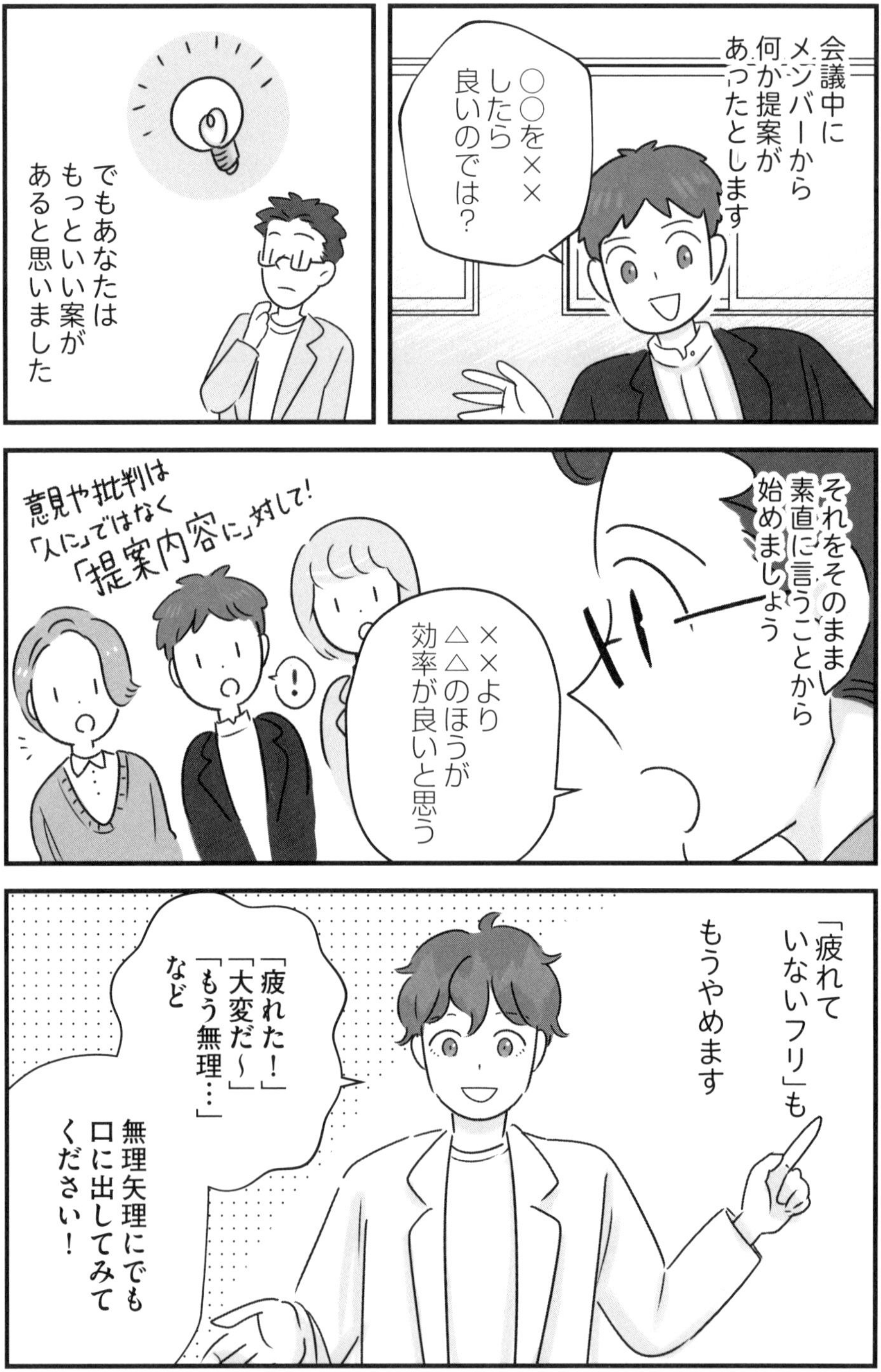
会議中にメンバーから何か提案があったとします
○○を××したら良いのでは？
でもあなたはもっといい案があると思いました
それをそのまま素直に言うことから始めましょう
××より△△のほうが効率が良いと思う
!
意見や批判は「人に」ではなく「提案内容に」対して！
「疲れていないフリ」ももうやめます
「疲れた！」「大変だ～」「もう無理…」など
無理矢理にでも口に出してみてください！

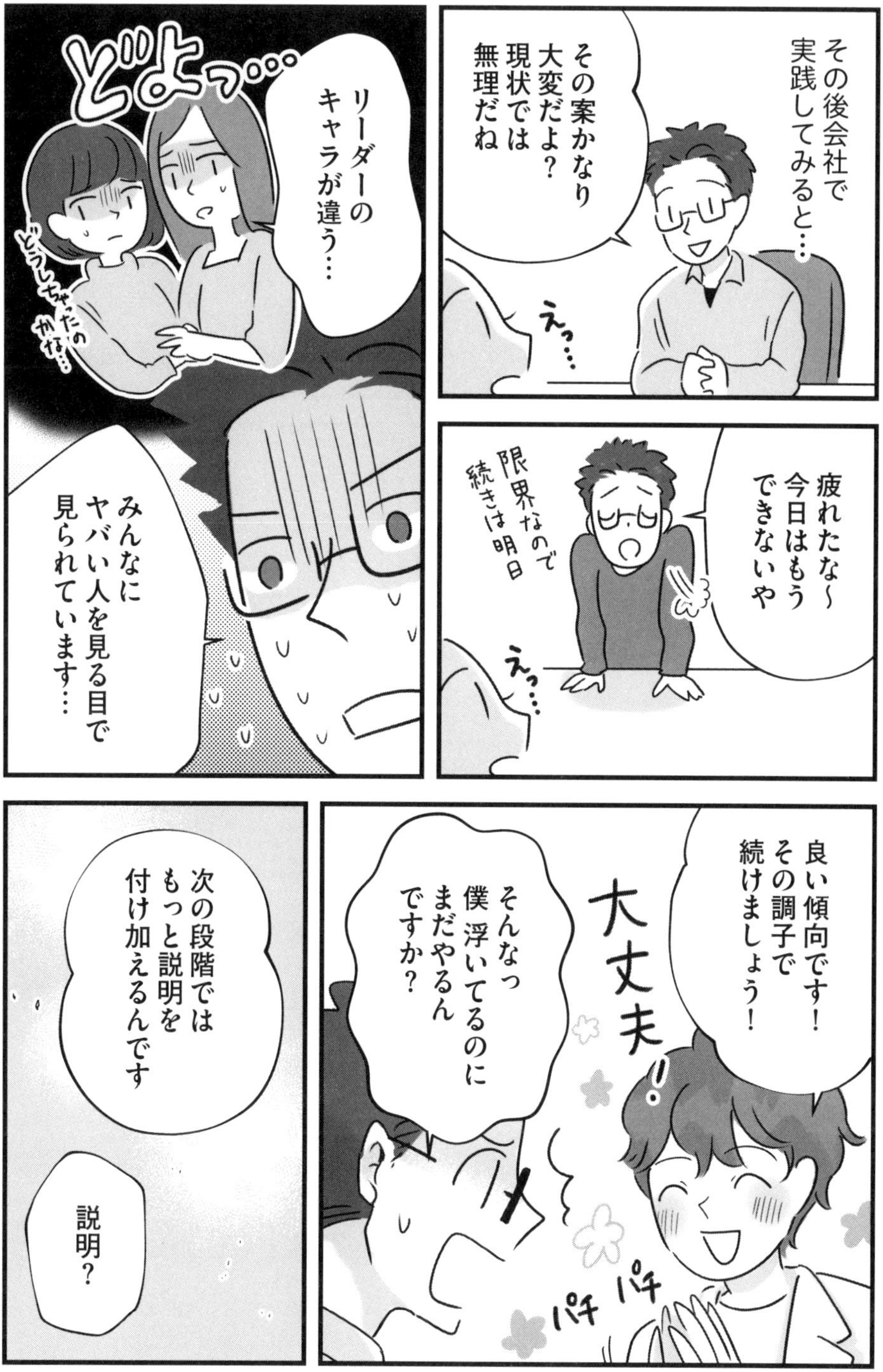
その後会社で実践してみると…
その案かなり大変だよ？現状では無理だね
えっ…
疲れたな〜今日はもうできないや
限界なので続きは明日
えっ…
どよっ…
リーダーのキャラが違う…
どうしちゃったのかな…
みんなにヤバい人を見る目で見られています…
良い傾向です！その調子で続けましょう！
大丈夫！
そんなっ僕浮いてるのにまだやるんですか？
パチ パチ
次の段階ではもっと説明を付け加えるんです
説明？

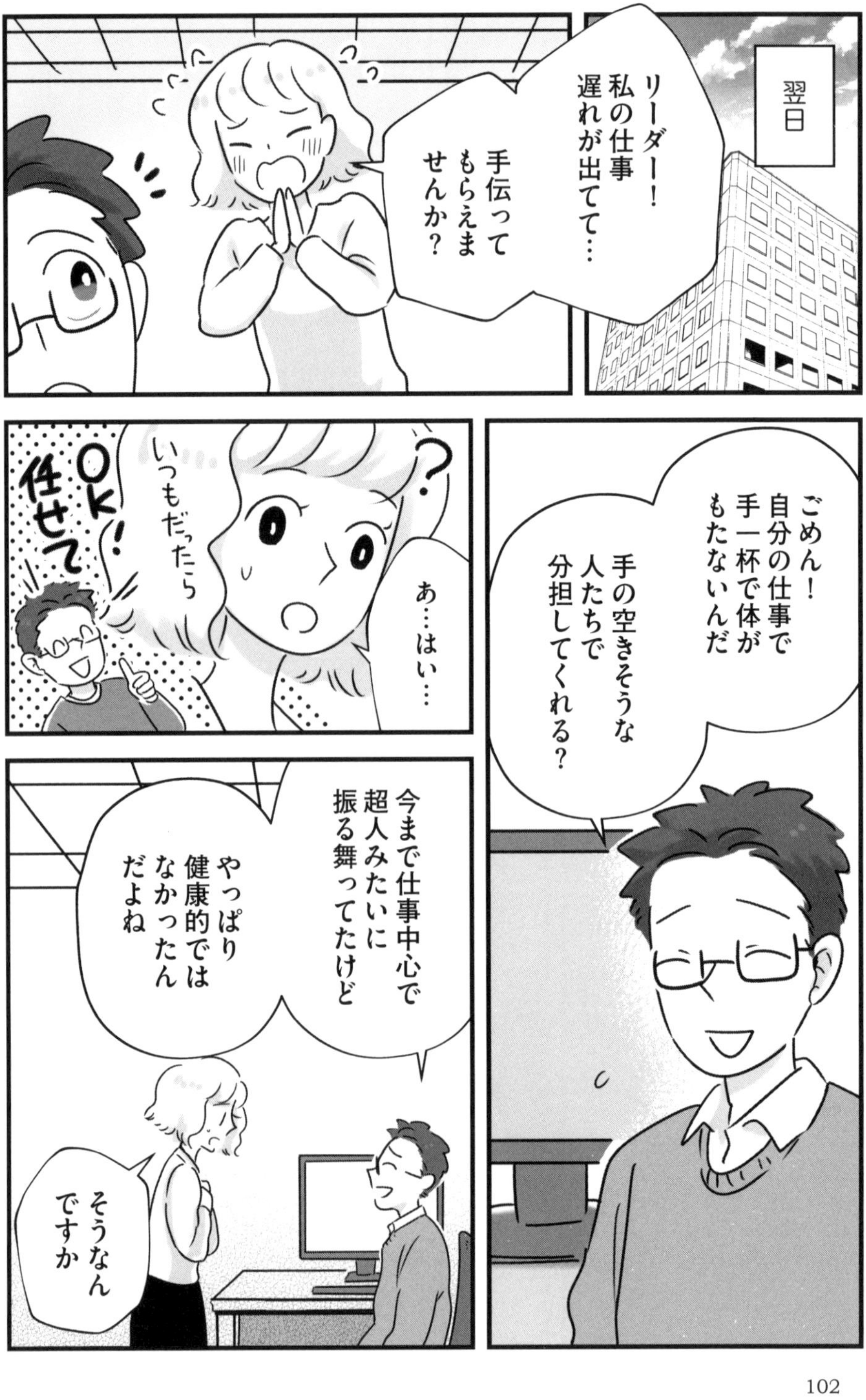
翌日
リーダー！私の仕事遅れが出てて…
手伝ってもらえませんか？
ごめん！自分の仕事で手一杯で体がもたないんだ
手の空きそうな人たちで分担してくれる？
あ…はい…
いつもだったら
OK！任せて
今まで仕事中心で超人みたいに振る舞ってたけど
やっぱり健康的ではなかったんだよね
そうなんですか

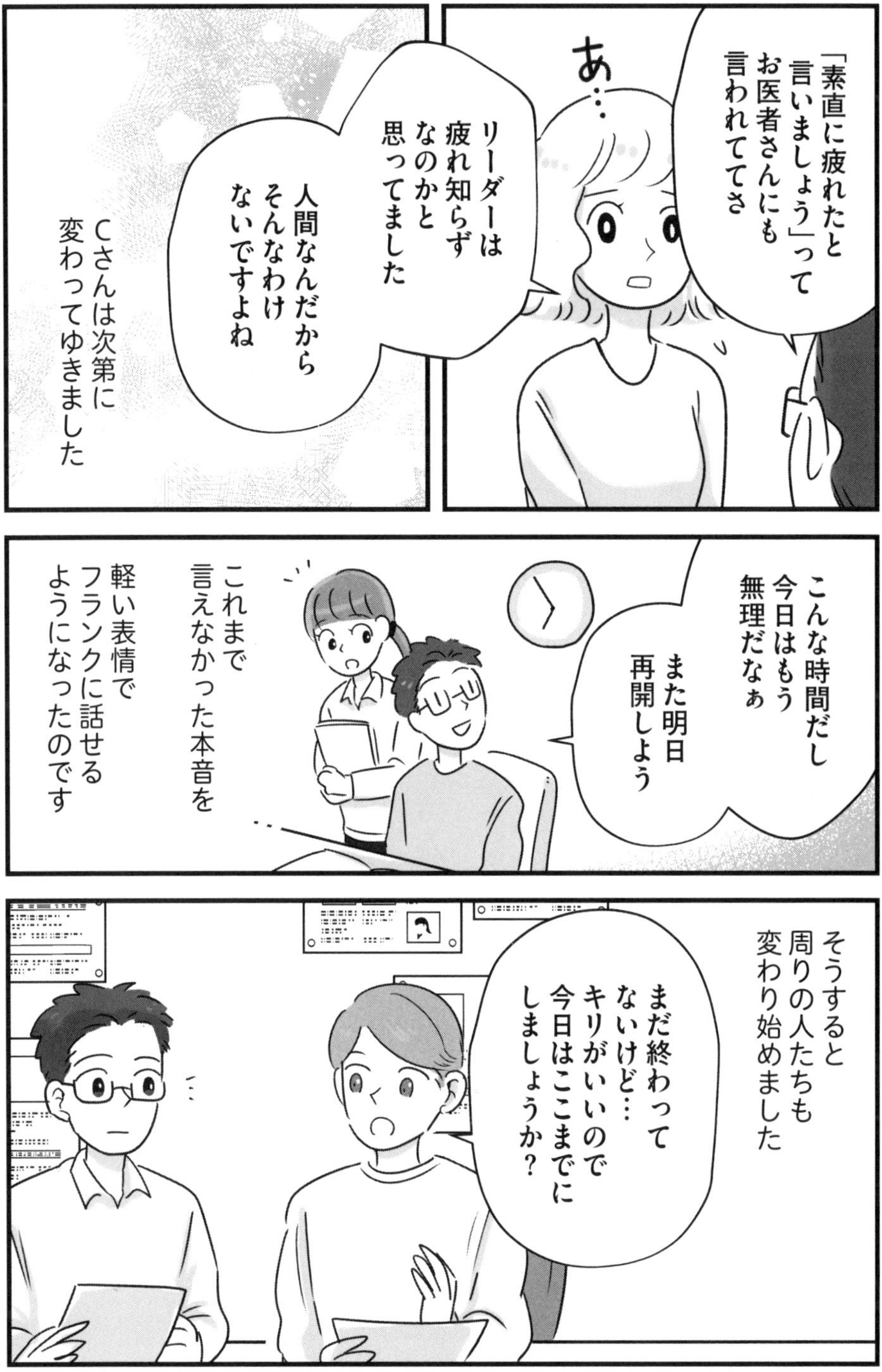
「素直に疲れたと言いましょう」ってお医者さんにも言われててさ
あ…
リーダーは疲れ知らずなのかと思ってました
人間なんだからそんなわけないですよね
Cさんは次第に変わってゆきました
こんな時間だし今日はもう無理だなぁ
また明日再開しよう
これまで言えなかった本音を軽い表情でフランクに話せるようになったのです
そうすると周りの人たちも変わり始めました
まだ終わってないけど…キリがいいので今日はここまでにしましょうか？

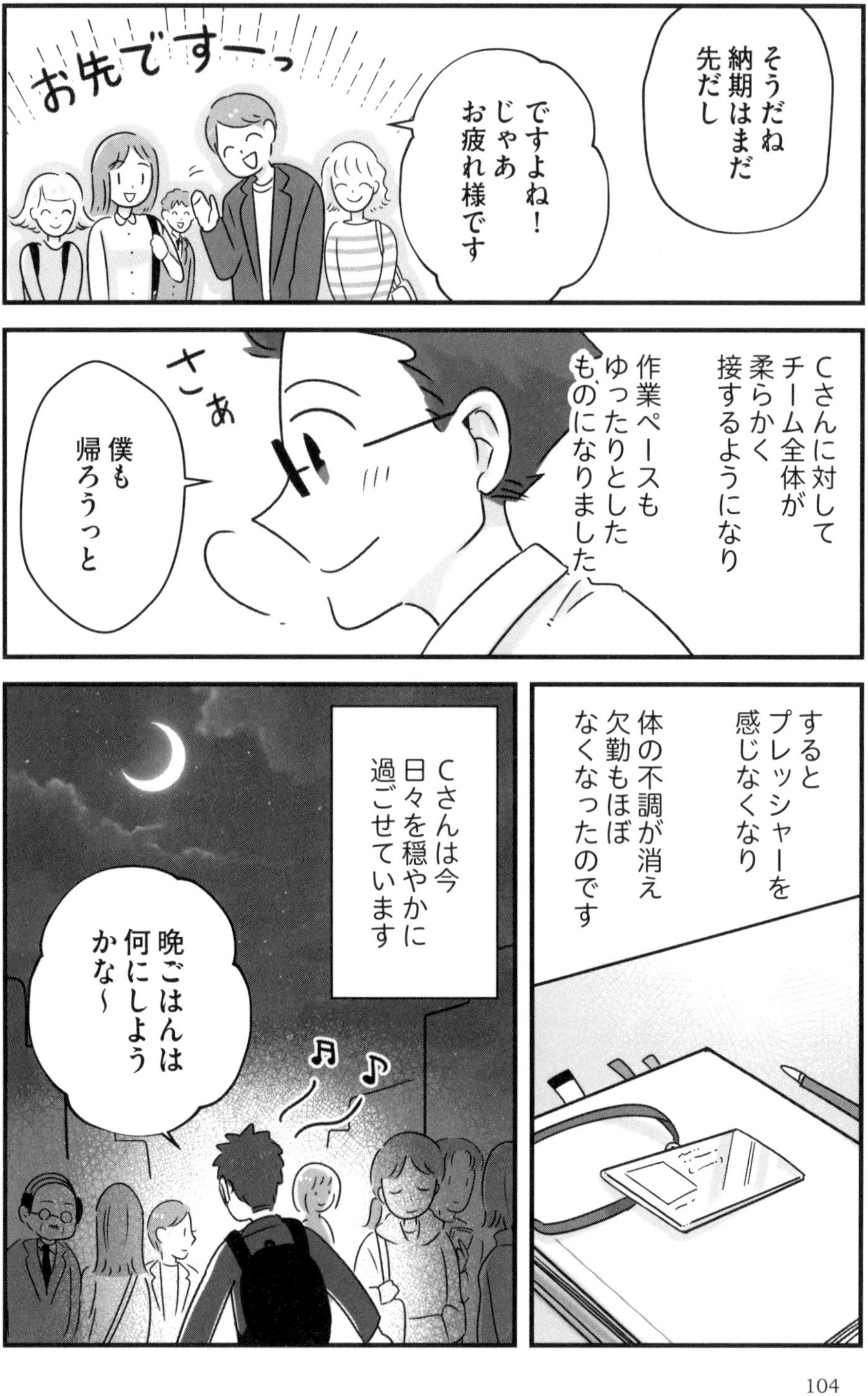
そうだね納期はまだ先だし
ですよね！じゃあお疲れ様です
お先ですーっ
Cさんに対してチーム全体が柔らかく接するようになり作業ペースもゆったりとしたものになりました
さぁ
僕も帰ろうっと
するとプレッシャーを感じなくなり体の不調が消え欠勤もほぼなくなったのです
Cさんは今日々を穏やかに過ごせています
晩ごはんは何にしようかな～

自分を知る練習

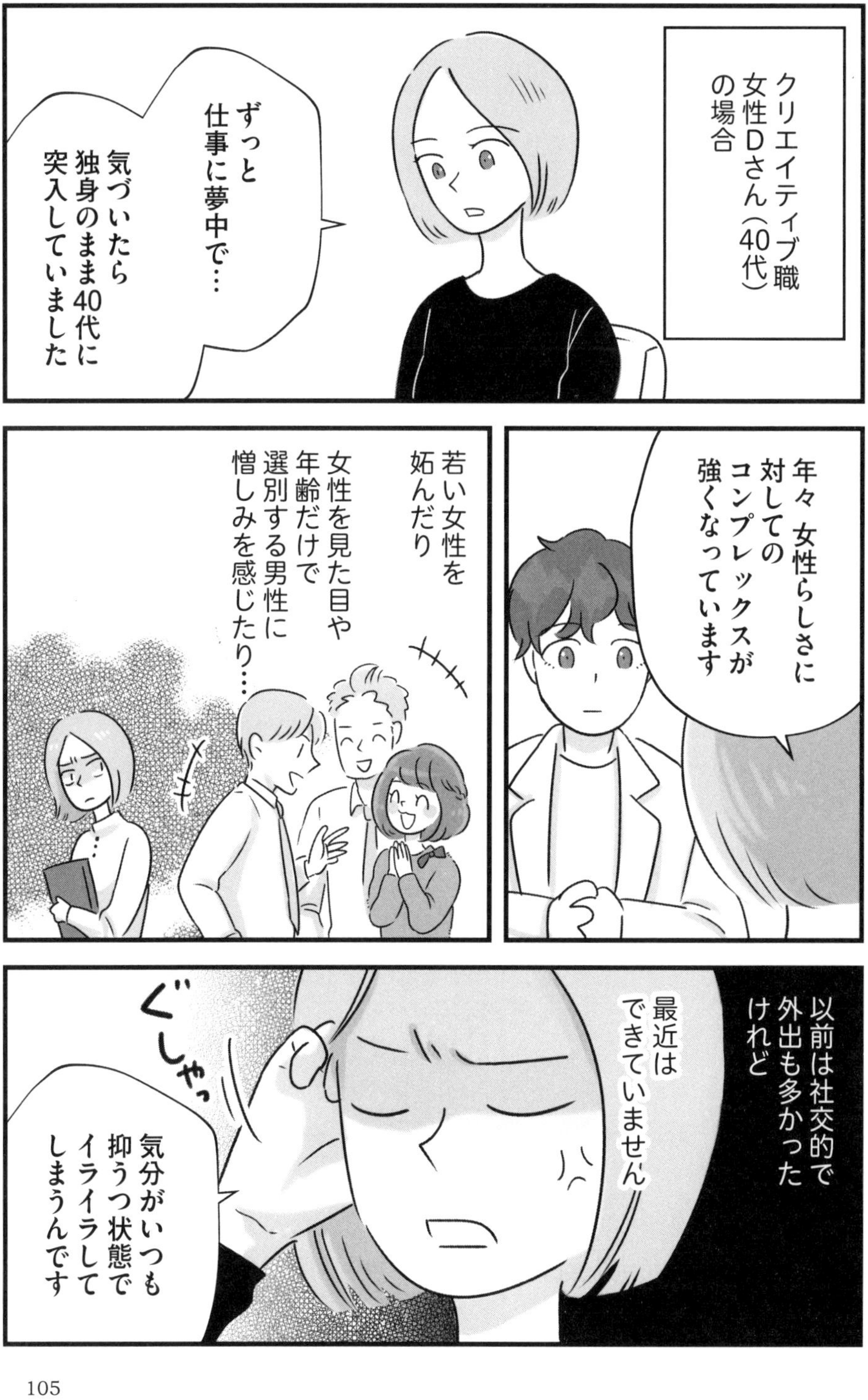
クリエイティブ職女性Dさん（40代）の場合
ずっと仕事に夢中で…
気づいたら独身のまま40代に突入していました
年々 女性らしさに対してのコンプレックスが強くなっています
若い女性を妬んだり
女性を見た目や年齢だけで選別する男性に憎しみを感じたり…
以前は社交的で外出も多かったけれど
最近はできていません
ぐしゃっ
気分がいつも抑うつ状態でイライラしてしまうんです

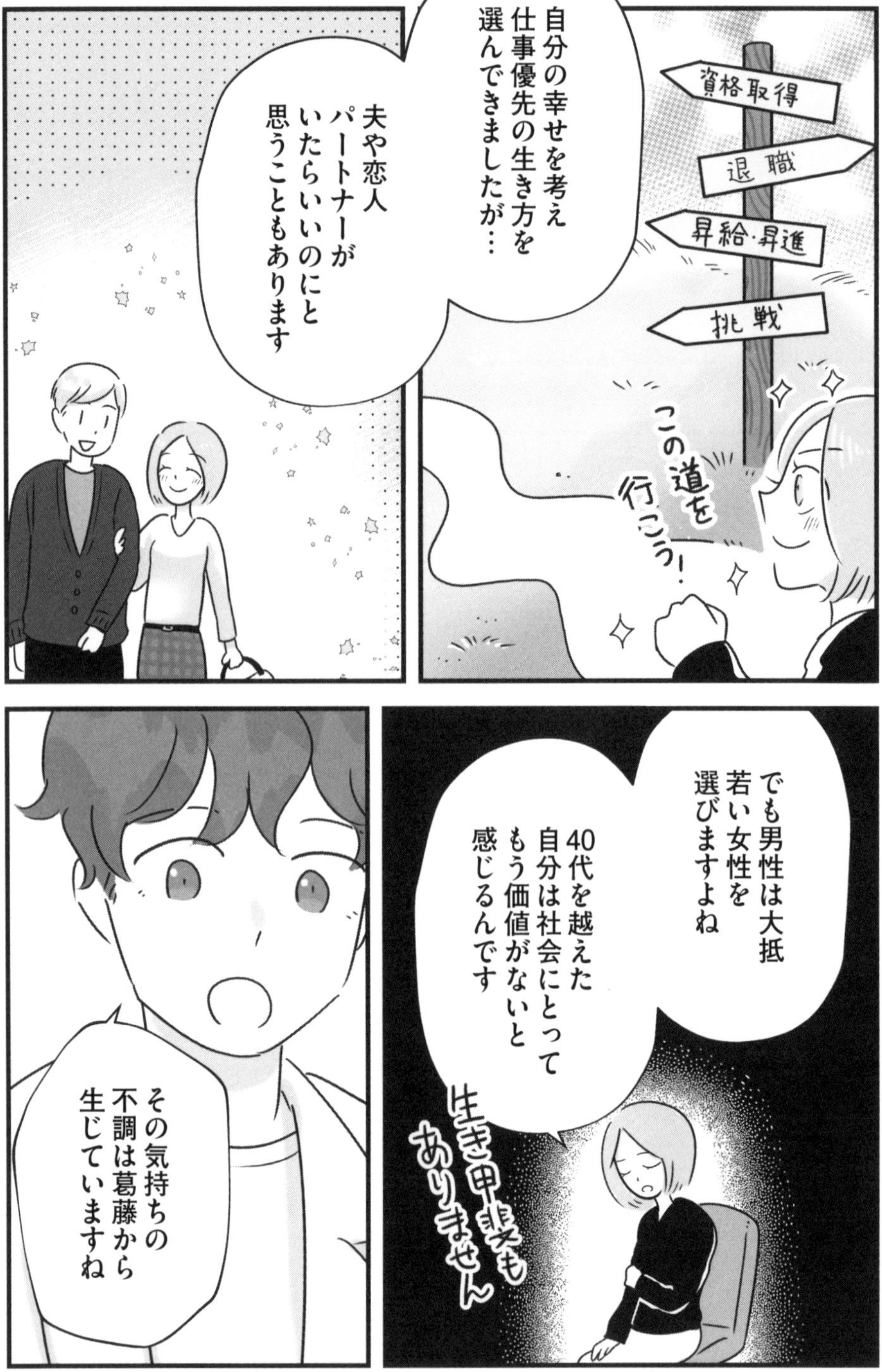

自分の幸せを考え
仕事優先の生き方を
選んできましたが…
資格取得
退職
昇給・昇進
挑戦
この道を行こう!
夫や恋人
パートナーが
いたらいいのにと
思うこともあります
でも男性は大抵
若い女性を
選びますよね
40代を越えた
自分は社会にとって
もう価値がないと
感じるんです
生き甲斐もありません
その気持ちの
不調は葛藤から
生じていますね

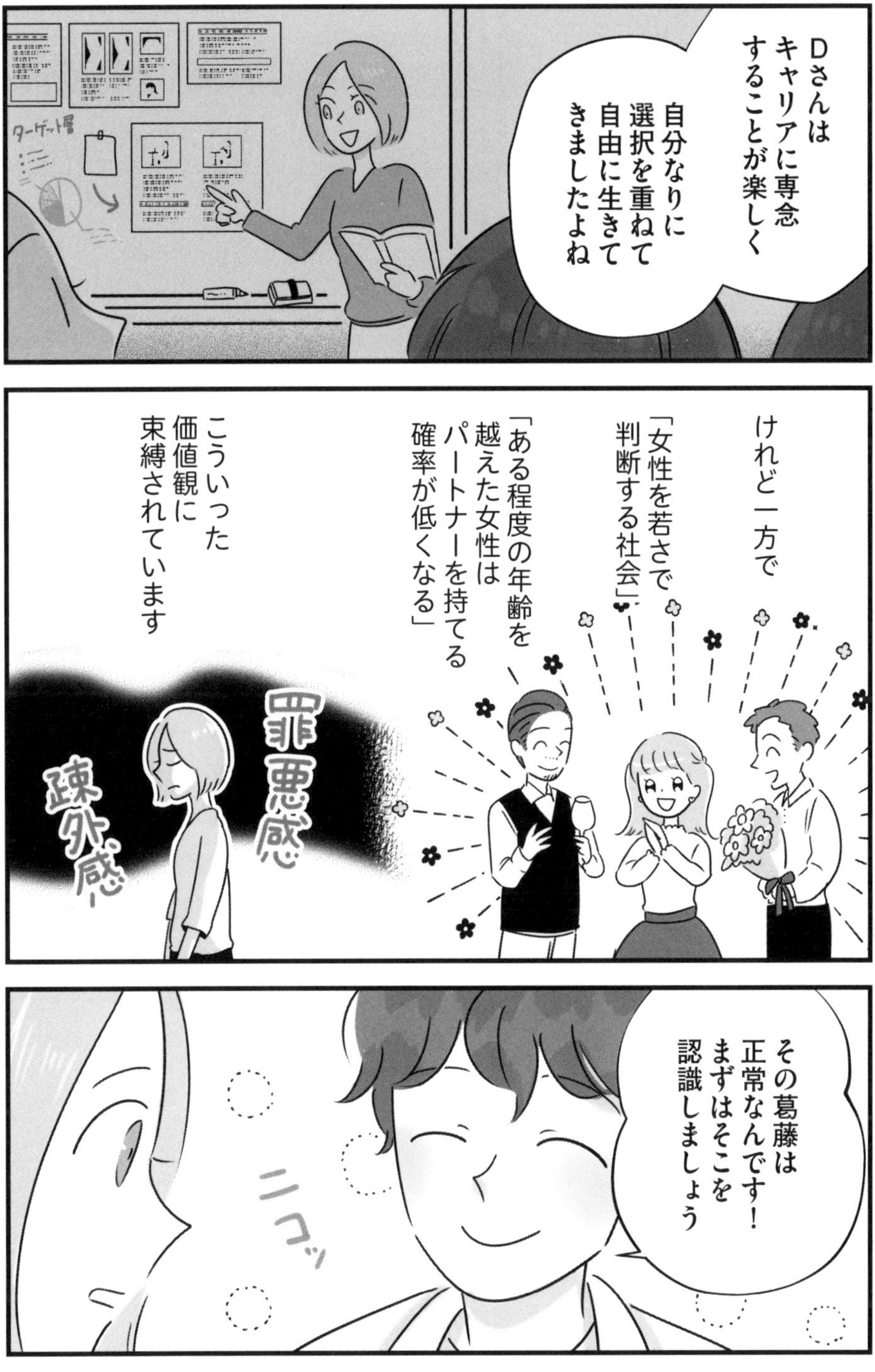
ターゲット層
Dさんは
キャリアに専念
することが楽しく
自分なりに
選択を重ねて
自由に生きて
きましたよね
けれど一方で
「女性を若さで
判断する社会」、
「ある程度の年齢を
越えた女性は
パートナーを持てる
確率が低くなる」
こういった
価値観に
束縛されています
罪悪感
疎外感
その葛藤は
正常なんです！
まずはそこを
認識しましょう
ニコッ

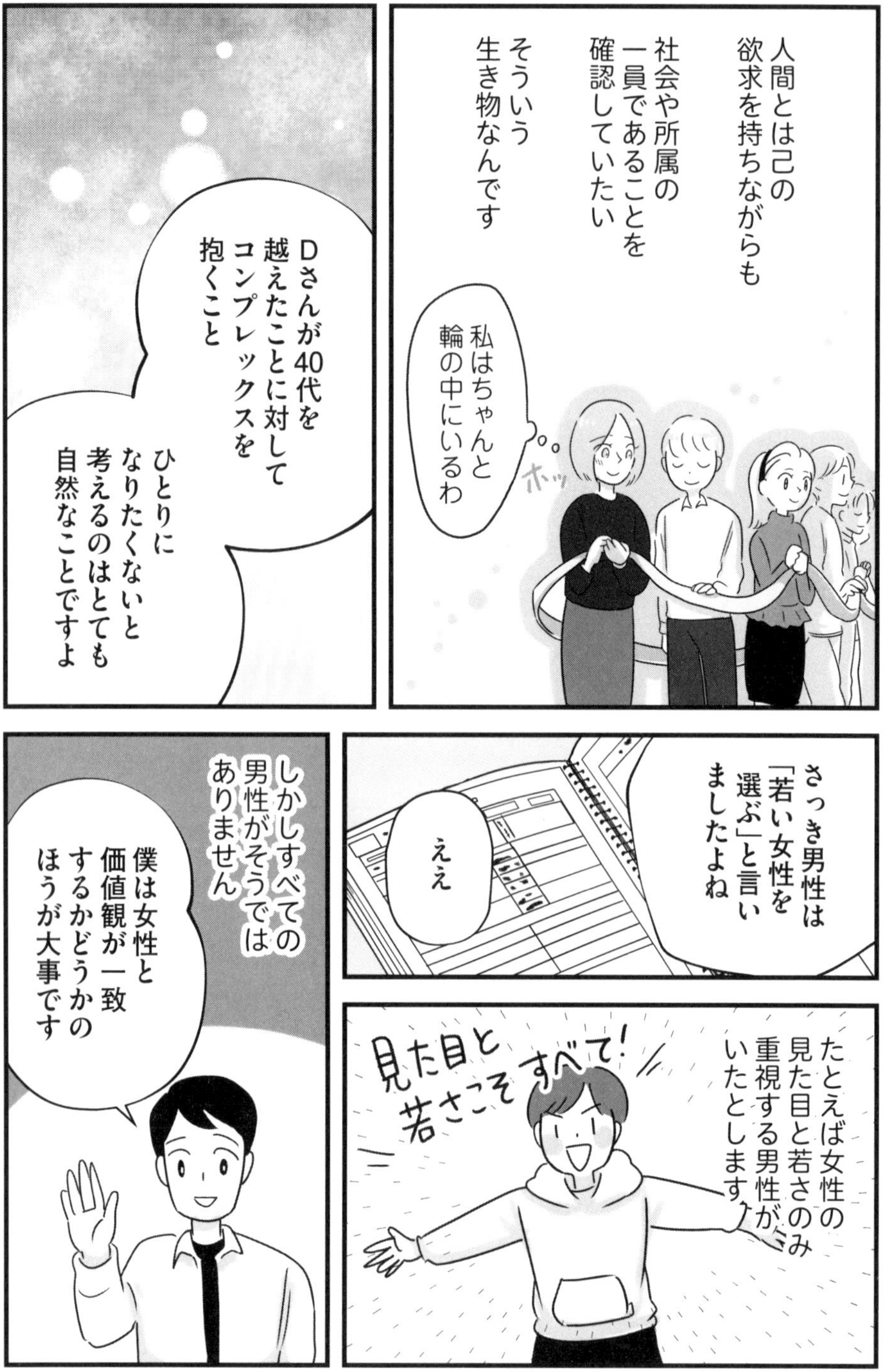
人間とは己の欲求を持ちながらも
社会や所属の一員であることを確認していたい
そういう生き物なんです
私はちゃんと輪の中にいるわ
ホッ
Dさんが40代を越えたことに対してコンプレックスを抱くこと
ひとりになりたくないと考えるのはとても自然なことですよ
さっき男性は「若い女性を選ぶ」と言いましたよね
ええ
たとえば女性の見た目と若さのみ重視する男性がいたとします
見た目と若さこそすべて!
しかしすべての男性がそうではありません
僕は女性と価値観が一致するかどうかのほうが大事です

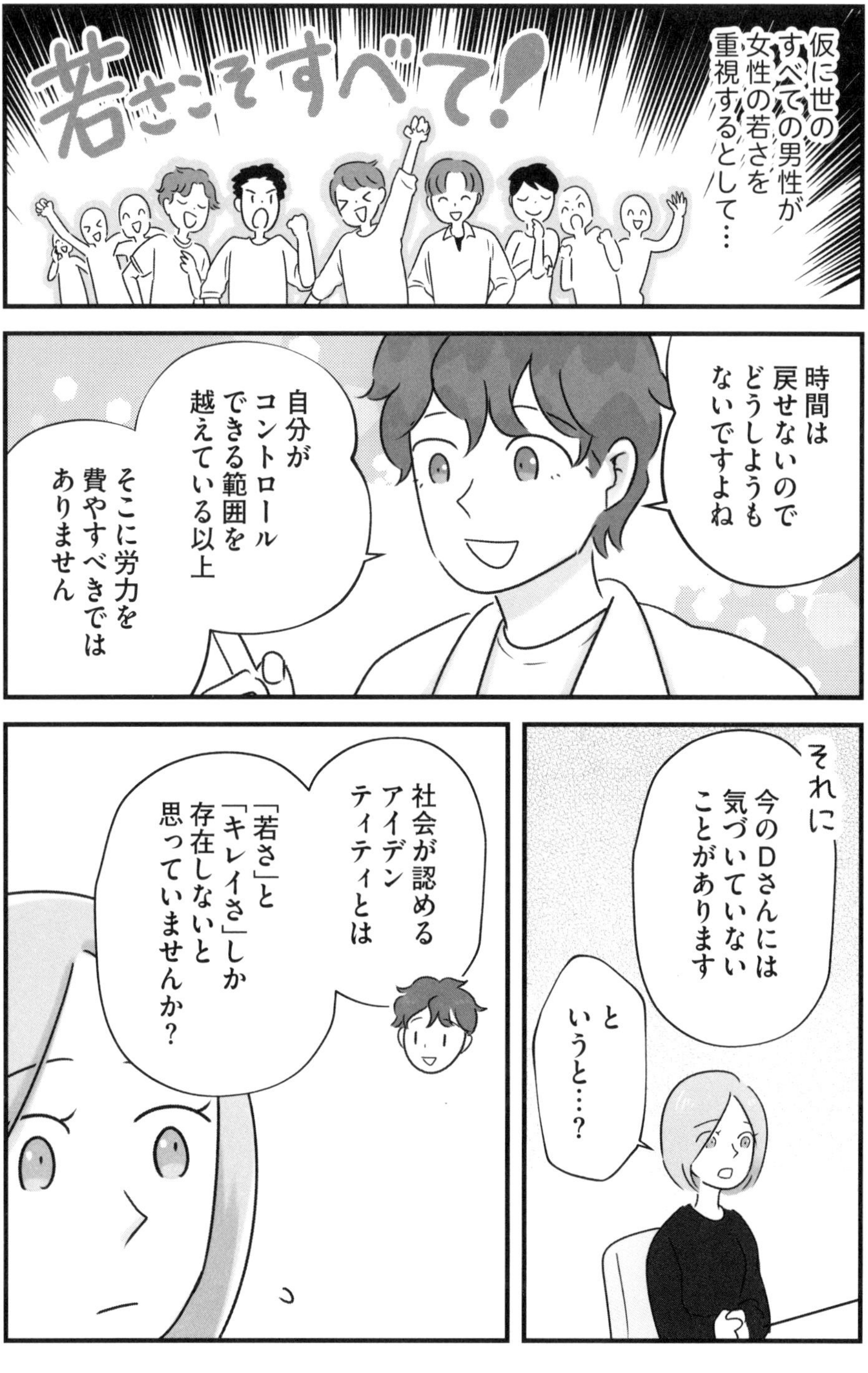
仮に世のすべての男性が女性の若さを重視するとして…
若さこそすべて!
時間は戻せないのでどうしようもないですよね
自分がコントロールできる範囲を越えている以上そこに労力を費やすべきではありません
それに今のDさんには気づいていないことがあります
というと…?
社会が認めるアイデンティティとは「若さ」と「キレイさ」しか存在しないと思っていませんか?

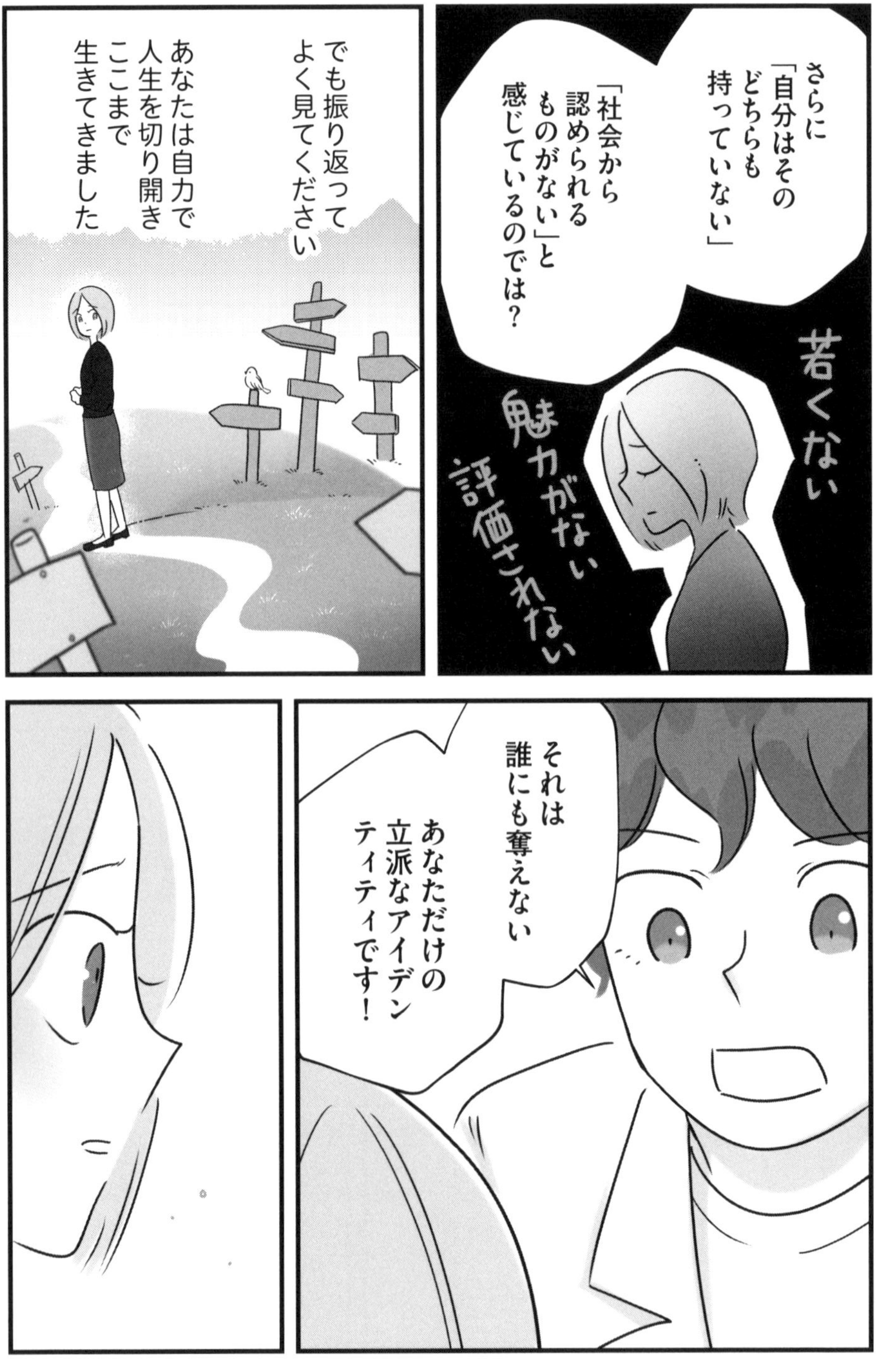
さらに「自分はそのどちらも持っていない」「社会から認められるものがない」と感じているのでは？
若くない
魅力がない
評価されない
でも振り返ってよく見てください
あなたは自力で人生を切り開きここまで生きてきました
それは誰にも奪えない
あなただけの立派なアイデンティティです！

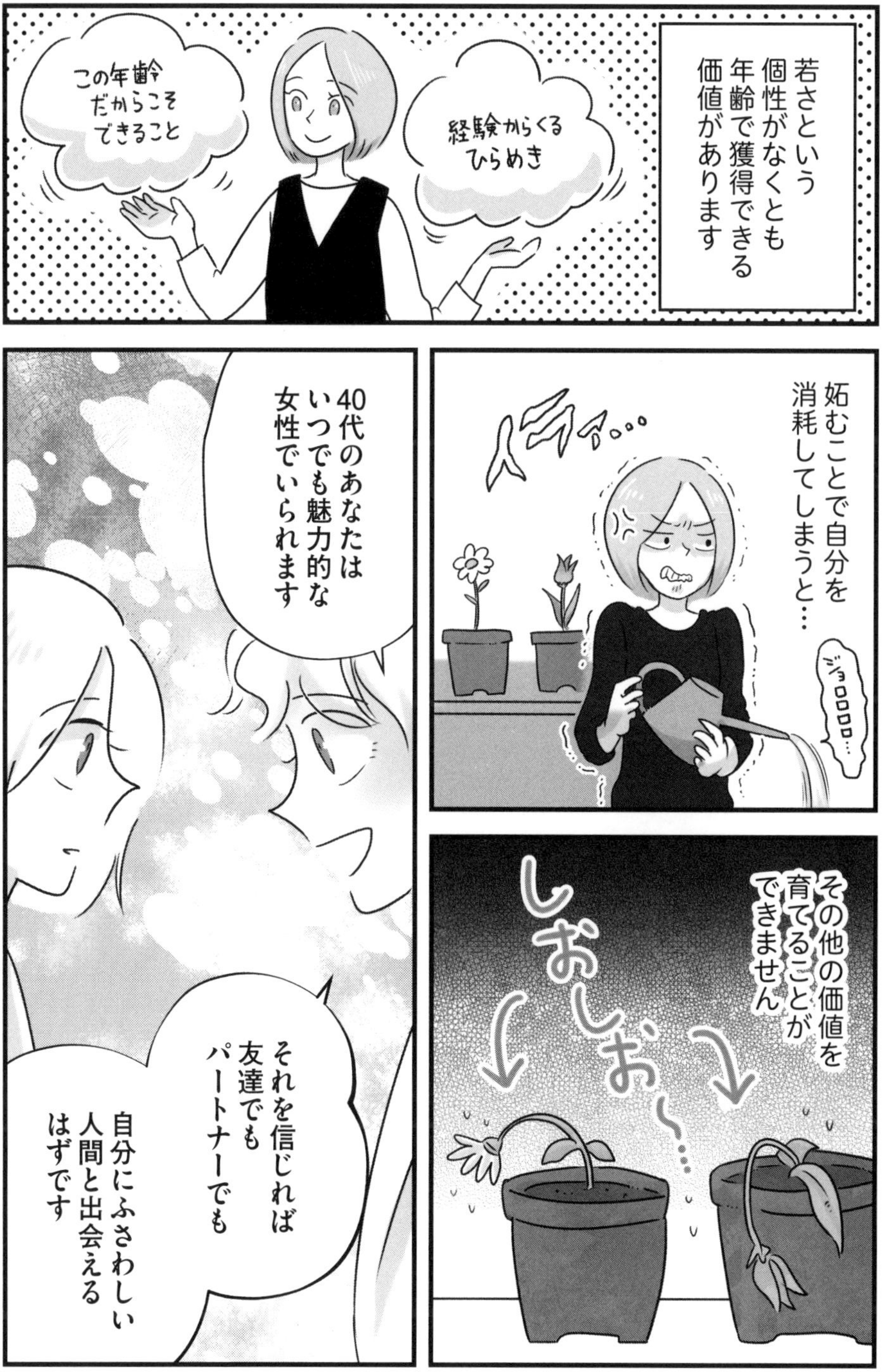
若さという
個性がなくとも
年齢で獲得できる
価値があります
経験からくる
ひらめき
この年齢
だからこそ
できること
妬むことで自分を
消耗してしまうと…
ムカァ…
ジョロロロロ…
その他の価値を
育てることが
できません
しおしお〜…
40代のあなたは
いつでも魅力的な
女性でいられます
それを信じれば
友達でも
パートナーでも
自分にふさわしい
人間と出会える
はずです

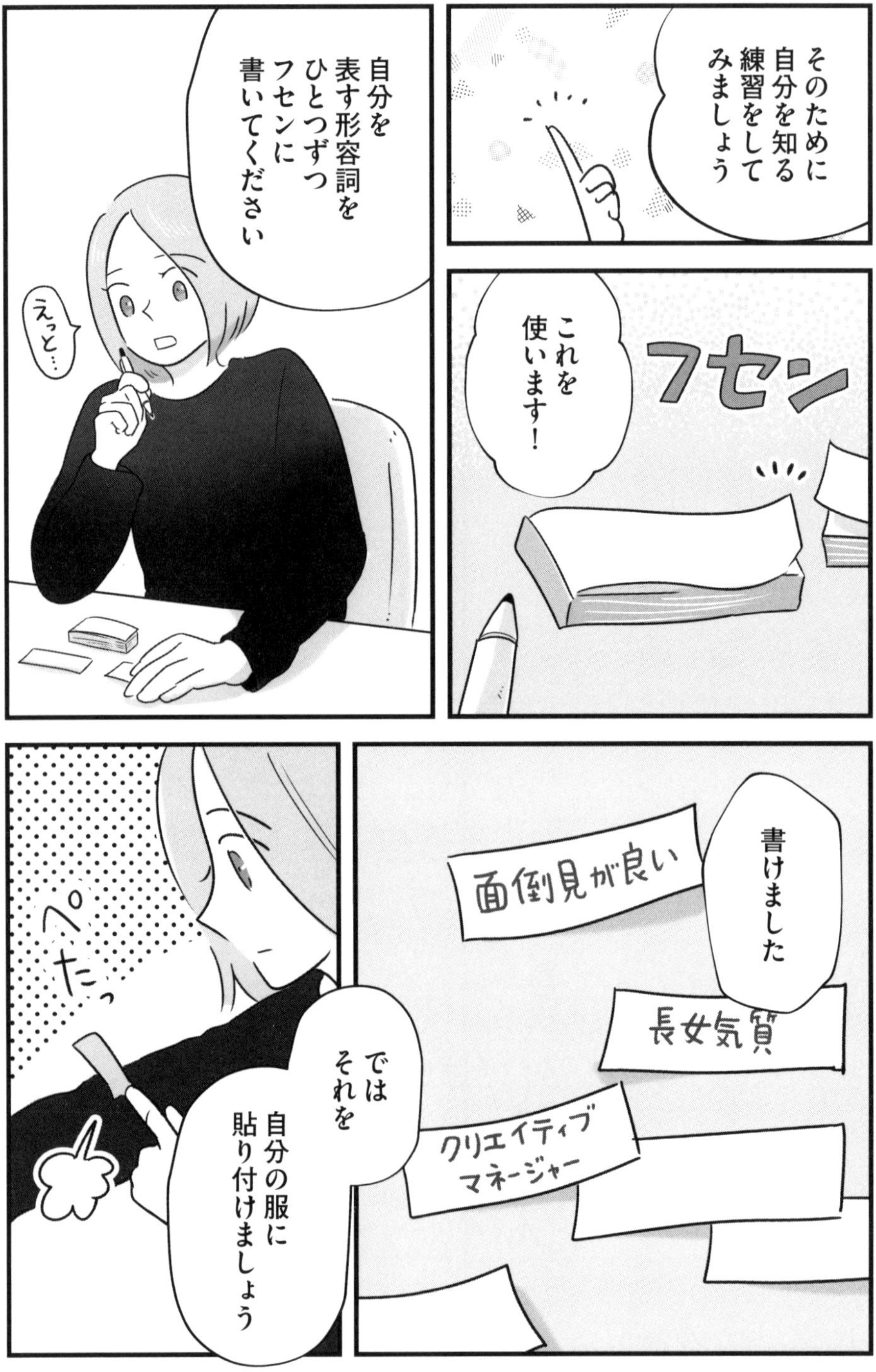
そのために自分を知る練習をしてみましょう
これを使います！
フセン
自分を表す形容詞をひとつずつフセンに書いてください
えっと…
書けました
面倒見が良い
長女気質
クリエイティブマネージャー
ぺたっ
ではそれを自分の服に貼り付けましょう

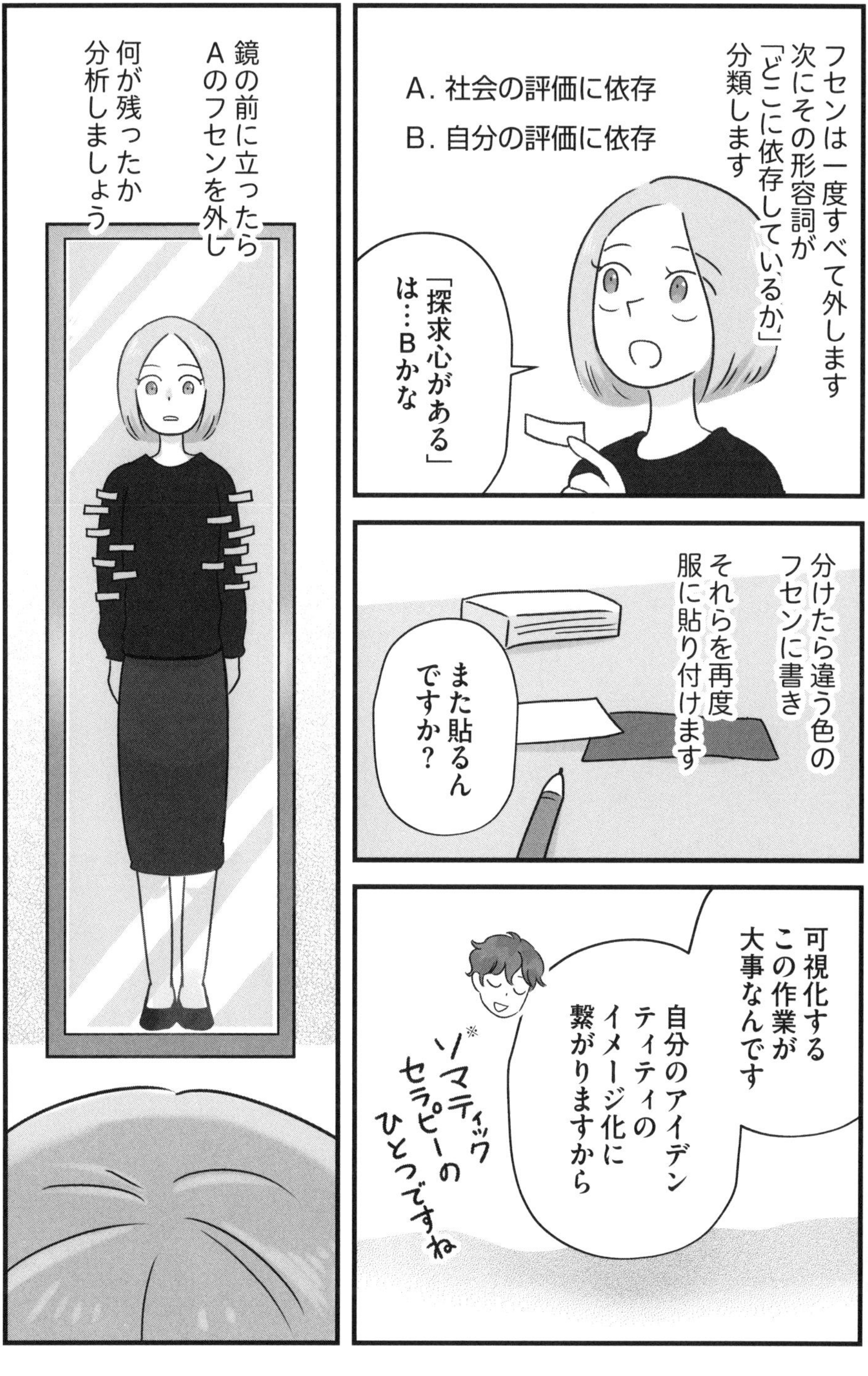
フセンは一度すべて外します次にその形容詞が「どこに依存しているか」分類します
A．社会の評価に依存
B．自分の評価に依存
「探求心がある」は…Bかな
分けたら違う色のフセンに書き
それらを再度服に貼り付けます
また貼るんですか？
可視化するこの作業が大事なんです
自分のアイデンティティのイメージ化に繋がりますから
ソマティックセラピー※のひとつですね
鏡の前に立ったらAのフセンを外し
何が残ったか分析しましょう

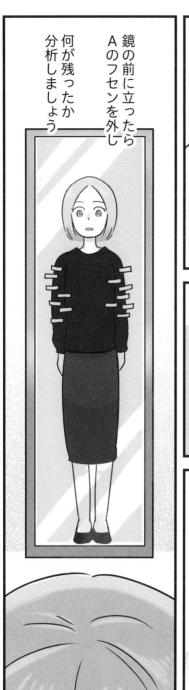

※ソマティックセラピー…例えば「フセンを自分に貼る・剥がす」などの感覚を持たせ身体へのイメージを通じて精神の治療を行うもの

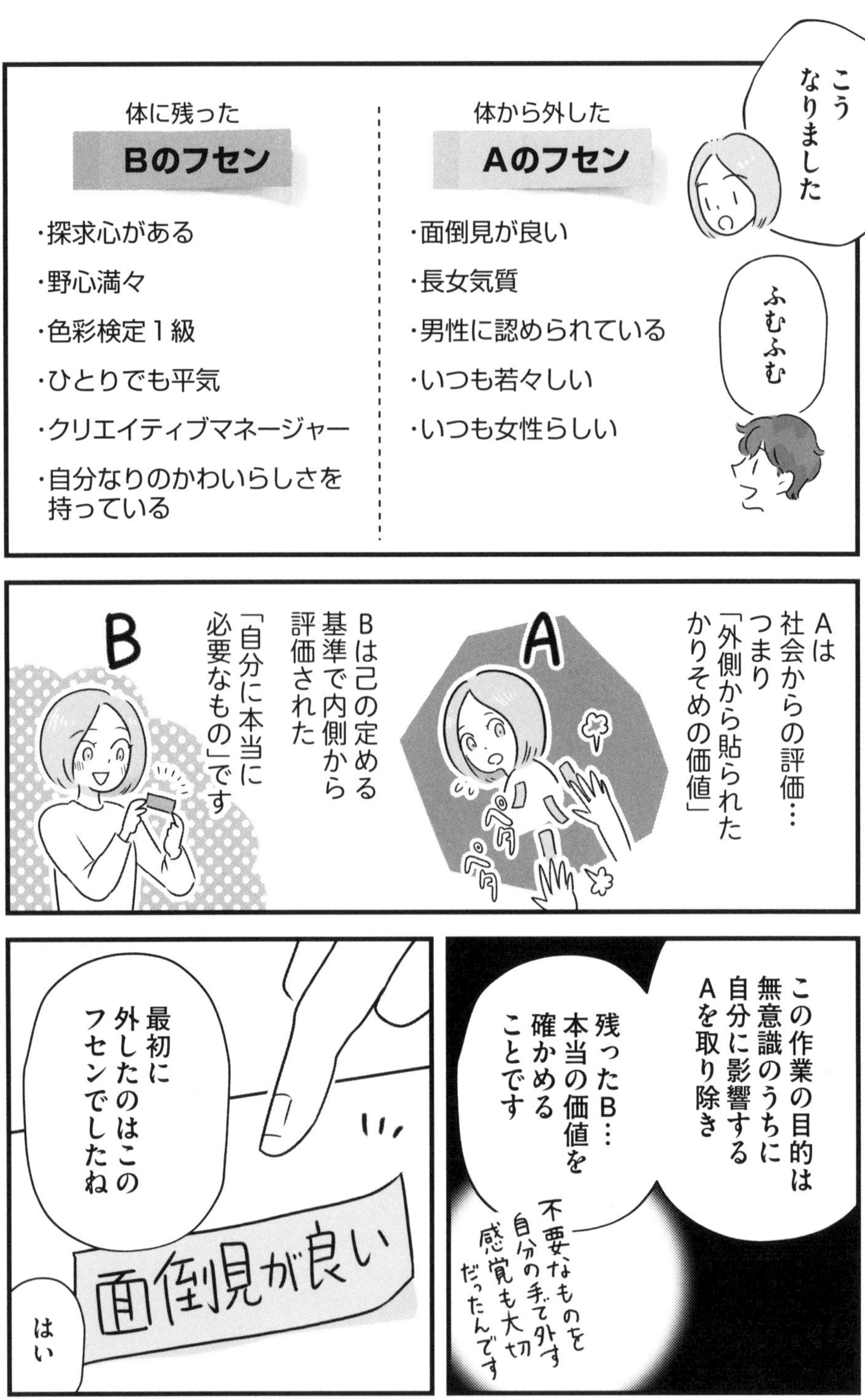

こうなりました
体に残った
Bのフセン
・探求心がある
・野心満々
・色彩検定1級
・ひとりでも平気
・クリエイティブマネージャー
・自分なりのかわいらしさを持っている
体から外した
Aのフセン
・面倒見が良い
・長女気質
・男性に認められている
・いつも若々しい
・いつも女性らしい
ふむふむ
Aは社会からの評価…つまり「外側から貼られたかりそめの価値」
A
ペタ
ペタ
B
Bは己の定める基準で内側から評価された「自分に本当に必要なもの」です
この作業の目的は無意識のうちに自分に影響するAを取り除き残ったB…本当の価値を確かめることです
不要なものを自分の手で外す感覚も大切だったんです
最初に外したのはこのフセンでしたね
面倒見が良い
はい

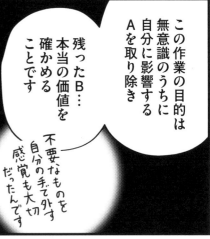

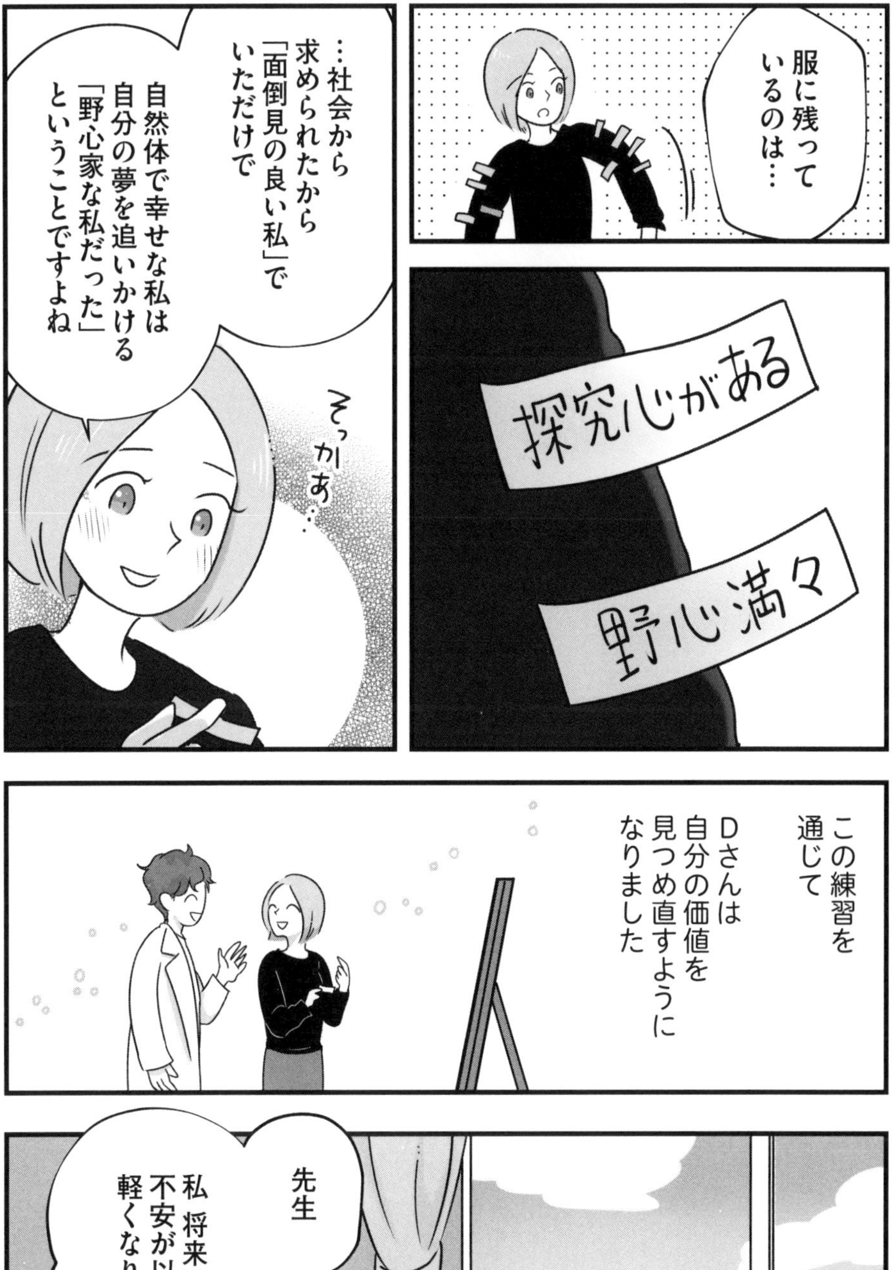

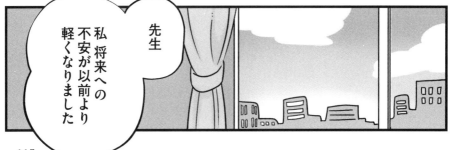

服に残っているのは…
探究心がある
野心満々
…社会から求められたから「面倒見の良い私」でいただけで
自然体で幸せな私は自分の夢を追いかける「野心家な私だった」ということですよね
そっかあ…
この練習を通じてDさんは自分の価値を見つめ直すようになりました
先生
私 将来への不安が以前より軽くなりました

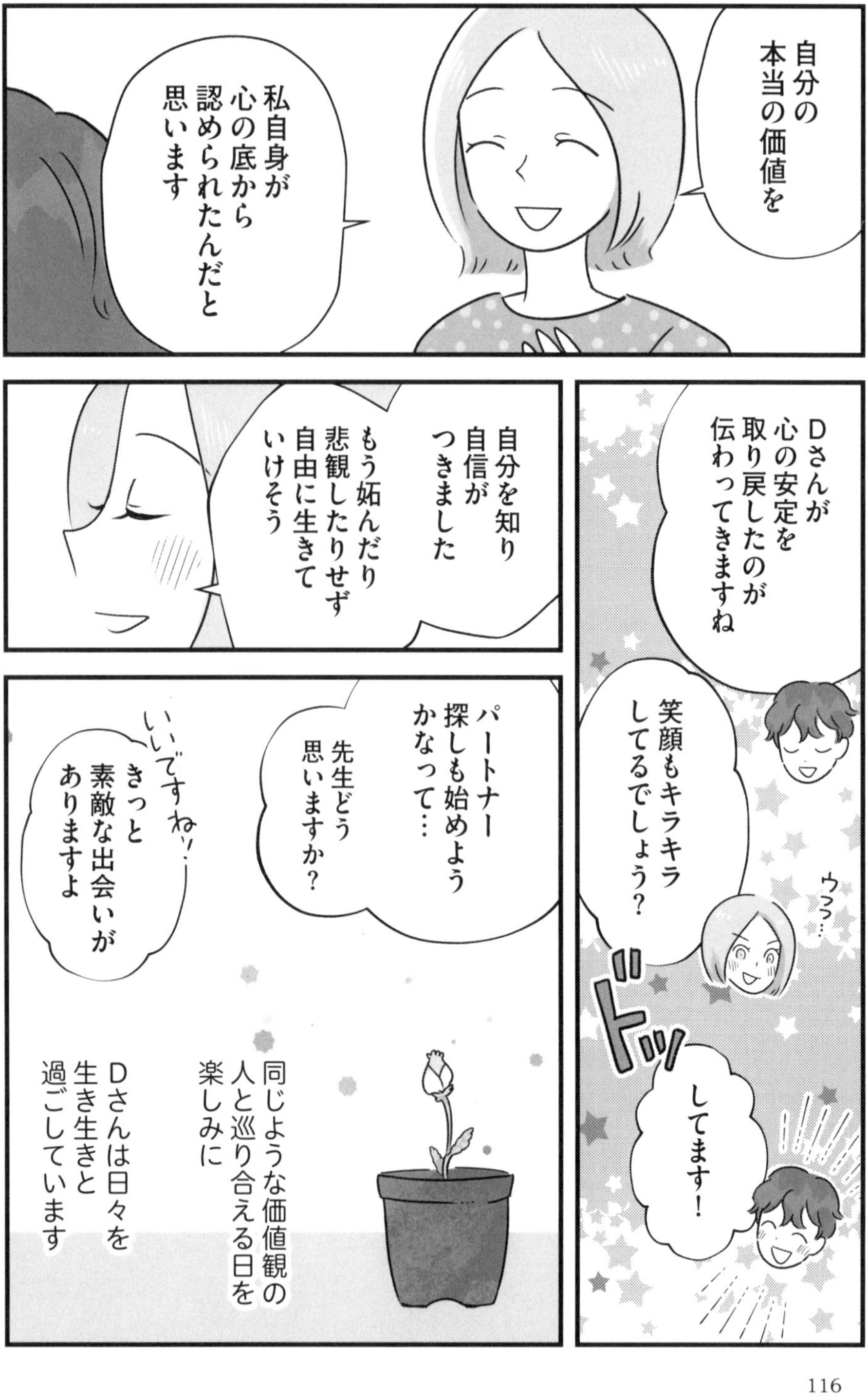
自分の本当の価値を
私自身が心の底から認められたんだと思います
Dさんが心の安定を取り戻したのが伝わってきますね
笑顔もキラキラしてるでしょう?
ウフフ…
ドッ
してます!
自分を知り自信がつきました
もう妬んだり悲観したりせず自由に生きていけそう
パートナー探しも始めようかなって…
先生どう思いますか?
いいですね!!
きっと素敵な出会いがありますよ
同じような価値観の人と巡り合える日を楽しみに
Dさんは日々を生き生きと過ごしています

Come io, italiano, sono diventato psichiatra in Giappone

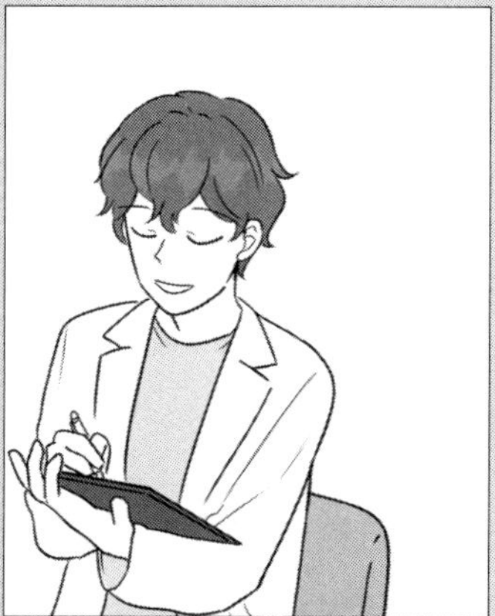

「普通」という呪縛

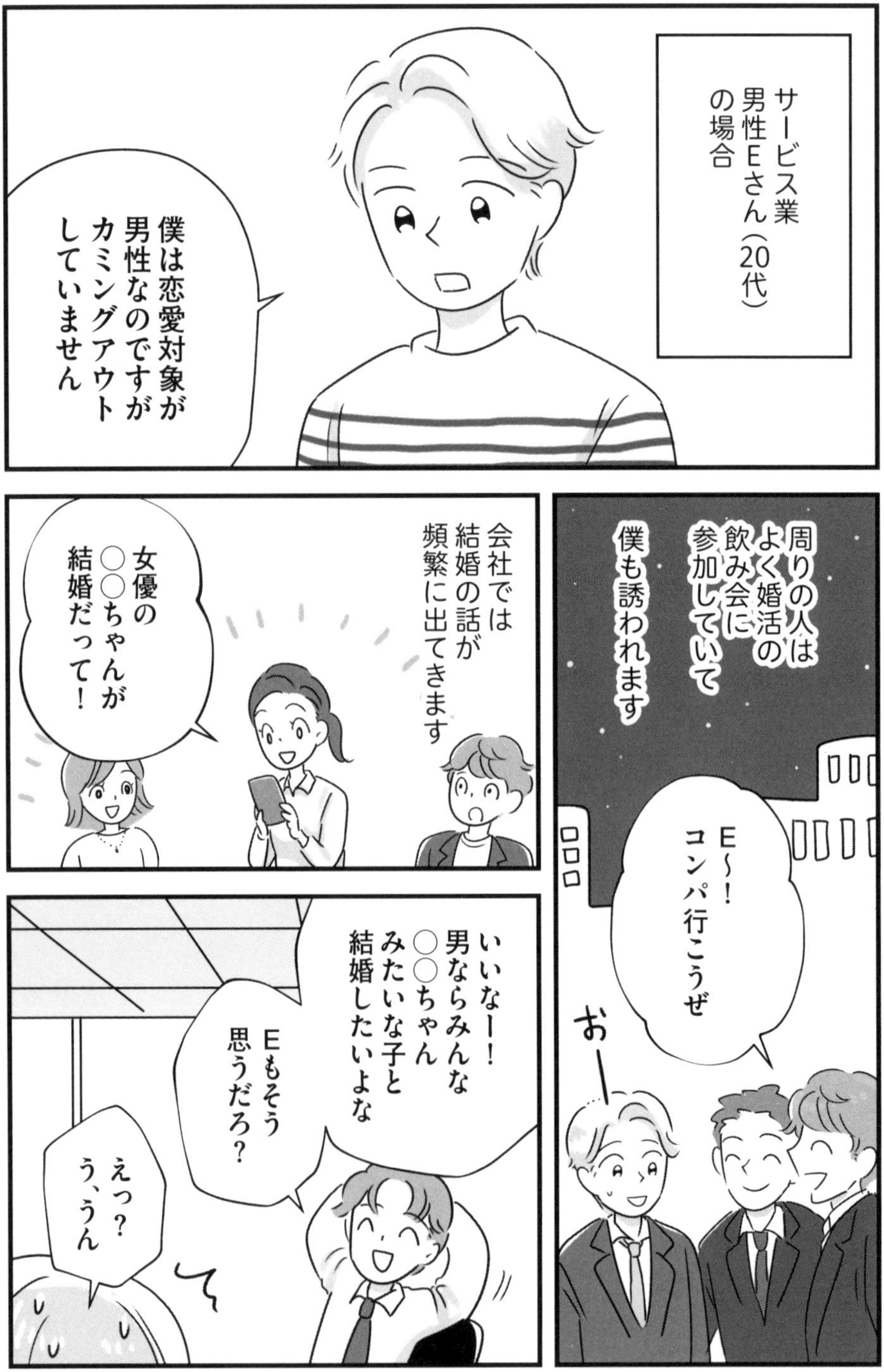
サービス業 男性Eさん（20代）の場合
僕は恋愛対象が男性なのですがカミングアウトしていません
周りの人はよく婚活の飲み会に参加していて僕も誘われます
E〜！コンパ行こうぜ
おー
会社では結婚の話が頻繁に出てきます
女優の○○ちゃんが結婚だって！
いいなー！男ならみんな○○ちゃんみたいな子と結婚したいよな
Eもそう思うだろ？
えっ？う、うん

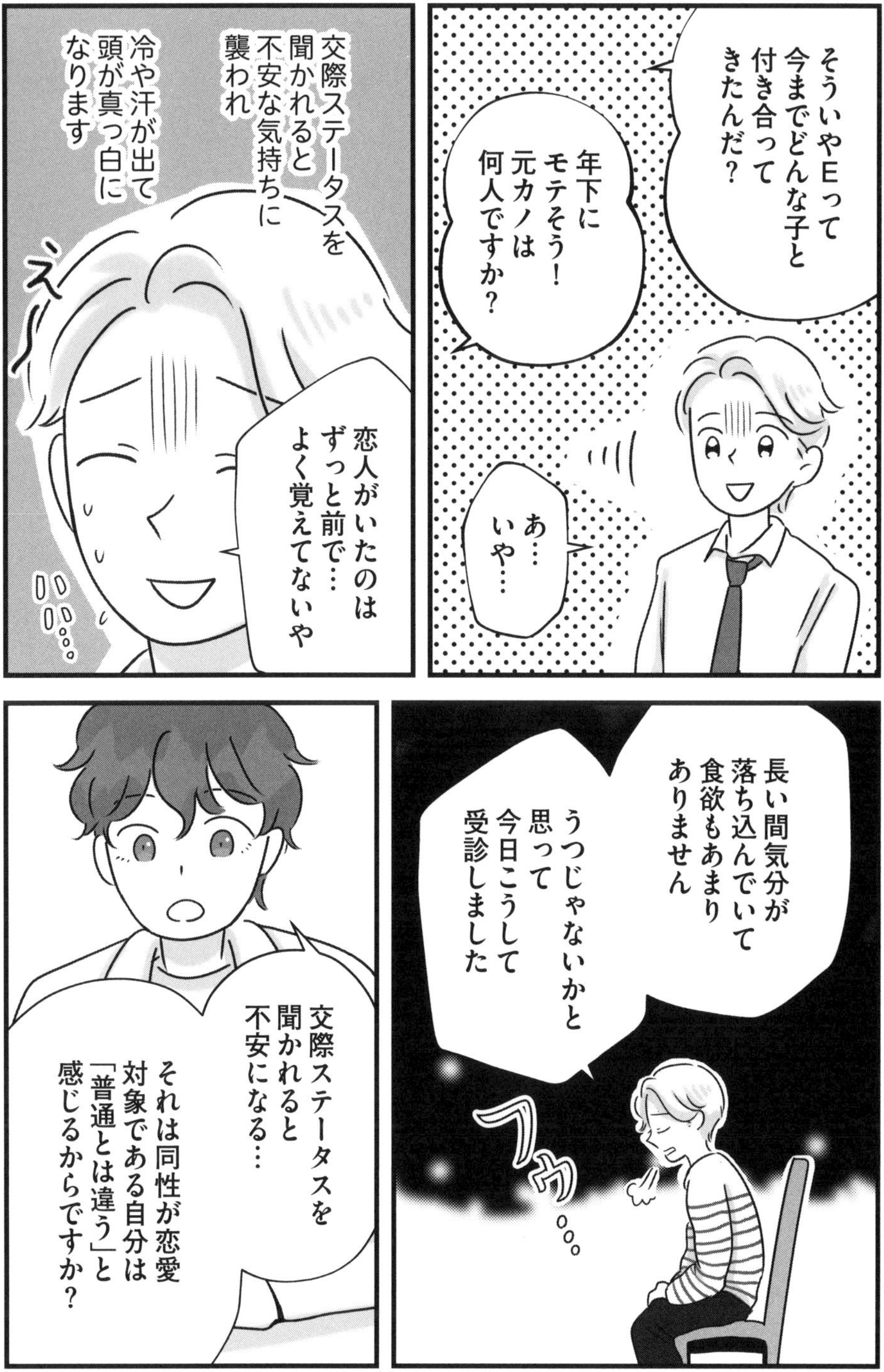
そういやEって今までどんな子と付き合ってきたんだ？
年下にモテそう！元カノは何人ですか？
あ…いや…
交際ステータスを聞かれると不安な気持ちに襲われ冷や汗が出て頭が真っ白になります
え〜
恋人がいたのはずっと前で…よく覚えてないいや
長い間気分が落ち込んでいて食欲もあまりありません
うつじゃないかと思って今日こうして受診しました
フゥ…
交際ステータスを聞かれると不安になる…
それは同性が恋愛対象である自分は「普通とは違う」と感じるからですか？

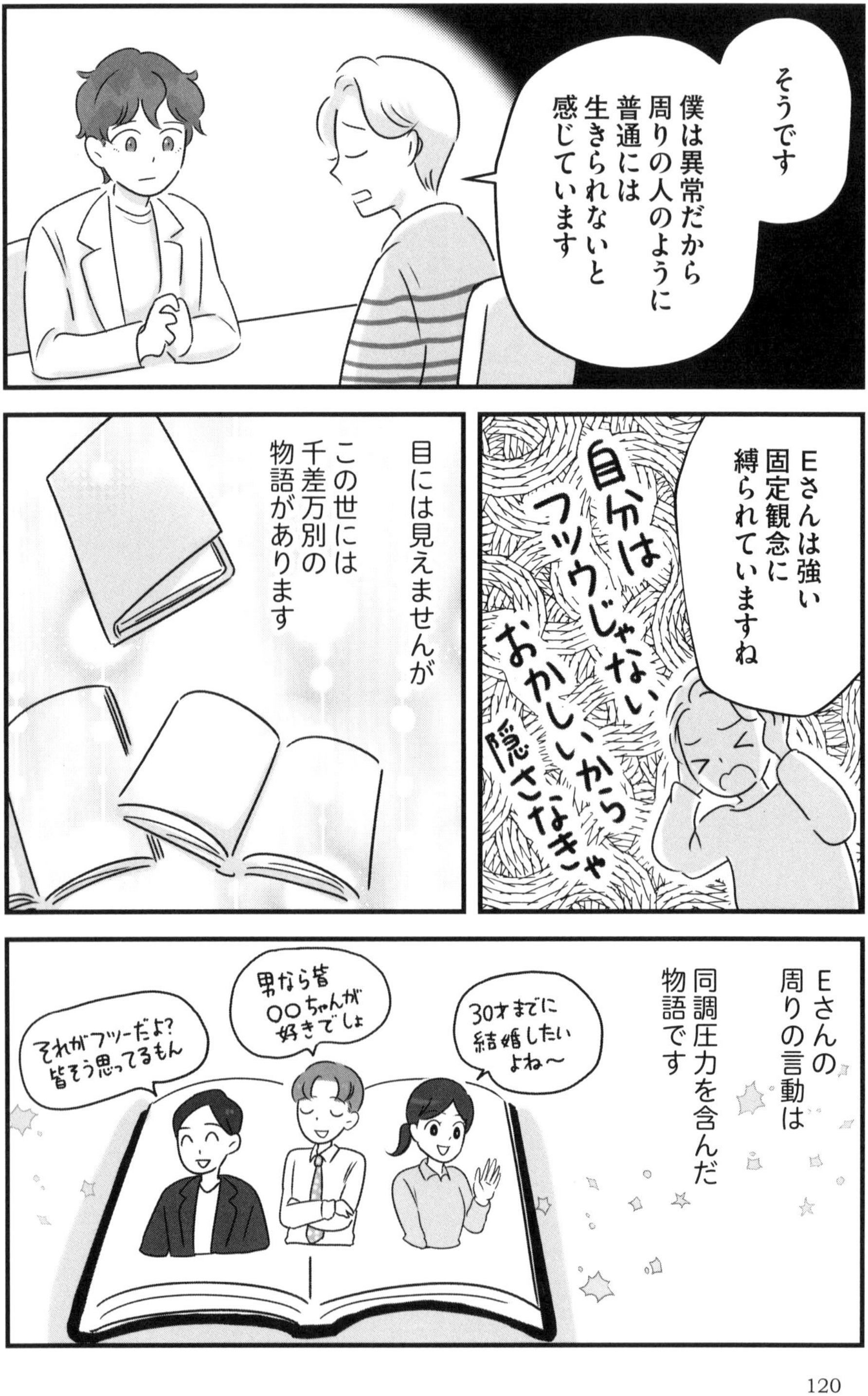
そうです
僕は異常だから周りの人のように普通には生きられないと感じています
Eさんは強い固定観念に縛られていますね
自分はフツウじゃない おかしいから 隠さなきゃ
目には見えませんがこの世には千差万別の物語があります
Eさんの周りの言動は同調圧力を含んだ物語です
30才までに結婚したいよね～
男なら皆〇〇ちゃんが好きでしょ
それがフツーだよ? 皆そう思ってるもん

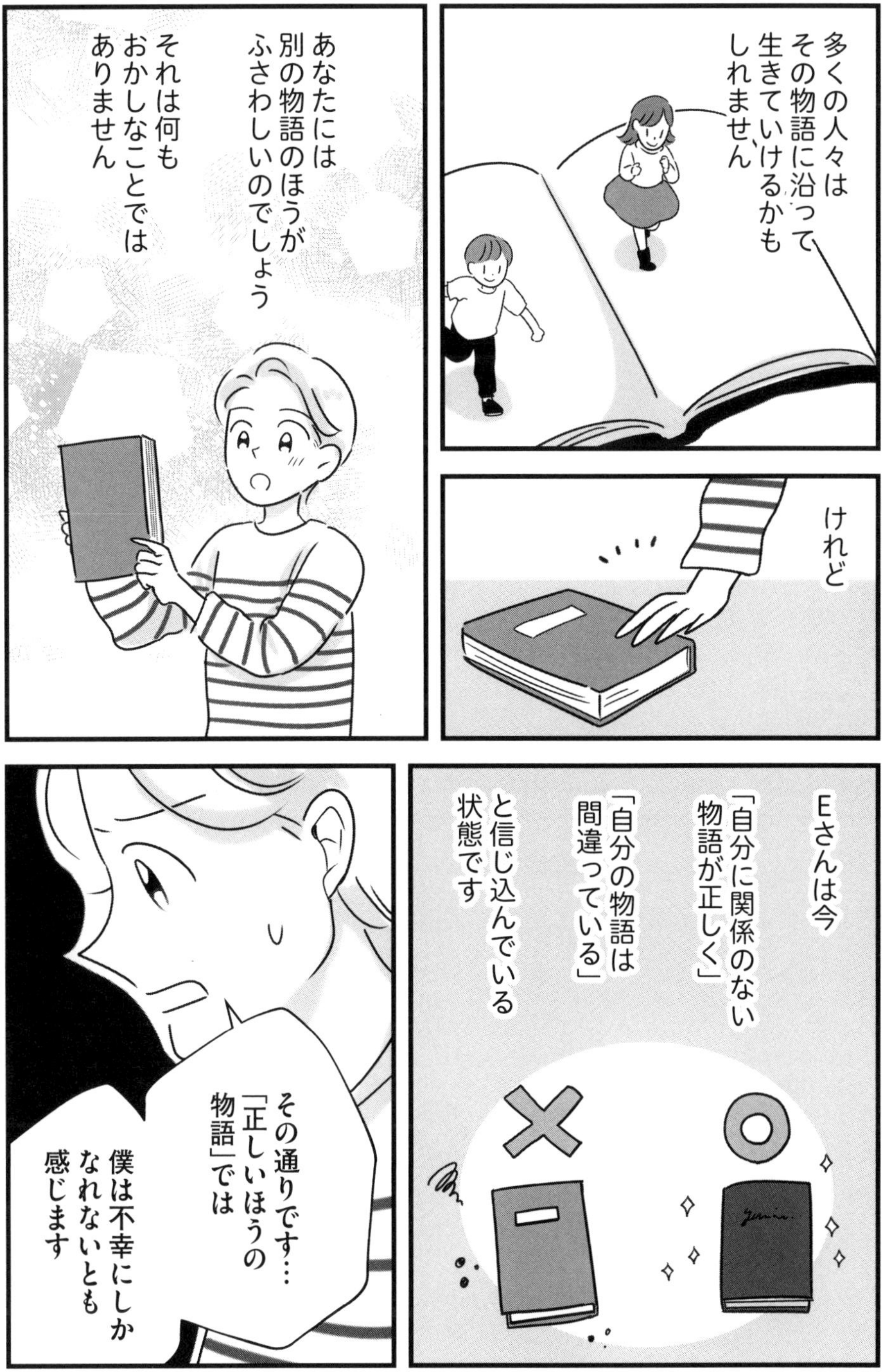
多くの人々はその物語に沿って生きていけるかもしれません
けれど
あなたには別の物語のほうがふさわしいのでしょう
それは何もおかしなことではありません
Eさんは今
「自分に関係のない物語が正しく」
「自分の物語は間違っている」
と信じ込んでいる状態です
その通りです…「正しいほうの物語」では
僕は不幸にしかなれないとも感じます

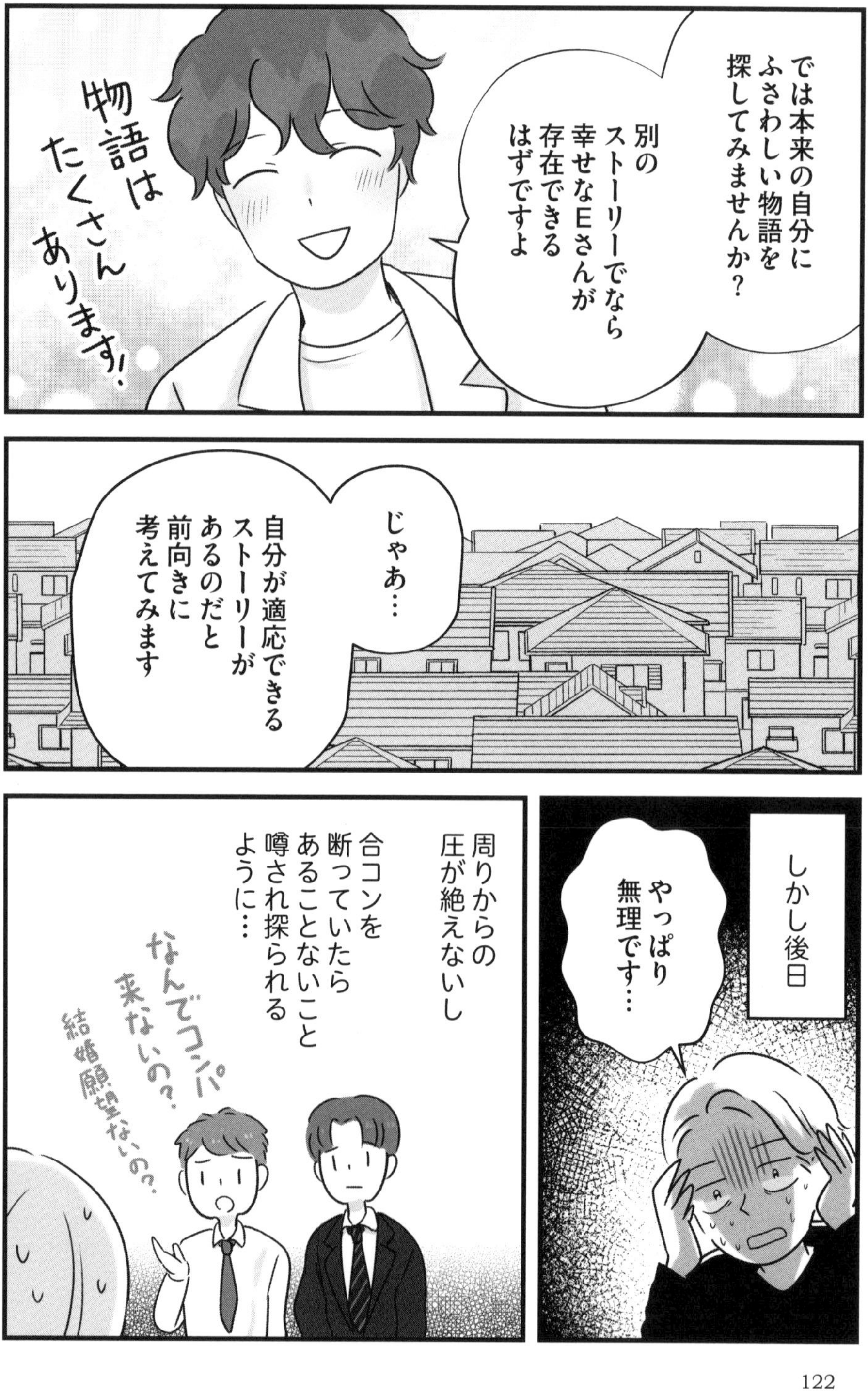
では本来の自分にふさわしい物語を探してみませんか?
別のストーリーでなら幸せなEさんが存在できるはずですよ
物語はたくさんあります!
じゃあ…
自分が適応できるストーリーがあるのだと前向きに考えてみます
しかし後日
やっぱり無理です…
周りからの圧が絶えないし
合コンを断っていたらあることないこと噂され探られるように…
なんでコンパ来ないの?
結婚願望ないの??

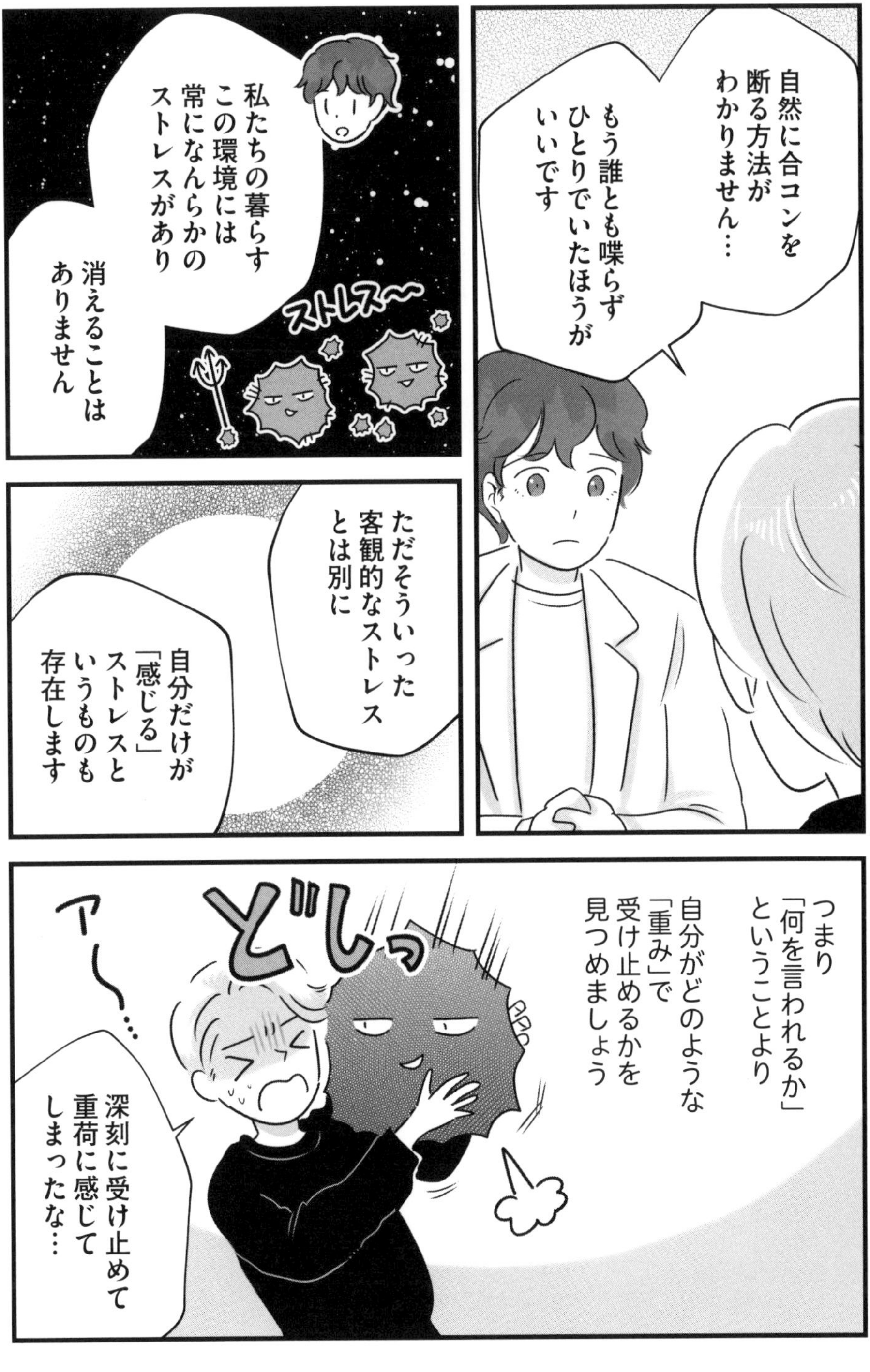
自然に合コンを断る方法がわかりません…
もう誰とも喋らずひとりでいたほうがいいです
私たちの暮らすこの環境には常になんらかのストレスがあり
消えることはありません
ストレス〜〜
ただそういった客観的なストレスとは別に
自分だけが「感じる」ストレスというものも存在します
つまり「何を言われるか」ということより
自分がどのような「重み」で受け止めるかを見つめましょう
どしっ
ア〜…
深刻に受け止めて重荷に感じてしまったな…

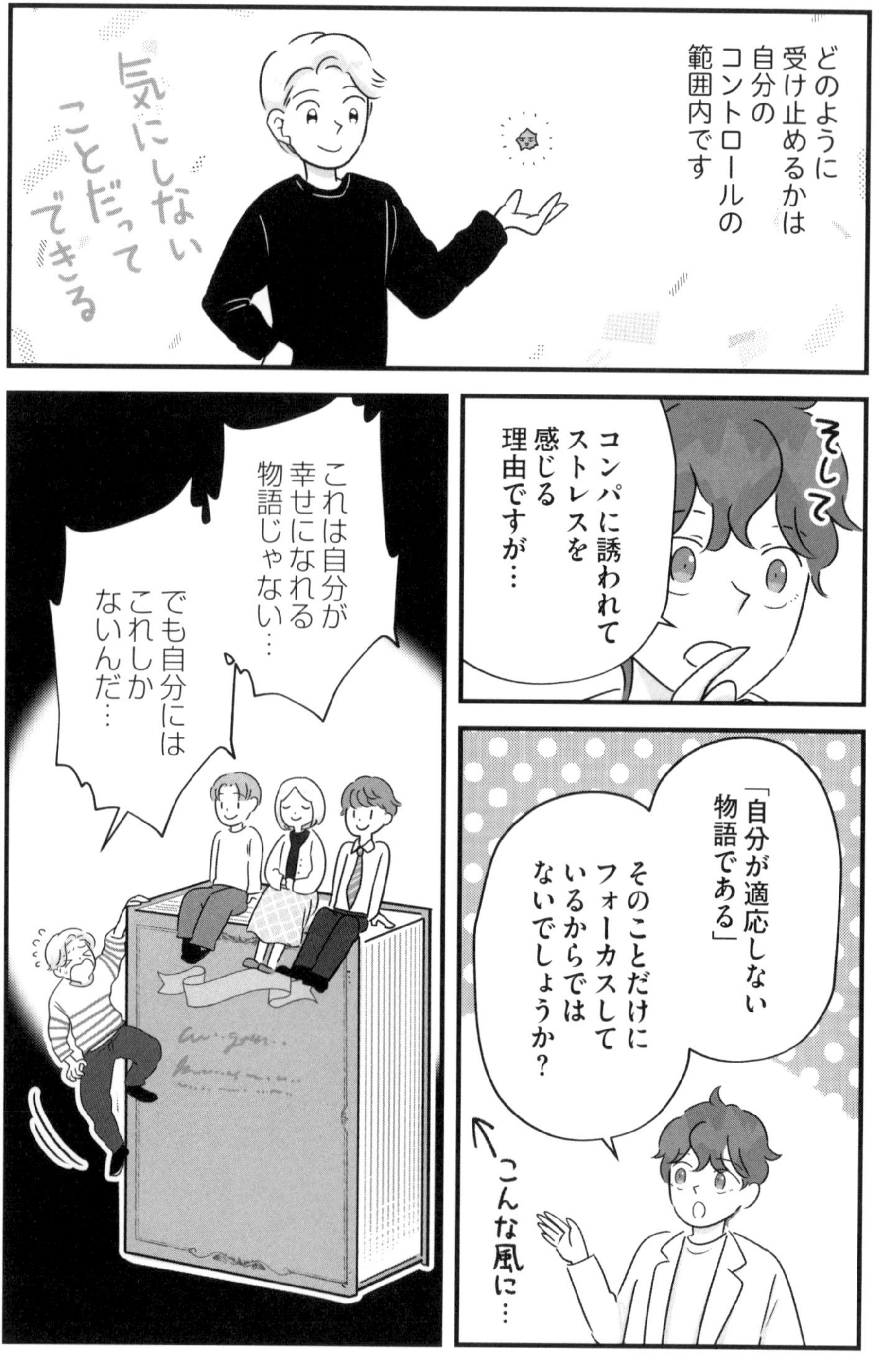
どのように
受け止めるかは
自分の
コントロールの
範囲内です
気にしない
ことだって
できる
そして
コンパに誘われて
ストレスを
感じる
理由ですが…
「自分が適応しない
物語である」
そのことだけに
フォーカスして
いるからでは
ないでしょうか?
こんな風に…
これは自分が
幸せになれる
物語じゃない…
でも自分には
これしか
ないんだ…

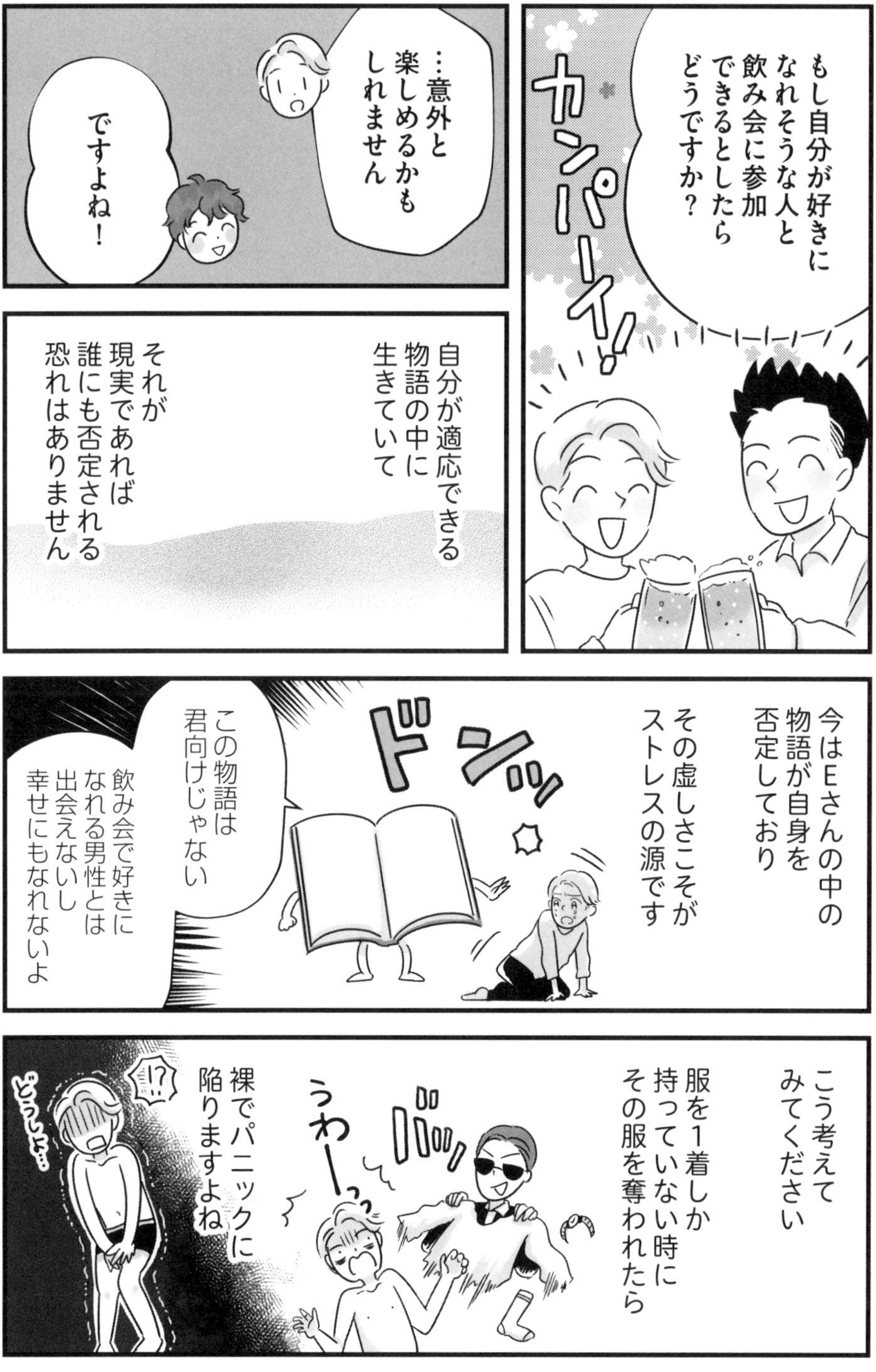
もし自分が好きになれそうな人と飲み会に参加できるとしたらどうですか？
カンパーイ！
…意外と楽しめるかもしれません
ですよね！
自分が適応できる物語の中に生きていて
それが現実であれば誰にも否定される恐れはありません
今はEさんの中の物語が自身を否定しており
その虚しさこそがストレスの源です
ドンッ
この物語は君向けじゃない
飲み会で好きになれる男性とは出会えないし幸せにもなれないよ
こう考えてみてください
服を1着しか持っていない時にその服を奪われたら
バッ
うわーっっ
裸でパニックに陥りますよね
!?
どうしよ…

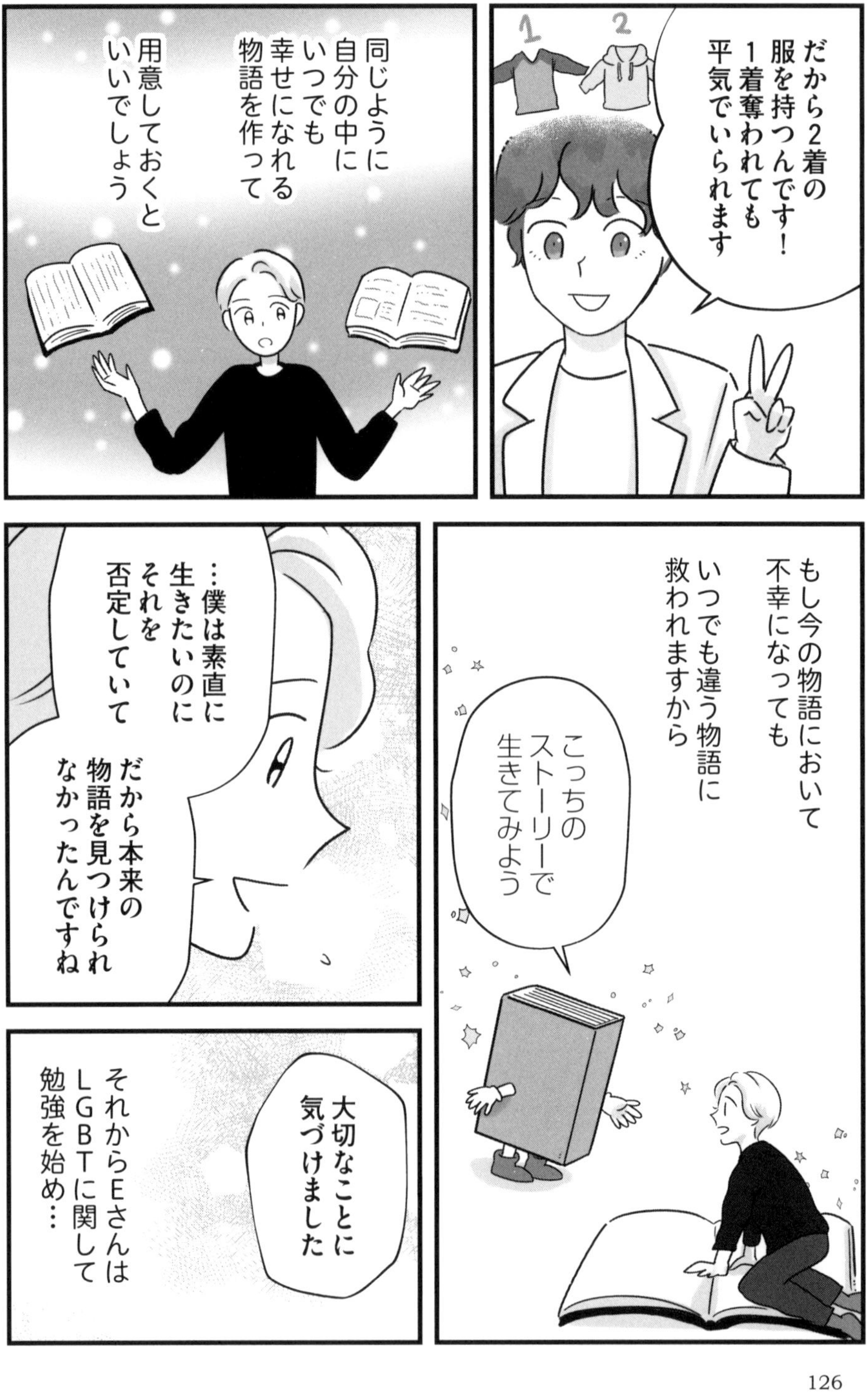
1
2
だから2着の服を持つんです！1着奪われても平気でいられます
同じように自分の中にいつでも幸せになれる物語を作って用意しておくといいでしょう
もし今の物語において不幸になってもいつでも違う物語に救われますから
こっちのストーリーで生きてみよう
…僕は素直に生きたいのにそれを否定していて
だから本来の物語を見つけられなかったんですね
大切なことに気づけました
それからEさんはLGBTに関して勉強を始め…

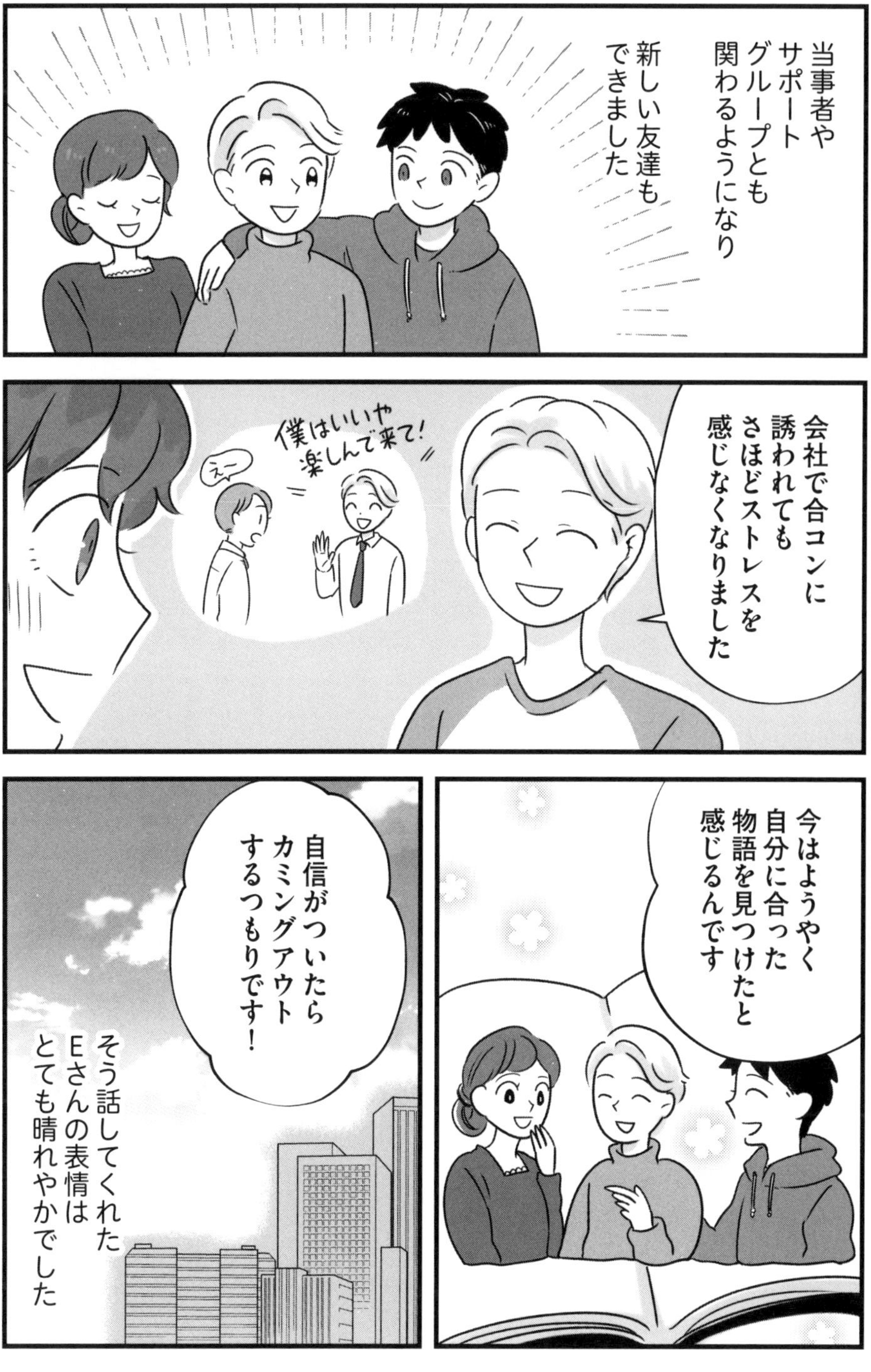
当事者や
サポート
グループとも
関わるようになり
新しい友達も
できました
会社で合コンに
誘われても
さほどストレスを
感じなくなりました
僕はいいや
楽しんで来て!
えー
今はようやく
自分に合った
物語を見つけたと
感じるんです
自信がついたら
カミングアウト
するつもりです!
そう話してくれた
Eさんの表情は
とても晴れやかでした

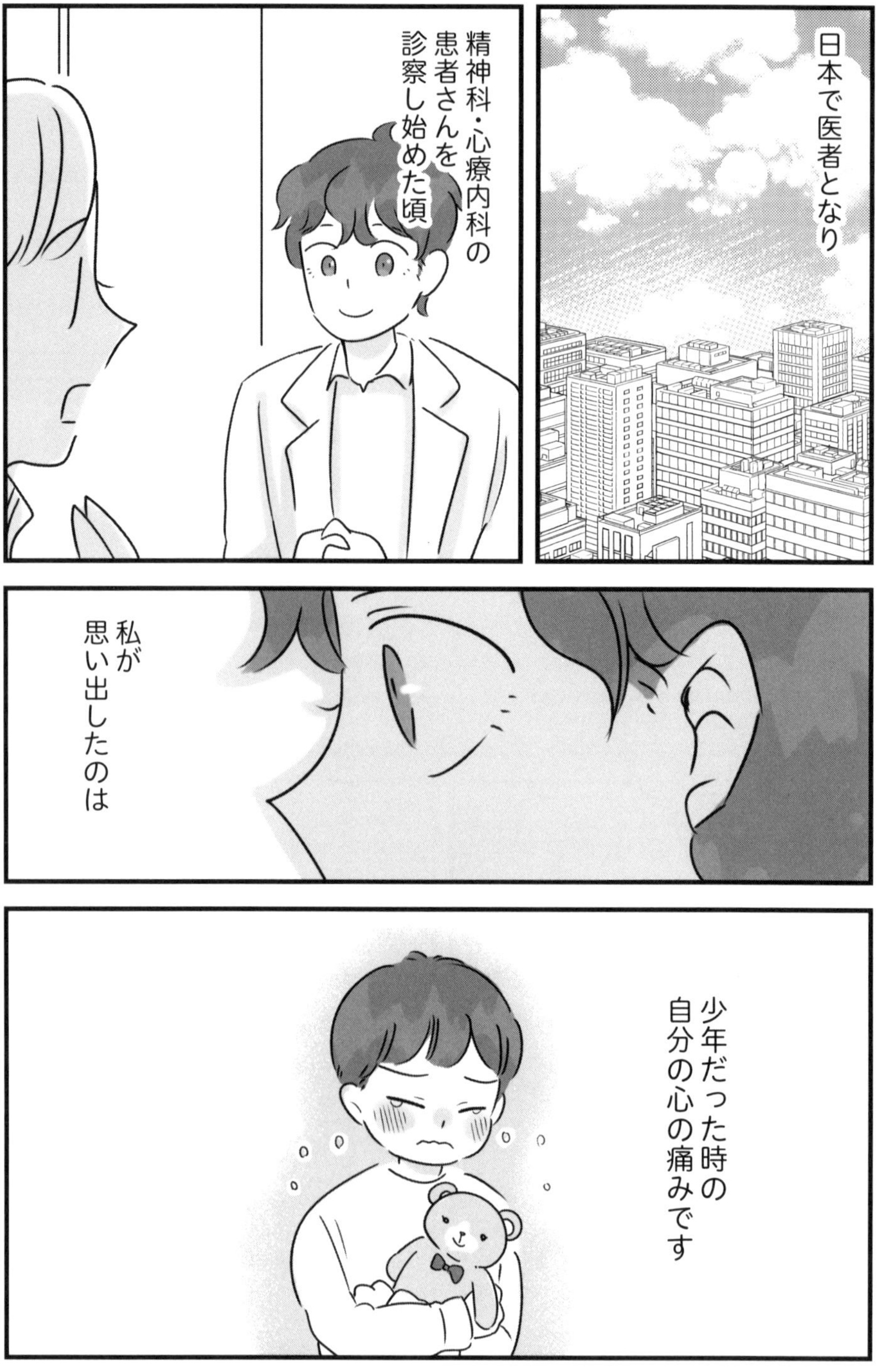
日本で医者となり
精神科・心療内科の
患者さんを
診察し始めた頃
私が
思い出したのは
少年だった時の
自分の心の痛みです

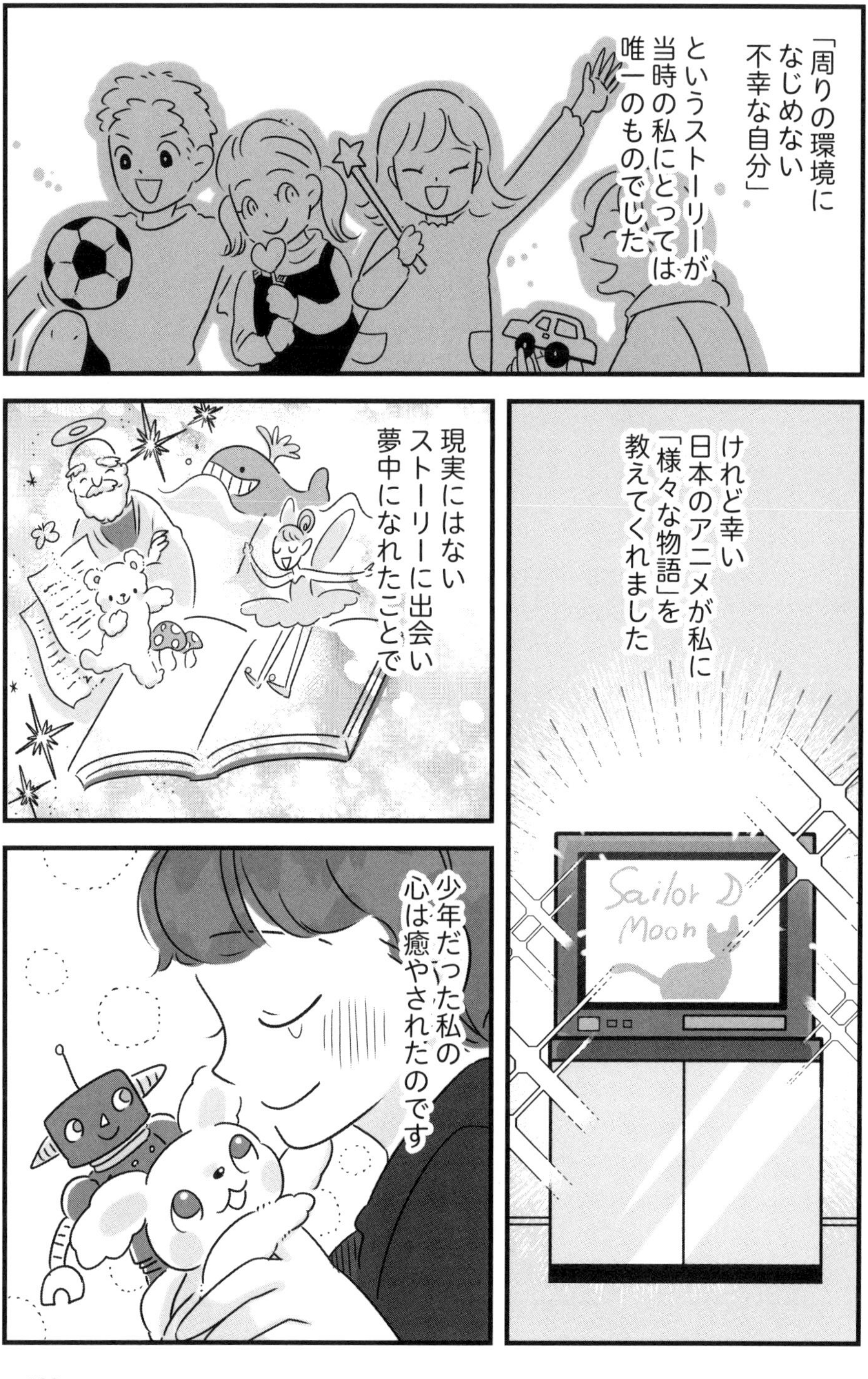
「周りの環境に
なじめない
不幸な自分」
というストーリーが
当時の私にとっては
唯一のものでした
けれど幸い
日本のアニメが私に
「様々な物語」を
教えてくれました
Sailor Moon
現実にはない
ストーリーに出会い
夢中になれたことで
少年だった私の
心は癒やされたのです

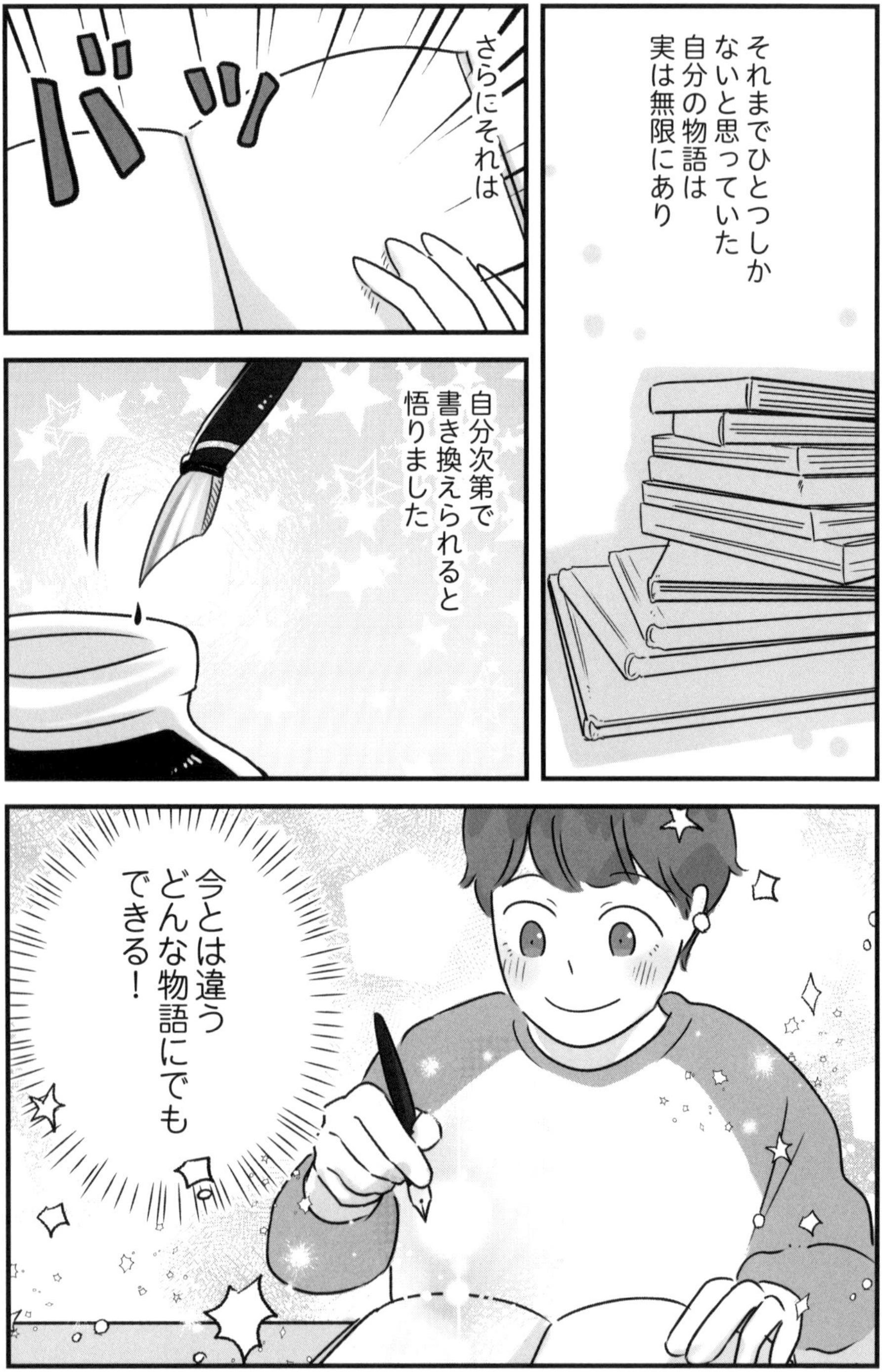
それまでひとつしか
ないと思っていた
自分の物語は
実は無限にあり
バッ
さらにそれは
自分次第で
書き換えられると
悟りました
今とは違う
どんな物語にでも
できる！

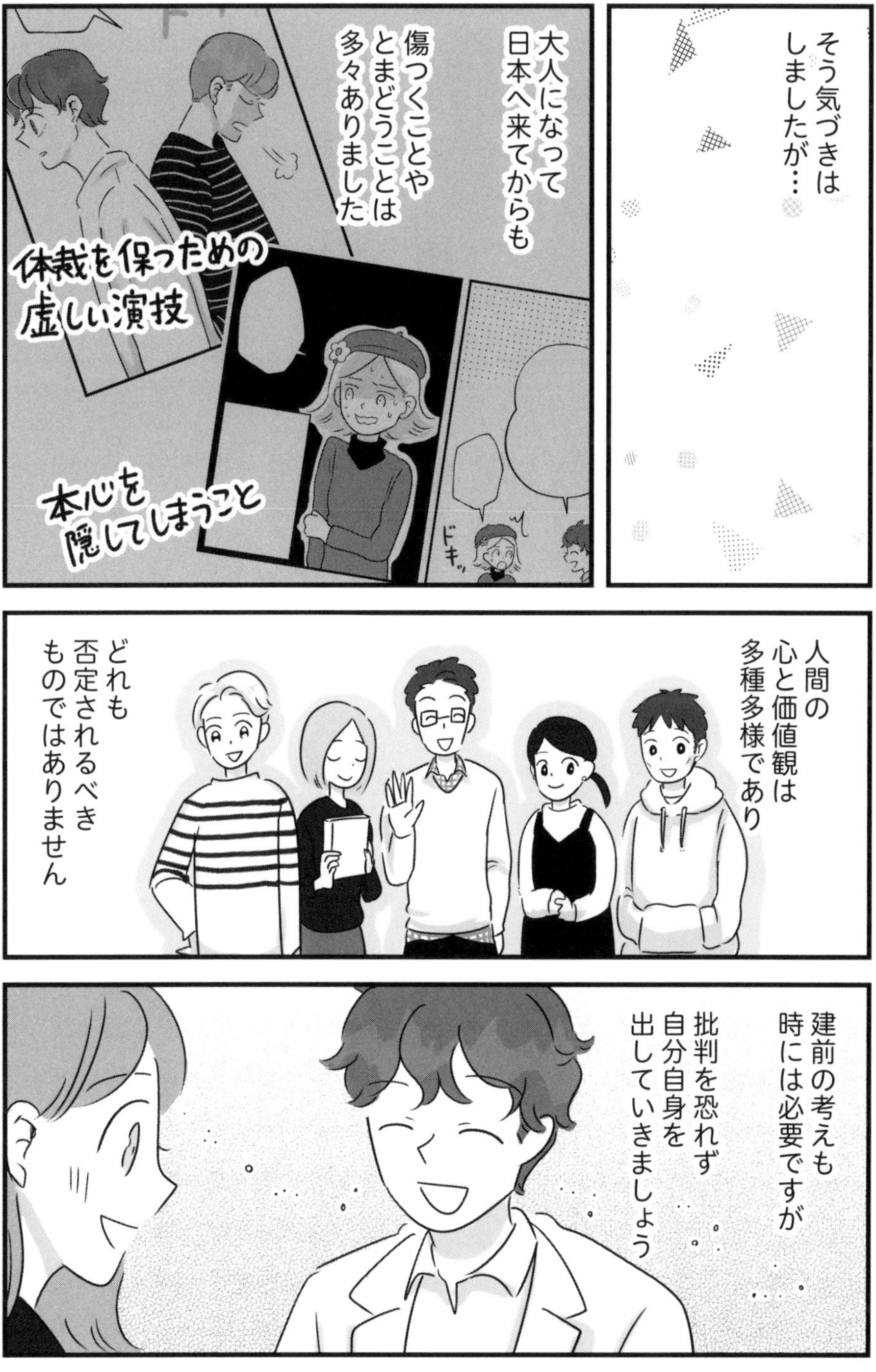
そう気づきはしましたが…
大人になって日本へ来てからも
傷つくこととまどうことは多々ありました
体裁を保ったための虚しい演技
本心を隠してしまうこと
ドキッ
人間の心と価値観は多種多様であり
どれも否定されるべきものではありません
建前の考えも時には必要ですが
批判を恐れず自分自身を出していきましょう

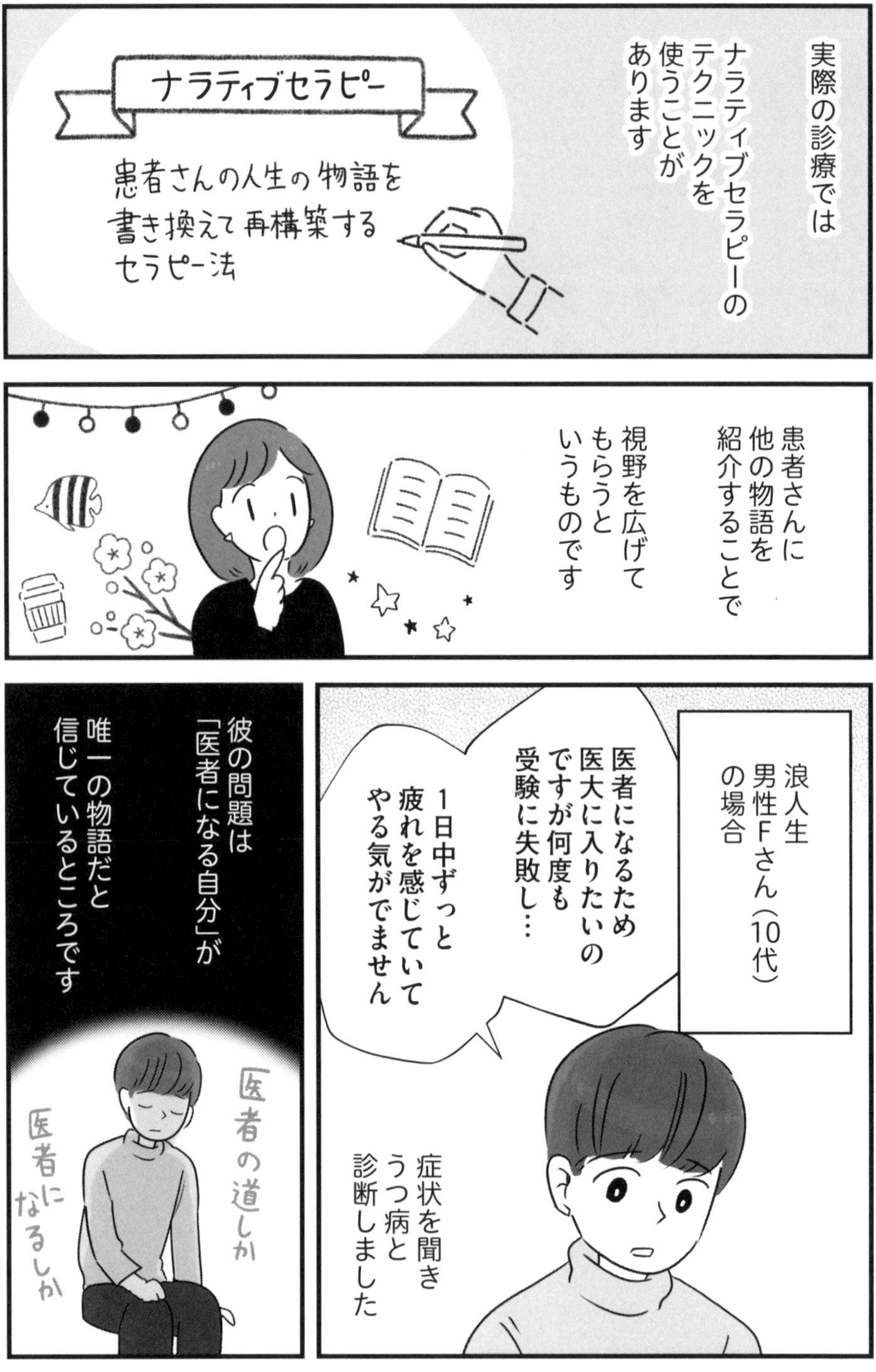
実際の診療では
ナラティブセラピーのテクニックを使うことがあります
ナラティブセラピー
患者さんの人生の物語を書き換えて再構築するセラピー法
患者さんに他の物語を紹介することで
視野を広げてもらうというものです
浪人生男性Fさん（10代）の場合
医者になるため医大に入りたいのですが何度も受験に失敗し…
1日中ずっと疲れを感じていてやる気がでません
症状を聞きうつ病と診断しました
彼の問題は「医者になる自分」が
唯一の物語だと信じているところです
医者の道しか
医者になるしか

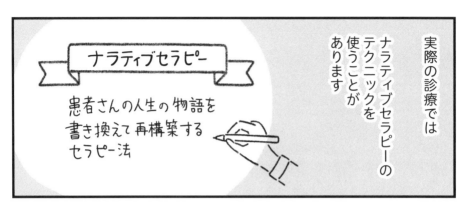

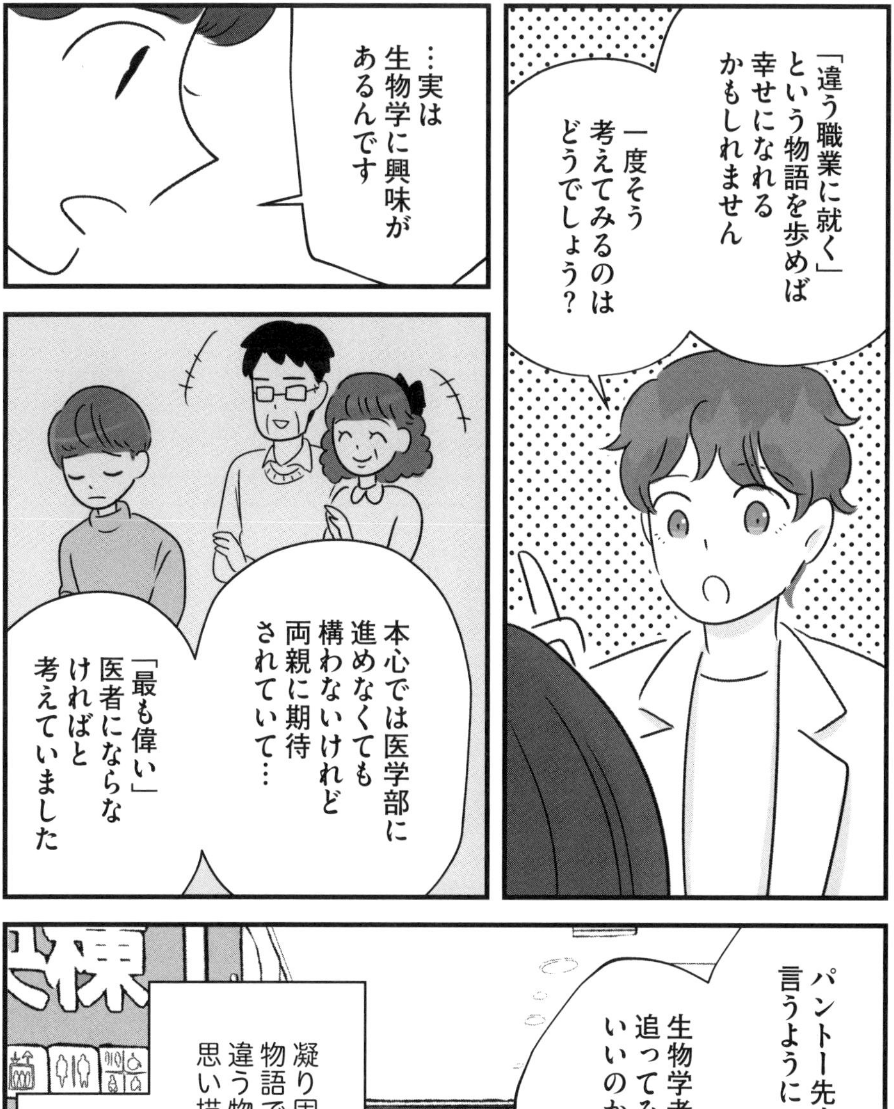

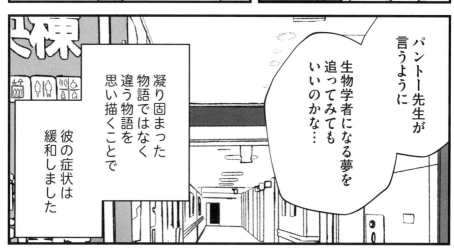

「違う職業に就く」という物語を歩めば幸せになれるかもしれません
一度そう考えてみるのはどうでしょう？
…実は生物学に興味があるんです
本心では医学部に進めなくても構わないけれど両親に期待されていて…
「最も偉い」医者にならなければと考えていました
パントー先生が言うように生物学者になる夢を追ってみてもいいのかな…
凝り固まった物語ではなく違う物語を思い描くことで
彼の症状は緩和しました

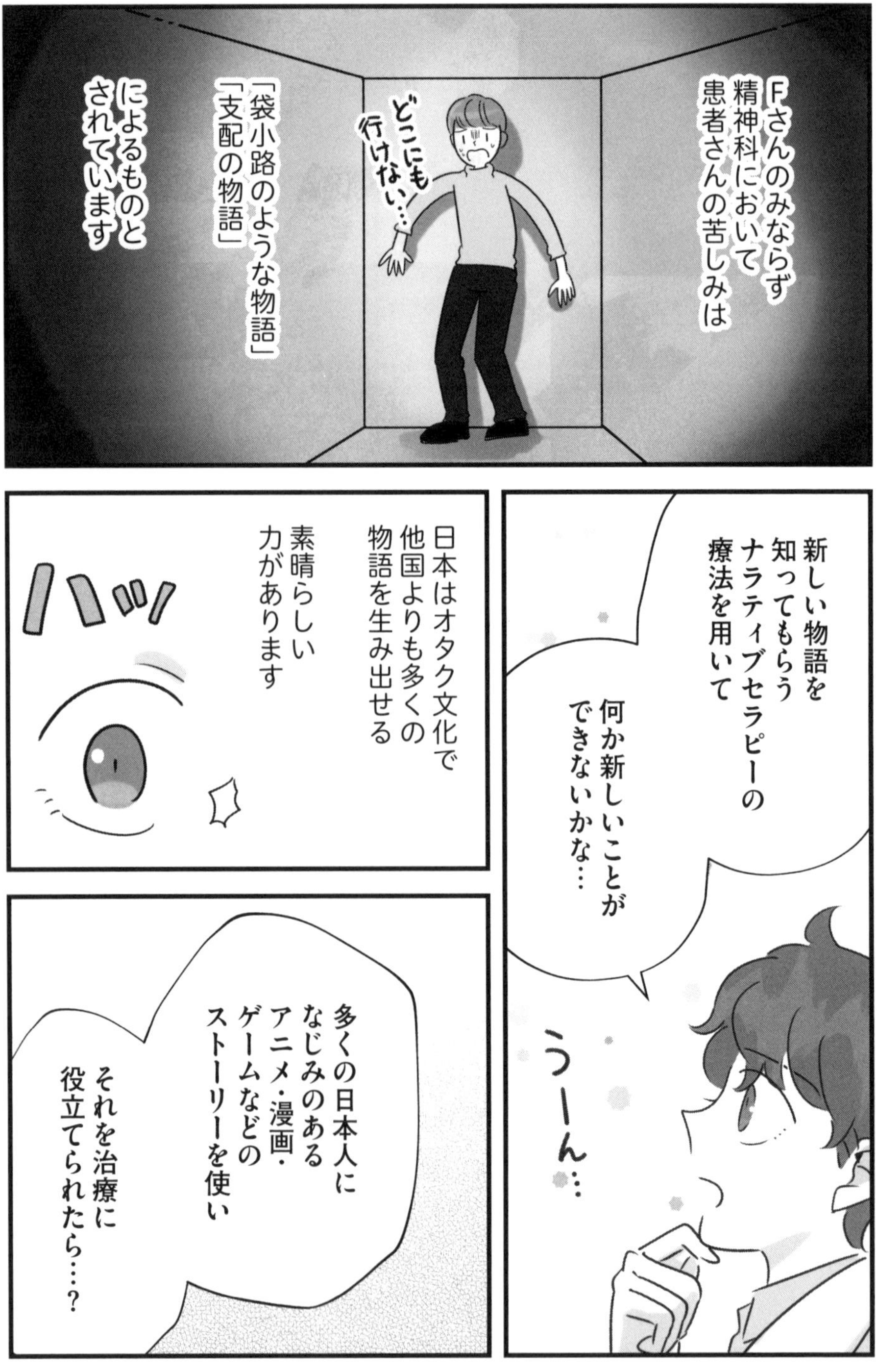
Fさんのみならず
精神科において
患者さんの苦しみは
どこにも行けない…
「袋小路のような物語」
「支配の物語」
によるものと
されています
新しい物語を
知ってもらう
ナラティブセラピーの
療法を用いて
何か新しいことが
できないかな…
うーん…
日本はオタク文化で
他国よりも多くの
物語を生み出せる
素晴らしい
力があります
ハッ
多くの日本人に
なじみのある
アニメ・漫画・
ゲームなどの
ストーリーを使い
それを治療に
役立てられたら…？

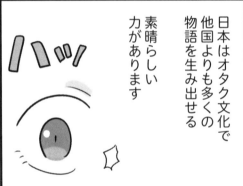

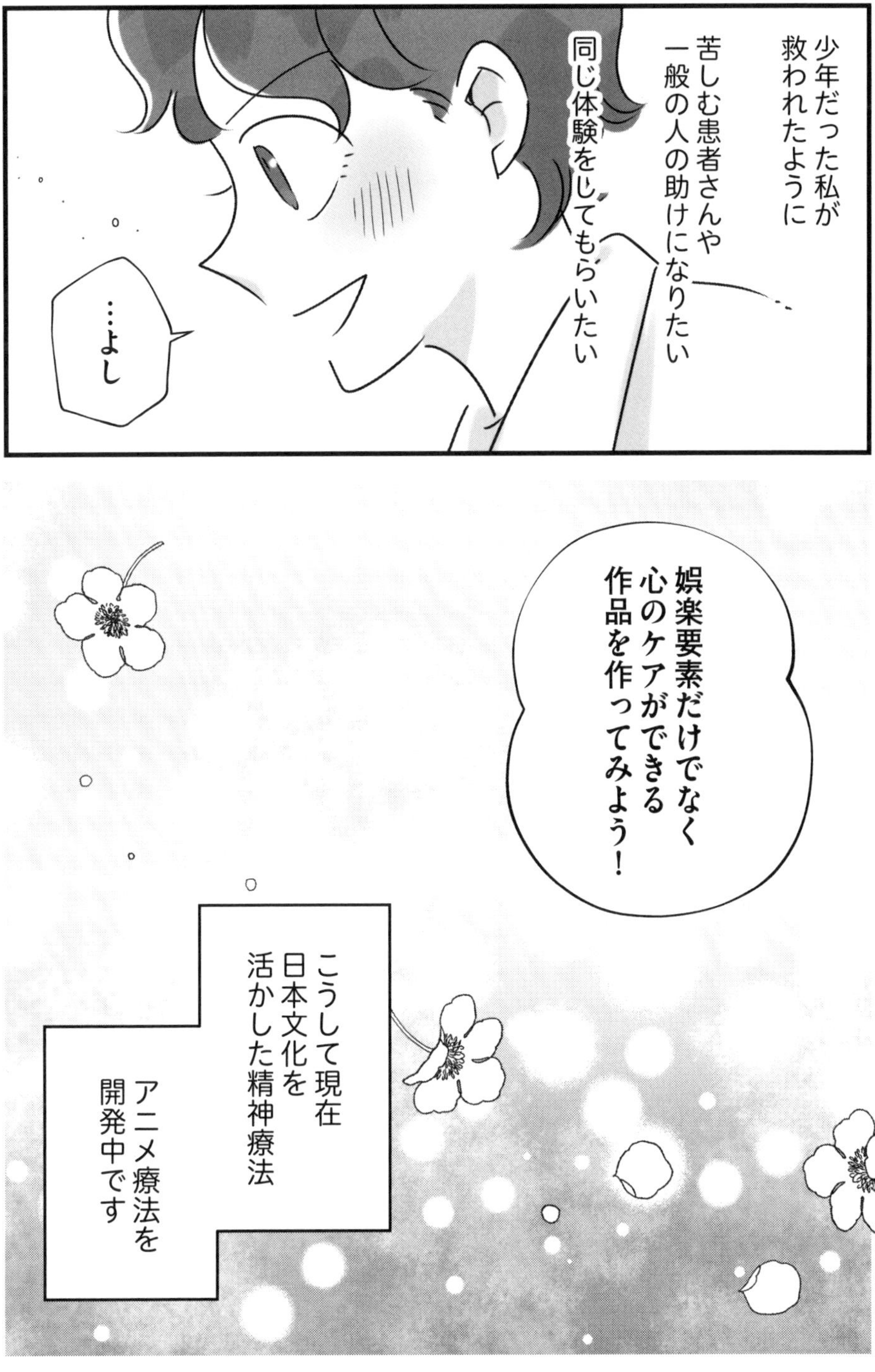
少年だった私が救われたように
苦しむ患者さんや一般の人の助けになりたい
同じ体験をしてもらいたい
…よし
娯楽要素だけでなく心のケアができる作品を作ってみよう！
こうして現在日本文化を活かした精神療法
アニメ療法を開発中です

エピローグ

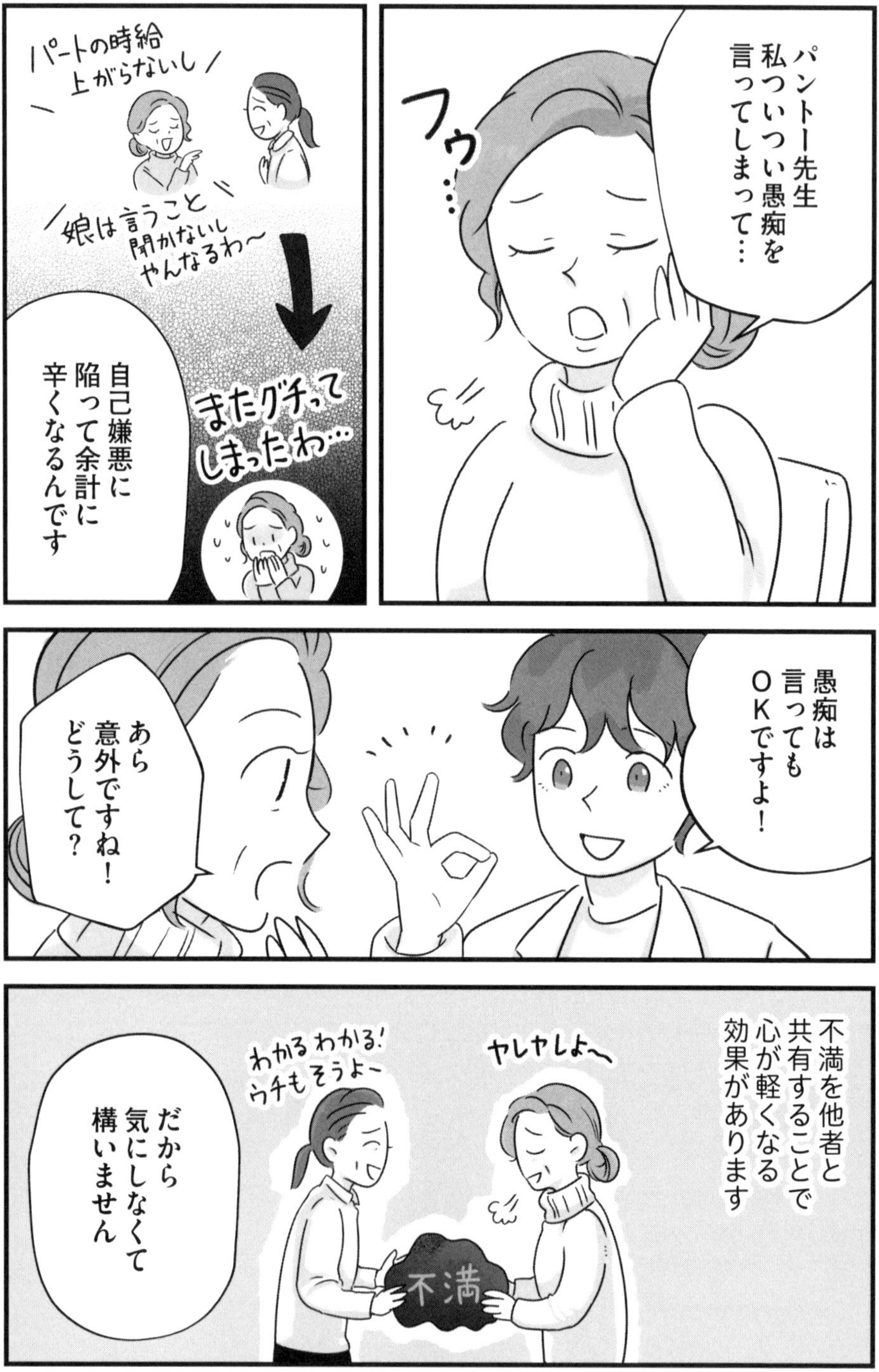

パントー先生
私ついつい愚痴を
言ってしまって…
フゥ…
パートの時給
上がらないし
娘は言うこと
聞かないし
やんなるわ〜
またグチって
しまったわ…
自己嫌悪に
陥って余計に
辛くなるんです
愚痴は
言っても
OKですよ!
あら
意外ですね!
どうして?
不満を他者と
共有することで
心が軽くなる
効果があります
ヤレヤレよ〜
わかるわかる!
ウチもそうよ〜
不満
だから
気にしなくて
構いません

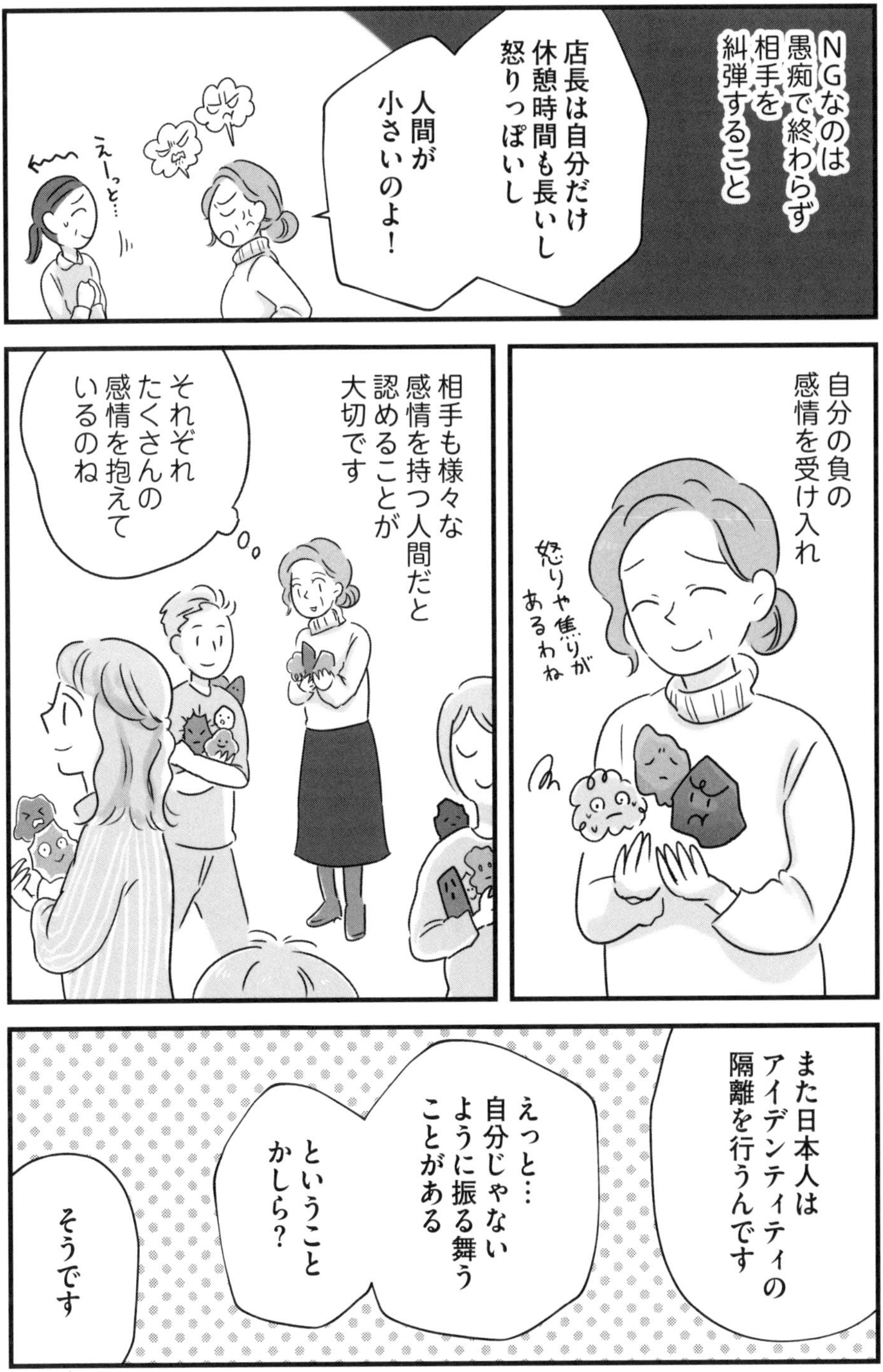
NGなのは愚痴で終わらず相手を糾弾すること
店長は自分だけ休憩時間も長いし怒りっぽいし
人間が小さいのよ!
えーっと…
自分の負の感情を受け入れ
怒りや焦りがあるわね
相手も様々な感情を持つ人間だと認めることが大切です
それぞれたくさんの感情を抱えているのね
また日本人はアイデンティティの隔離を行うんです
えっと…自分じゃないように振る舞うことがある
ということかしら?
そうです

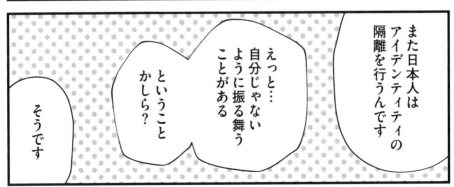

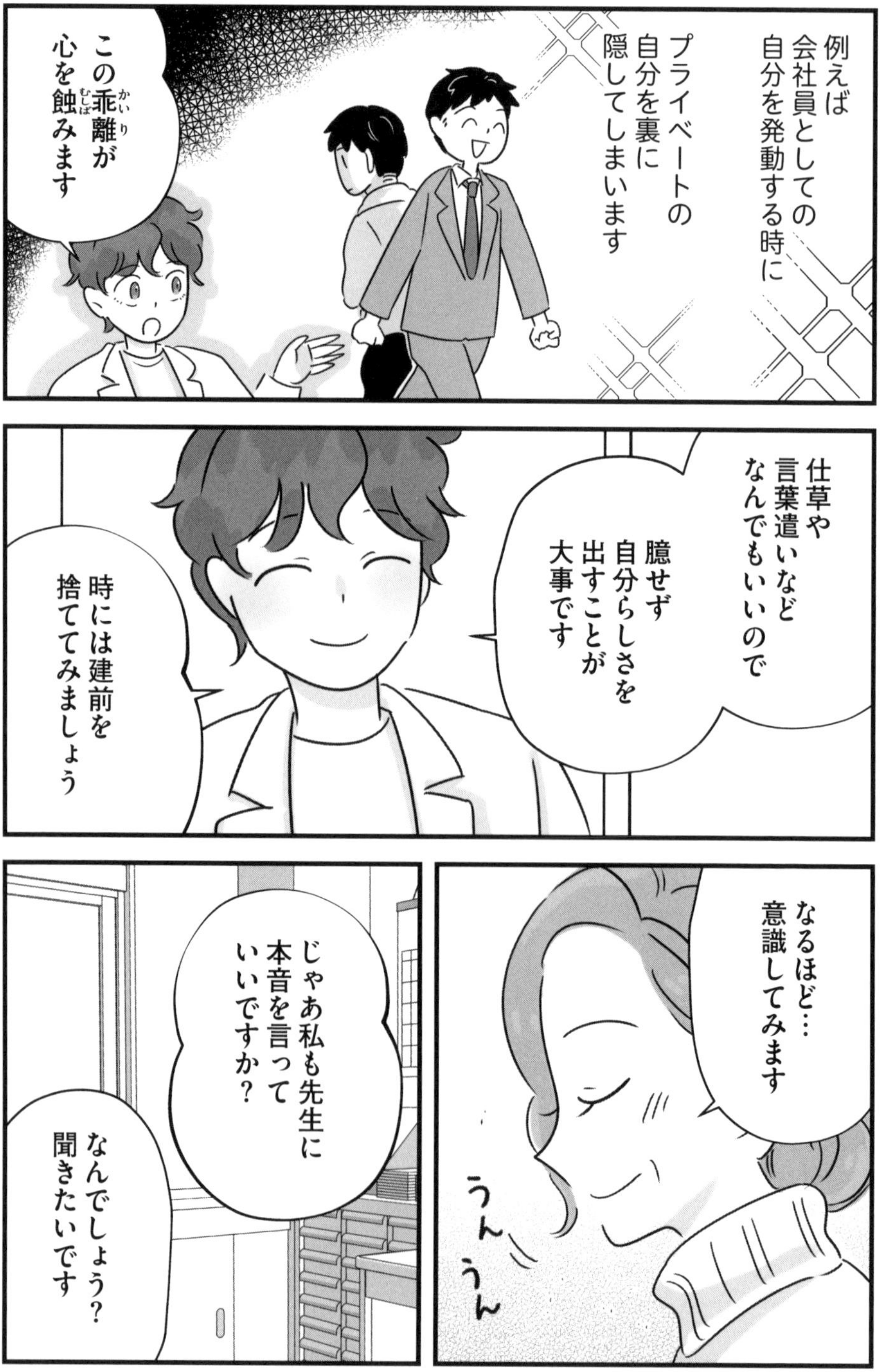
例えば会社員としての自分を発動する時に
プライベートの自分を裏に隠してしまいます
この乖離《かいり》が心を蝕《むしば》みます
仕草や言葉遣いなどなんでもいいので
臆せず自分らしさを出すことが大事です
時には建前を捨ててみましょう
なるほど…意識してみます
うんうん
じゃあ私も先生に本音を言っていいですか?
なんでしょう?聞きたいです

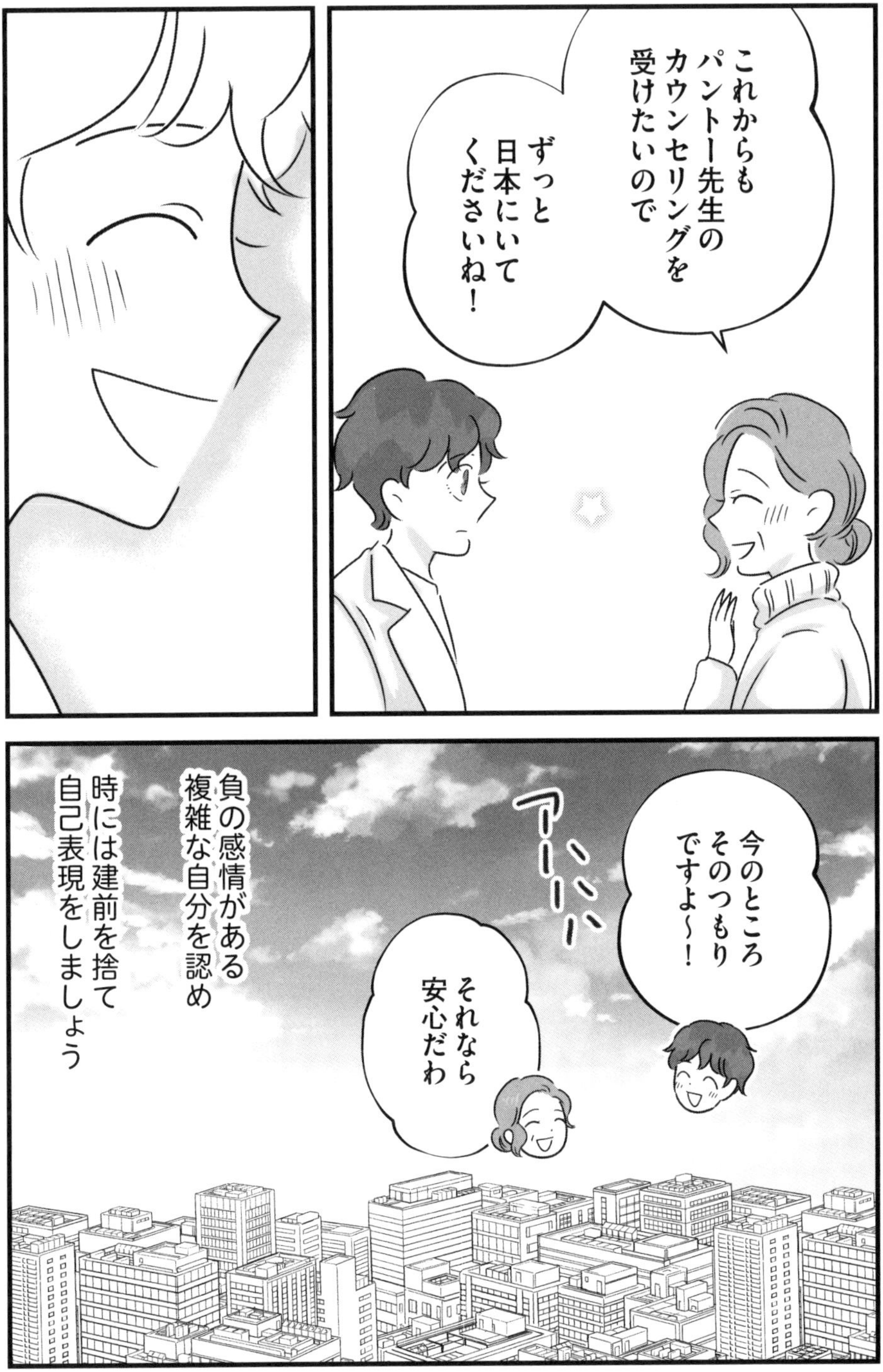
これからも
パントー先生の
カウンセリングを
受けたいので
ずっと
日本にいて
くださいね！
今のところ
そのつもり
ですよ〜！
アハハハ
それなら
安心だわ
負の感情がある
複雑な自分を認め
時には建前を捨て
自己表現をしましょう

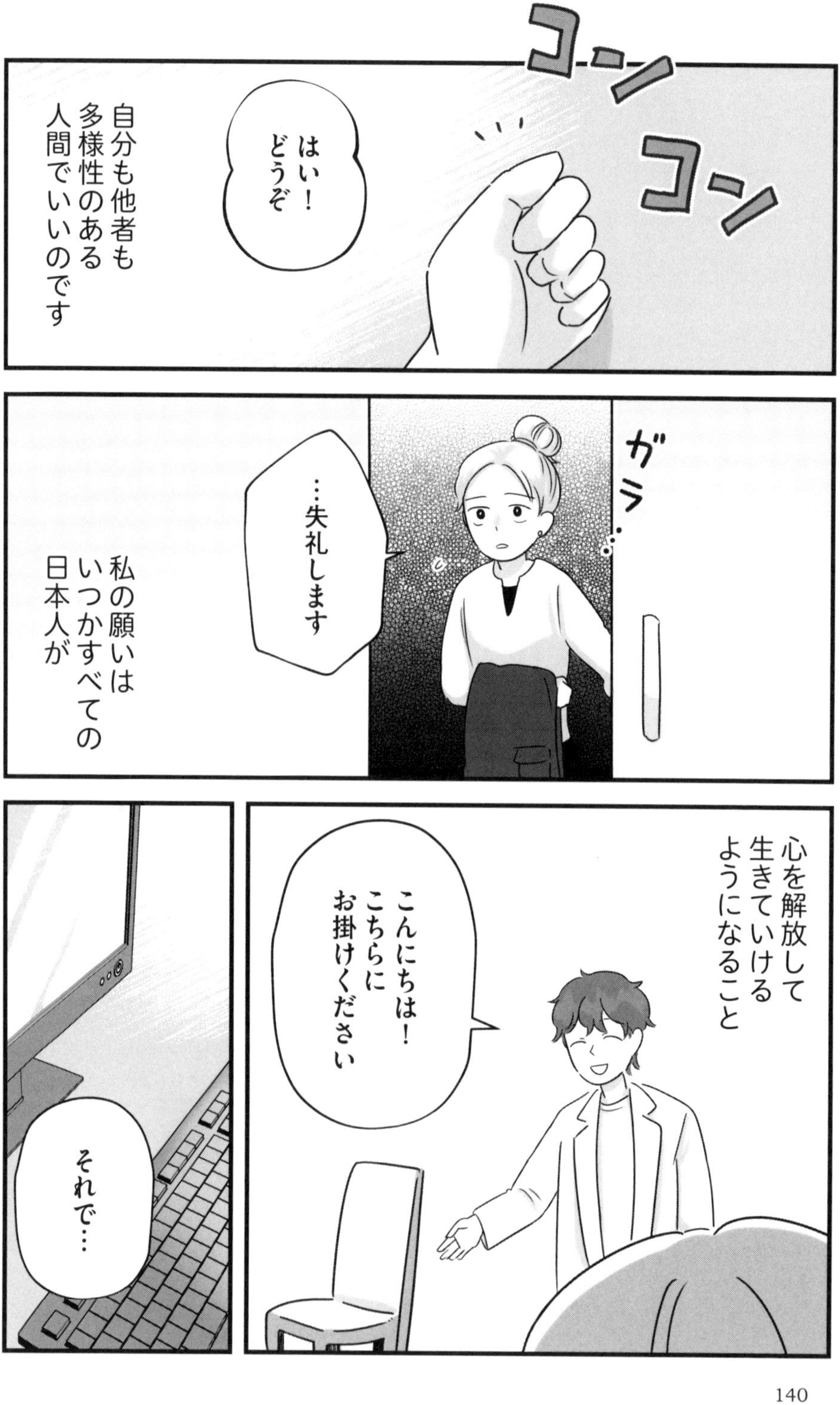

コンコン
はい！どうぞ
自分も他者も多様性のある人間でいいのです
ガラ…
…失礼します
私の願いはいつかすべての日本人が
心を解放して生きていけるようになること
こんにちは！こちらにお掛けください
それで…

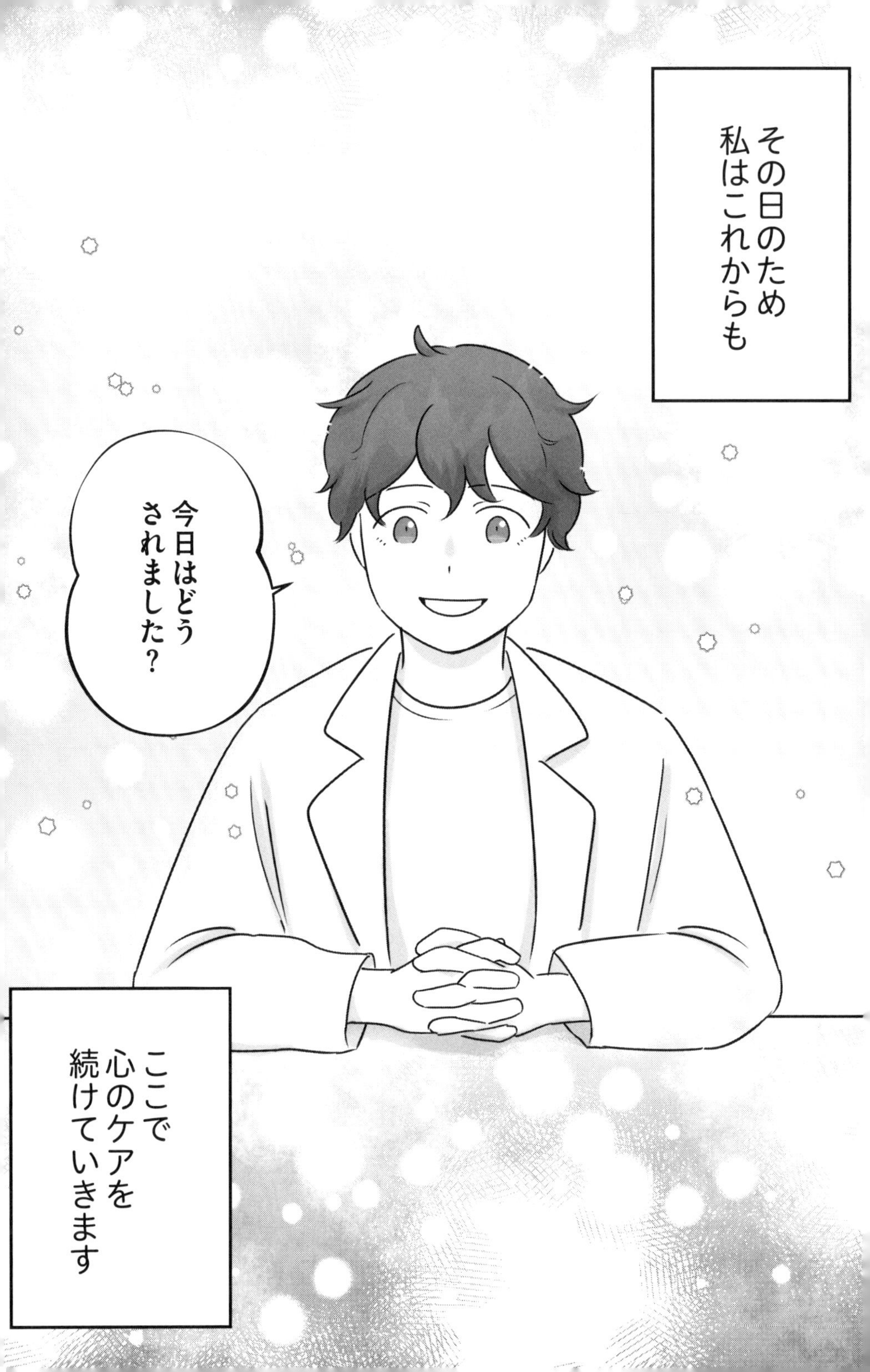
その日のため私はこれからも
今日はどうされました？
ここで心のケアを続けていきます

あとがき

なぜこの僕が日本で精神科医になったのか、ここまで読んでくださった皆さんはある程度理解してくださいましたでしょうか。

本書の編集者と初めて話し合った頃は、自分のライフストーリーに興味を持ってくださる読者はいないと正直思っていました。ただ話し合いの中で、日本で成し遂げたいことを伝えるには、まず己が歩んだ道、己を育んだ貴重な土台となったライフイベントを知ってもらう必要がある、ということを理解しました。

子どもの頃のトラウマ、失望させた人たち、その苦悩の渦巻きの中で「すがり付いても良い」と優しく僕の耳元でささやいたのは、日本の文化と日本の人たち。その人たちに、自分たちの文化の尊さをより良く理解していただくことは、僕の人生のひとつの課題と感じております。ある文化の中に住み着く者は、己の文化を意外と把握できないところが多い気がします。僕もきっと同じです。ただ、異文化と接して、その文化を愛して、気づきがあれば、はばかりながら気づいていないところを伝えてみるのは、グローバリゼーションに向かっている人類の文明にとっては不可欠な要素と感じております。

僕自身の物語は、日本で創造された物語たちによって修復されました。自分を救ってくれたたくさんの物語を抱きしめながら、他者に健康を与える物語を作りたい。その志を、できあがったこのコミックエッセイを読んであらためて実感できました。

また、悩み、苦しんでいる皆さんに伝えたい。人生に正しい道はございません。こうすればいい、ああすれば偉い、こう考えるべきなど、周囲が求める窮屈なストーリーに己を閉じ込めれば、いつの間にか暗い森から脱出できなくなります。他者のために、親のために、会社のために、社会のために何かで献身的になる前に、自分に本当に必要なことを、もう一回

poscritto

思い浮かべましょう。今まで思い描いたことがない新しい物語が、紡がれはじめるかもしれません。

最後に、感謝の気持ちを伝えたい方々へ。

本書を描いてくださった野宮レナさん、初めて漫画化された自分を見た時は、とっても嬉しかったです。少ない線だけで描く対象の印象を表出できるのは、やはり才能の他に説明できないでしょう。ちなみにお母さんから見ても「フランっぽい！　素敵！」なので間違いありません！　本書の担当編集者の齋藤和佳さん、抽象的な思いに具体性を与えてくれました。

日本で僕の心を支えてくれた、ＷＣＳ創業者で世界コスプレサミットの実行委員長でもある小栗徳丸さん、Tribute 社長の木村友紀さん、アニメの歴史を紡いだ谷口悟朗先生、憧れのクリエイティブディレクター Yoko Taro 先生。このレジェンドメンバーたちと会話できる日が来るなんて。シチリアの孤独な部屋で、輸入版の日本の漫画やゲームを、キラキラ輝く瞳でただ眺めていた子どもの頃の自分に、「その日が来ますよ」と伝えたいです。

写真家の大平恵理子さん。献身的にアドバイスやヒントをくれ手助けしてくれる、いつも頼れる友達です。幸せなことを共有して自分のことのように喜んでくれる友達が、本当の友達だと教えてくれました。また、じゅんちゃんとお母さんとお姉さん、僕の変なこだわりと我がままを受け入れてくれています。

そして、これから日本で精神科医と作品作りに頑張りたい僕を応援してくださっている皆さんに。心からありがとうございます。あなたの応援は、これからも僕の頑張れる燃料となります！　ぜひ注いでください！

パントー・フランチェスコ

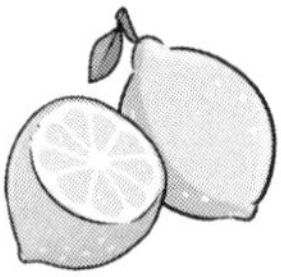

コミック・エッセイの森

イタリア人《じん》の僕《ぼく》が
日《に》本《ほん》で精《せい》神《しん》科《か》医《い》になったわけ

2023年5月21日　第1刷発行

［原　作］パントー・フランチェスコ

［漫　画］野宮レナ

［装　幀］坂根 舞（井上則人デザイン事務所）

［発行人］永田和泉

［発行所］株式会社イースト・プレス
〒101-0051
東京都千代田区神田神保町2-4-7 久月神田ビル
TEL03-5213-4700　FAX03-5213-4701
https://www.eastpress.co.jp/

［印刷所］中央精版印刷株式会社

ISBN978-4-7816-2198-2　C0095